Katrin Hoffsümmer
Hermsheimer Str. 49
68163 Mannheim

Haug

Für Joshua und Joel
– meinen besten Jungs

Der Autor

Eric Hebgen D.O. M.R.O., geb. 1966

1987–1990	Studium der Humanmedizin (1. Staatsexamen) in Bonn
1990–1992	Krankengymnastikausbildung an der Eva-Hüser-Schule in Bad Rothenfelde
1995–2000	Osteopathieausbildung am Institut für angewandte Osteopathie (IFAO) in Düsseldorf
2000–2001	Diplomarbeit der Osteopathie mit Verleihung des Titels „D.O." im September 2001
2002	Heilpraktikerprüfung

Tätigkeiten:

1992–1993	St. Josef Krankenhaus in Koblenz
1993–1997	Lehrkraft an der Physiotherapieschule des St. Josef Krankenhauses
1993–2000	eigene Krankengymnastikpraxis in Dierdorf (Fortbildungen in Manueller Therapie nach DGMM (Diplom); Brüggertherapeut nach Murnauer Konzept)

Seit 2000 Dozententätigkeit am Institut für angewandte Osteopathie (IFAO) in Düsseldorf, Leipzig, Wittlich, Berlin und Mutterstadt im Fach „Viszeralosteopathie". Seit 2002 Praxis für Osteopathie in Königswinter-Vinxel.

Viszeralosteopathie Grundlagen und Techniken

Eric Hebgen

4., unveränderte Auflage

213 Abbildungen
1 Tabelle

Karl F. Haug Verlag · Stuttgart

Bibliografische Information
der Deutschen Nationalbibliothek

Die Deutsche Nationalbibliothek verzeichnet diese Publikation in der Deutschen Nationalbibliografie; detaillierte bibliografische Daten sind im Internet über http://dnb.d-nb.de abrufbar.

Anschrift des Verfassers:

Eric Hebgen
Lange Hecke 25
53639 Königswinter

Wichtiger Hinweis: Wie jede Wissenschaft ist die Medizin ständigen Entwicklungen unterworfen. Forschung und klinische Erfahrung erweitern unsere Erkenntnisse, insbesondere was Behandlung und medikamentöse Therapie anbelangt. Soweit in diesem Werk eine Dosierung oder eine Applikation erwähnt wird, darf der Leser zwar darauf vertrauen, dass Autoren, Herausgeber und Verlag große Sorgfalt darauf verwandt haben, dass diese Angabe **dem Wissensstand bei Fertigstellung des Werkes** entspricht.

Für Angaben über Dosierungsanweisungen und Applikationsformen kann vom Verlag jedoch keine Gewähr übernommen werden. **Jeder Benutzer ist angehalten**, durch sorgfältige Prüfung der Beipackzettel der verwendeten Präparate und gegebenenfalls nach Konsultation eines Spezialisten festzustellen, ob die dort gegebene Empfehlung für Dosierungen oder die Beachtung von Kontraindikationen gegenüber der Angabe in diesem Buch abweicht. Eine solche Prüfung ist besonders wichtig bei selten verwendeten Präparaten oder solchen, die neu auf den Markt gebracht worden sind. **Jede Dosierung oder Applikation erfolgt auf eigene Gefahr des Benutzers.** Autoren und Verlag appellieren an jeden Benutzer, ihm etwa auffallende Ungenauigkeiten dem Verlag mitzuteilen.

1. Auflage 2004
2. Auflage 2005
3. Auflage 2008

1.–3. Auflage Hippokrates Verlag in MVS
Medizinverlage Stuttgart GmbH & Co. KG

© 2011 Karl F. Haug Verlag in
MVS Medizinverlage Stuttgart GmbH & Co. KG
Oswald-Hesse-Straße 50, 70469 Stuttgart

Unsere Homepage: www.haug-verlag.de

Printed in Germany

Zeichnungen: Christiane von Solodkoff, Neckargmünd
Foto: Eric Hebgen, Königswinter
Umschlaggestaltung: Thieme Verlagsgruppe
Umschlagabbildung: Thieme Verlagsgruppe
Satz: Fotosatz Sauter GmbH, 73072 Donzdorf
Druck: Offizin Andersen Nexö Leipzig GmbH, 04442 Zwenkau

ISBN 978-3-8304-7400-5   1 2 3 4 5 6

Geschützte Warennamen (Warenzeichen) werden **nicht** besonders kenntlich gemacht. Aus dem Fehlen eines solchen Hinweises kann also nicht geschlossen werden, dass es sich um einen freien Warennamen handelt.

Das Werk, einschließlich aller seiner Teile, ist urheberrechtlich geschützt. Jede Verwertung außerhalb der engen Grenzen des Urheberrechtsgesetzes ist ohne Zustimmung des Verlages unzulässig und strafbar. Das gilt insbesondere für Vervielfältigungen, Übersetzungen, Mikroverfilmungen und die Einspeicherung und Verarbeitung in elektronischen Systemen.

Geleitwort

In 150 Jahren Osteopathiegeschichte wurden zahlreiche Ansätze entwickelt.

Der Begründer der Osteopathie Andrew Taylor Still war seiner Zeit weit voraus, er hat manchen Gedanken formuliert, der für die heutige Medizin und die Osteopathie nach wie vor unverändert Gültigkeit besitzt. Sein Bestreben war es, die damalige Medizin vor einer allzu radikalen Spezialisierung und Mechanisierung zu warnen und zu bewahren. Er propagierte eine ganzheitliche und individuelle Sichtweise in der Medizin.

Dabei war es ihm wichtig, dass der Patient im Mittelpunkt der Konsultation steht. Sein Ideal der Medizin ist es, zuerst alles zu unternehmen, um die autoregulativen Kräfte des Patienten zu aktivieren. Erst wenn die Grenzen der Autoregulation erreicht sind, sollte die Allopathie zum Zuge kommen. Sein erster Gradmesser für die gute Funktion des menschlichen Körpers ist die Bewegung und zwar im weitesten Sinne des Wortes.

Der Autor des vorliegenden Buches Eric Hebgen und sein Lehrer Josi Potaznik haben diese Philosophie verstanden. Gerade in unserer heutigen Welt, mit ihren zahlreichen Reizen und Überreizungen, gewinnt die osteopathische Sicht auf den Patienten an Bedeutung. Insbesondere im viszeralen Bereich bietet sie einen höchst interessanten Ansatz. Der Entschluss, dieses Buch zu schreiben, lag also nah. Eric Hebgen hat vieles aus vorausgegangenen Publikationen verschiedener Autoren aufgegriffen, zusammengeführt und ein Übersichtswerk geschaffen. Dieses Buch entstand auch auf der Grundlage des viszeralen Unterrichts von Dr. med. Josi Potaznik D.O., der über einen langen Zeitraum den viszeralen Unterricht am Institut für angewandte Osteopathie mitaufgebaut hat.

Dieses Werk ist nicht nur eine allgemeine Abhandlung über viszerale Osteopathie, es ist auch Wegweiser und Lehrbuch, das die Organe nach osteopathischen Gesichtspunkten in ihrer physiologischen Bewegung beschreibt, Bewegungsstörungen definiert und pathologische Auswirkungen darstellt.

Werner Langer D.O.
Institut für angewandte Osteopathie

Vorwort zur 3. Auflage

Die Geschichte der Osteopathie ist eine Erfolgsstory! Während es vor 14 Jahren lediglich eine Handvoll Osteopathen gab, ist ihre Zahl bis heute auf über Tausend angewachsen. Dazu kommt eine vielleicht noch größere Anzahl von Therapeuten, die osteopathische Techniken in ihrer täglichen Arbeit einsetzen, ohne sich explizit „Osteopath" zu nennen.

Was die Osteopathie so erfolgreich gemacht hat, ist sicher die Möglichkeit, durch die ganzheitliche Betrachtung des Menschen und die konsequente Anwendung anatomischer Kenntnisse Patienten mit manuellen Behandlungen zu helfen, ihnen wahrscheinlich besser zu helfen, als dies Physiotherapie oder ärztliche Therapie alleine schaffen könnten. Zusätzlich suchen Patienten heute nach Alternativen zur Schulmedizin, die ihnen die Möglichkeit bieten, selbst aktiv an ihrem Heilungsprozess mitzuarbeiten. Auch heute gründet die Osteopathie, wie zu den Zeiten ihrer Entstehung in den USA, auf fundierten anatomischen Kenntnissen. Die Osteopathen setzen die neuroanatomischen, zirkulatorischen und faszialen Strukturen des Körpers zueinander in Beziehung und finden so Lösungsansätze für die Symptomatik des Patienten, die so keine andere Heilkunst zu bieten hat. Dieser biomechanische, funktionell-anatomische, neuroanatomische Therapieansatz hat die Osteopathie auch in Großbritannien, Belgien, Frankreich und den USA bekannt gemacht und zu ihrer Etablierung geführt.

In dieser Tradition stehen auch die in diesem Buch beschriebenen Konzepte zur osteopathischen Behandlung der inneren Organe.

Zuerst ist der Osteopath Jean-Pierre Barral zu nennen. Sein Konzept der viszeralosteopathischen Behandlung ist in Europa sicher das bekannteste. Seine Betrachtungsweise der Organe als viszerale Gelenke (vergleichbar parietalen Gelenken mit zwei Gelenkpartnern, Gleitflächen und Bewegungsachsen und -ebenen) ermöglicht dem Therapeuten dank der guten Strukturierung die Behandlung der inneren Organe.

Georges Finet und Christian Williame haben mit ihrer Arbeit eine fasziale Behandlungsmethode für das Viszerum etabliert, die in diesem Buch wohl das erste Mal in deutscher Sprache vorgestellt wird. Ich habe mich auf die Darstellung der Exspirationsdysfunktionen beschränkt, weil meiner Meinung nach das Diaphragma die Hauptriebskraft für die Organbewegung ist, und die Exspirationsdysfunktion am meisten geeignet ist, mithilfe der diaphragmatischen Bewegung dieser Bedeutung Rechnung zu tragen.

Die amerikanische Methode, viszeral zu behandeln, hat ihre Wurzeln in Andrew Taylor Stills Herangehensweise an die inneren Organe. Die Zirkulation steht im Mittelpunkt der Behandlung: Wie werden die Organe arteriell, venös, lymphatisch und vegetativ versorgt und wie kann man über diese zirkulatorischen Strukturen Einfluss nehmen auf Funktion und Struktur des Organs?

Michael Kuchera und William Kuchera haben dieses Konzept schriftlich vorgestellt. Dabei haben sie sich an Funktionskreisen orientiert, z.B. Oberbauch- oder Unterbauchdysfunktion.

Dabei habe ich berücksichtigt, dass die zirkulatorischen Strukturen des Abdomens so angelegt sind, dass eine Beeinflussung eines einzelnen Organs nicht möglich ist: Der Truncus coeliacus versorgt die gesamten Oberbauchorgane mit arteriellem Blut, der Plexus coeliacus innerviert den Oberbauch vegetativ. Dennoch, denke ich, hat es seine Berechtigung, in einem Lehrbuch diese Behandlungsmethode in den einzelnen Organkapiteln losgelöst von den Funktionskreisen darzustellen. Das erleichtert dem Anfänger das Verständnis für die Methode, der erfahrene Osteopath löst sich sowieso automatisch von starren Denkmustern.

Die Reflexpunkte nach Frank Chapman ergänzen als viertes Behandlungskonzept die viszeralen Techniken. Sie stellen einerseits ein wertvolles diagnostisches Hilfsmittel dar, andererseits können die inneren Organe auf eine wieder andere Art behandelt werden.

In diesem Lehrbuch wird nach einem Grundlagenteil jedes Organ einzeln behandelt. In diese abgeschlossenen Kapitel sind alle vier Behandlungskonzepte aufgenommen.

Die Beschreibung der Techniken geht auf meine persönliche Erfahrung zurück. Wichtig ist mir zu betonen, dass es bei einer Technik nicht auf den Griff, sondern auf das zu erreichende Ziel ankommt. An einer bestimmten Grifftechnik festzuhalten, ist mir zu dogmatisch und hemmt die Fortentwicklung. Mein Wunsch an die Leser ist deshalb: Seien Sie kreativ, entwickeln Sie weiter an der Osteopathie mit!

Neu sind in dieser 3. Auflage in den meisten Organkapiteln die Abschnitte „Praxisrelevante Anmerkungen". Darin zusammengefasst sind praxisrelevante Erfahrungen, ggf. unter Berücksichtigung der Zentralsehne, jenes faszialens Strangs, der sich von der Schädelbasis bis zum Beckenboden durch den Körper zieht und der für die Osteopathen von so großer Bedeutung ist. Bewusst habe ich auf ein eigenes Kapitel „Zentralsehne" verzichtet, weil die Zentralsehne für mich zu sehr in die Gesamtheit des Körpers eingebunden ist, als dass ich sie daraus lösen möchte.

Vinxel, im Januar 2008 *Eric Hebgen*

Inhalt

Geleitwort.................................... V

Vorwort zur 3. Auflage VI

Grundlagen und Techniken der Viszeralen Schulen 1

1 Vizerale Osteopathie n. Barral 3
1.1 Theorie der viszeralen Osteopathie........... 3
1.1.1 Physiologie der Organbewegung............ 3
    Motrizität.................................. 3
    Mobilität................................... 3
    Motilität 3
1.1.2 Viszerales Gelenk......................... 4
    System des doppelten Blattes................ 4
    Ligamentäres System 4
    Turgor und intrakavitärer Druck 4
    Mesenterien................................ 4
    Omenta 4
1.1.3 Pathologie der Organbewegung............. 5
    Mobilitätsstörungen 5
    Motilitätsstörung 5
1.2 Osteopathische viszerale Diagnostik und allgemeine Behandlungsprinzipien 6
1.2.1 Anamnese 6
1.2.2 Inspektion 6
1.2.3 Palpation................................. 6
    Oberflächliche Palpation 7
    Tiefe Palpation 7
1.2.4 Inspektions- und Palpationsbefunde 7
1.2.5 Listening-Tests n. Barral................... 10
    Listening-Test im Stehen 10
    Listening-Test im Sitzen 10
    Listening-Test in Rückenlage 10
    „Beinzug"................................. 10
    Listening-Test in Rückenlage 11
    „Armzug"................................. 11
    Lokaler Listening-Test...................... 11
1.2.6 Sotto-Hall-Test n. Barral.................... 12
1.2.7 Rebound-Test n. Barral..................... 13
1.2.8 Komplettierte Tests n. Barral............... 13
1.2.9 Ventilationstest n. Barral................... 14
1.2.10 Hyperextensiontest n. Barral 14
1.2.11 Allgemeine Behandlungsprinzipien und Möglichkeiten zur viszeralen Behandlung 14
1.2.12 Möglichkeiten zur viszeralen Behandlung 14
    Reflexpunktbehandlung n. Barral 14
    Inhibitionen............................... 15
    Rebound-Technik.......................... 15
    Behandlung der Mobilität 15
    Behandlung der Motilität n. Barral 15

2 Fasziale Behandlung der Organe n. Finet und Williame 16
2.1 Grundlagen 16
2.2 Prinzip der Diagnostik 16
2.3 Prinzip der faszialen Organbehandlung....... 16
2.4 Prinzip der Technik für eine Exspirationsdysfunktion 17
2.5 Kontraindikationen 17
2.6 Hämodynamischer Test 17
2.7 Faszialer Induktionstest 17

3 Zirkulatorische Techniken n. Kuchera 19
3.1 Zielsetzung................................ 19
3.2 Prinzip der Techniken...................... 20
    Arterielle Stimulation 20
    Venöse Stimulation 20
    Lymphatische Stimulation.................. 20
    Vegetativer Ausgleich 20
3.3 Techniken................................. 21
    Vegetativer Ausgleich 21
        Rib-Raising-Technik 21
        Behandlung der präaortalen Plexen....... 22
        Behandlung der Fossa ischiorectalis 22
        Kehlkopfmobilisation 23
        Mediastinummobilisation n. Barral....... 23
        Oszillationen auf dem Sakrum 24
        Intraossäre Technik auf dem Sakrum 24
    Lymphatische Stimulation.................. 25
        Sternumpumpe und Recoil auf dem Sternum 25
        Oszillationen auf dem Sternum 25
        Abdominelle Vibrationen 26
        Grand manœuvre 26
    Venöse Stimulation 27
        Oszillationen über der Leber 27
        Dehnung des Lig. hepatoduodenale....... 27
    Diaphragmatechniken 28
        Mobilisation der unteren Rippen in Translation 28

4 Reflexpunktbehandlung n. Chapman 29
4.1 Definition 29
4.2 Lage und Form 29
4.3 Prinzip der Behandlung 29
4.4 Bedeutung der Reflexpunkte 29

Osteopathie der einzelnen Organe 33

5 Leber 35
5.1 Anatomie 35
    Allgemeines 35
    Lage 35
    Topografische Beziehungen 35
    Befestigungen/Aufhängungen 36
    Zirkulation 36
    Bewegungsphysiologie n. Barral 37
5.2 Physiologie 38
    Stoffwechselfunktionen der Leber 38
5.3 Pathologien 38
    Symptome, die eine ärztliche Abklärung erfordern 38
    Ikterus 38
    Akute Hepatitis 39
    Chronische Hepatitis 40
    Fettleber 40
    Leberschäden durch Alkohol 40
    Leberzirrhose 40
    Portale Hypertension 41
    Primäres Leberzellkarzinom 41
5.4 Osteopathische Klinik 41
    Kardinalsymptome 41
    Typische Dysfunktionen 41
    Assoziierte strukturelle Dysfunktionen .. 41
    Atypische Symptome 41
    Indikationen für eine osteopathische Behandlung 42
    Kontraindikationen für eine osteopathische Behandlung 42
    Praxisrelevante Anmerkungen 42
5.5 Osteopathische Tests und Behandlung ... 44
    Direkte Mobilisation der Leber 44
        In Frontalebene n. Barral 44
    Direkte Mobilisation der Leber 45
        In Sagittalebene n. Barral 45
    Indirekte Mobilisation der Leber 45
        In Frontalebene über die Rippen n. Barral 45
    Indirekte Mobilisation der Leber 46
        In Transversalebene über die Rippen n. Barral 46
    Indirekte Mobilisation der Leber 46
        In Sagittalebene über die Rippen n. Barral 46
    Indirekte Mobilisation der Leber 47
        In Frontalebene mit langem „Armhebel" n. Barral 47
    Indirekte Mobilisation der Leber 47
        In Frontalebene mit langem „Beinhebel" n. Barral 47
    Leberpumpe n. Barral 48
    Oszillationen an der Leber 48
    Test und Behandlung der Motilität der Leber n. Barral 49
    Fasziale Behandlung n. Finet und Williame ... 49
        Globale Technik 49
    Fasziale Behandlung n. Finet und Williame ... 50
        Lobustechnik 50
    Zirkulatorische Techniken n. Kuchera ... 50
    Reflexpunktbehandlung n. Chapman 50
    Empfehlungen für den Patienten 51

6 Gallenblase 52
6.1 Anatomie 52
    Allgemeines 52
    Lage 52
    Topografische Beziehungen 53
    Befestigungen/Aufhängungen 53
    Zirkulation 53
    Bewegungsphysiologie n. Barral 54
6.2 Physiologie 54
    Zusammensetzung der Galle in der Gallenblase 54
6.3 Pathologien 55
    Symptome, die eine ärztliche Abklärung erfordern 55
    Cholelithiasis 55
    Cholezystitis 55
    Gallenblasenkarzinom 55
6.4 Osteopathische Klinik 55
    Kardinalsymptom 55
    Typische Dysfunktionen 55
    Assoziierte strukturelle Dysfunktionen .. 55
    Atypische Symptome 56
    Indikationen für eine osteopathische Behandlung 56
    Kontraindikationen für eine osteopathische Behandlung 56
6.5 Osteopathische Tests und Behandlung ... 56
    Murphy-Zeichen 56
    Behandlung des Oddi-Sphinkters (Papilla duodeni major) n. Barral 57
    Entleerung der Gallenblase im Sitz n. Barral 57

Ausstreichen und Dehnung der Gallen-
ausführungsgänge n. Barral. 58
Dehnung der Gallenausführungsgänge
über ein Heben der Leber 58
Ausstreichen und Dehnung des Choledochus
in Rückenlage n. Barral. 59
Despasmierung der Gallenblase n. Barral 59
Defibrosierung der Gallenblase n. Barral. 59
Oszillationen am Murphy-Punkt 60
Test und Behandlung der Motilität
des Choledochus n. Barral 60
Fasziale Behandlung n. Finet und Williame . . . 61
Zirkulatorische Techniken n. Kuchera 61
Reflexpunktbehandlung n. Chapman. 61
Empfehlungen für den Patienten. 62

7 Magen. 63
7.1 Anatomie 63

Anatomie des Ösophagus 63
Lage. 63
Topografische Beziehungen. 63
Befestigungen/Aufhängungen 63
Zirkulation 63

Anatomie des Magens. 64
Lage. 64
Topografische Beziehungen. 64
Befestigungen/Aufhängungen 66
Zirkulation 66
Bewegungsphysiologie n. Barral 66

7.2 Physiologie. 67
Proximaler und distaler Magen 67
Hauptaufgaben des Magens 67
Magensaft. 67
Steuerung der Magensaftsekretion 67
Hormone 67

7.3 Pathologien 69
Symptome, die eine ärztliche Abklärung
erfordern 69
Hiatushernie 69
Akute Gastritis 70
Chronische Gastritis 70
Magenulkus. 70
Magenkarzinom. 70

7.4 Osteopathische Klinik. 71
Kardinalsymptome 71
Typische Dysfunktionen. 71
Assoziierte strukturelle Dysfunktionen. 71
Atypische Symptome 71
Indikationen für eine osteopathische
Behandlung. 71
Kontraindikationen für eine osteopathische
Behandlung. 72
Praxisrelevante Anmerkungen 72

7.5 Osteopathische Tests und Behandlung. 73
Mobilisation des Magens 73
In Frontalebene n. Barral. 73
Mobilisation des Magens 74
In Transversalebene n. Barral. 74
Mobilisation des Magens 74
In Sagittalebene n. Barral 74
Mobilisation des Magens 75
In Frontalebene mit langem „Armhebel"
n. Barral. 75
Mobilisation des Magens 76
In Frontalebene mit langem „Beinhebel"
n. Barral. 76
Oszillationen auf dem Magen. 76
Dehnung des Omentum minus 77
Pylorusbehandlung n. Barral. 77
Mediastinummobilisation zur Verbesserung
der Ösophagusmobilität n. Barral 78
Verschlimmerungstest für eine Hiatushernie
n. Barral. 78
Verbesserungstest für eine Hiatushernie
n. Barral. 79
Behandlung der Hiatushernie im Sitz
n. Barral. 79
Behandlung der Hiatushernie in Rückenlage . . 80
Mobilisation des gastro-ösophagealen
Übergangs über die Leber n. Barral 80
Behandlung der Magenptose n. Barral 81
Test und Behandlung der Motilität
des Magens n. Barral 81
Fasziale Behandlung n. Finet und Williame . . . 82
Zirkulatorische Techniken n. Kuchera 82
Reflexpunktbehandlung n. Chapman. 83
Empfehlungen für den Patienten. 83

8 Duodenum 84
8.1 Anatomie 84
Allgemeines. 84
Lage. 84
Topografische Beziehungen. 84
Befestigungen/Aufhängungen 85
Zirkulation 86
Bewegungsphysiologie n. Barral 86

8.2 Physiologie. 86
8.3 Pathologien 87
Symptome, die eine ärztliche Abklärung
erfordern 87
Ulcus duodeni 87

8.4 Osteopathische Klinik. 87
Kardinalsymptome 87
Typische Dysfunktionen. 87
Assoziierte strukturelle Dysfunktionen. 87

	Indikationen für eine osteopathische Behandlung	87
	Kontraindikationen für eine osteopathische Behandlung	87
8.5	Osteopathische Tests und Behandlung........	88
	Behandlung des Oddi-Sphinkters (Papilla duodeni major) n. Barral.............	88
	Behandlung der Flexura duodenojejunalis n. Barral.....................................	88
	Mobilisierung der Pars superior im Sitzen über die Leber n. Barral	89
	Despasmierung der Pars descendens und horizontalis in Seitenlage n. Barral	89
	Behandlung des Winkels zwischen Pars superior und descendens in Rückenlage	90
	Motilitätstest und Behandlung des Duodenums n. Barral....................	90
	Fasziale Behandlung n. Finet und Williame..	91
	Zirkulatorische Techniken n. Kuchera	91
	Empfehlungen für den Patienten.............	91
9	**Milz**	**92**
9.1	Anatomie	92
	Allgemeines.................................	92
	Lage	92
	Topografische Beziehungen..................	92
	Befestigungen/Aufhängungen	92
	Zirkulation.................................	92
	Bewegungsphysiologie n. Barral	93
9.2	Physiologie.................................	93
9.3	Pathologien	93
	Symptome, die eine ärztliche Abklärung erfordern	93
	Splenomegalie.............................	93
	Hypersplenismus...........................	94
9.4	Osteopathische Klinik.......................	94
	Kardinalsymptom	94
	Typische Dysfunktionen.....................	94
	Assoziierte strukturelle Dysfunktionen	94
	Atypische Symptome	94
	Indikationen für eine osteopathische Behandlung	94
	Kontraindikationen für eine osteopathische Behandlung	94
	Praxisrelevante Anmerkungen...............	94
9.5	Osteopathische Tests und Behandlung........	95
	Test und Dehnung des Lig. phrenicocolicum ..	95
	Dehnung des Lig. gastrosplenicum	96
	Milzpumpe.................................	96
	Fasziale Behandlung n. Finet und Williame..	97
	Zirkulatorische Techniken n. Kuchera	98
	Reflexpunktbehandlung n. Chapman.........	98
	Empfehlungen für den Patienten.............	99
10	**Pankreas**	**100**
10.1	Anatomie	100
	Allgemeines.................................	100
	Aufteilung	100
	Lage	100
	Topografische Beziehungen..................	100
	Befestigungen/Aufhängungen	101
	Zirkulation.................................	101
	Bewegungsphysiologie n. Barral	101
10.2	Physiologie.................................	101
	Insulin	101
	Glukagon	102
	Somatostatin...............................	102
10.3	Pathologien	102
	Symptome, die eine ärztliche Abklärung erfordern	102
	Akute Pankreatitis	102
	Chronische Pankreatitis	102
	Pankreaskarzinom..........................	103
10.4	Osteopathische Klinik.......................	103
	Kardinalsymptome	103
	Typische Dysfunktionen.....................	103
	Assoziierte strukturelle Dysfunktionen	103
	Atypische Symptome	103
	Indikationen für eine osteopathische Behandlung	103
	Kontraindikationen für eine osteopathische Behandlung	104
	Praxisrelevante Anmerkungen...............	104
10.5	Osteopathische Tests und Behandlung........	105
	Fasziale Dehnung des Pankreas in Längsachse n. Barral......................	105
	Test und Behandlung der Motilität des Pankreas n. Barral..........................	106
	Fasziale Technik n. Finet und Williame	106
	Zirkulatorische Techniken n. Kuchera	107
	Reflexpunktbehandlung n. Chapman.........	107
	Empfehlungen für den Patienten	107
11	**Peritoneum**..	**108**
11.1	Anatomie	108
	Allgemeines.................................	108
	Lage	108
	Topografische Beziehungen..................	109
	Befestigungen/Aufhängungen	109
	Zirkulation.................................	109
	Bewegungsphysiologie n. Barral	110
11.2	Physiologie.................................	110
11.3	Pathologien	110

	Symptome, die eine ärztliche Abklärung erfordern	110
	Peritonitis	110
11.4	Osteopathische Klinik	111
	Kardinalsymptom	111
	Typische Dysfunktionen	111
	Indikationen für eine osteopathische Behandlung	111
	Kontraindikationen für eine osteopathische Behandlung	111
	Praxisrelevante Anmerkungen	111
11.5	Osteopathische Tests und Behandlung	112
	Test und Behandlung der Mobiltät n. Barral	112
	Test und Behandlung der Motilität n. Barral	112
	Lokaler Listening Test	113
	Indirekte Mobilisation des Peritoneums mit langem Hebelarm n. Barral	113
	Allgemeine Entlastungstechnik n. Barral	114
	Mobilisation des posterioren Peritoneums n. Roussé	115
	Mobilisation des kaudalen Peritoneums n. Roussé	115

12 Jejunum und Ileum ... 116
- 12.1 Anatomie ... 116
  - Allgemeines ... 116
  - Lage ... 116
  - Topografische Beziehungen ... 116
  - Befestigungen/Aufhängungen ... 117
  - Zirkulation ... 117
  - Bewegungsphysiologie n. Barral ... 117
- 12.2 Physiologie ... 117
  - Mikroskopischer Wandaufbau ... 117
  - Schleimhaut (Mukosa) ... 117
  - Tela submucosa ... 118
  - Tunica muscularis ... 118
  - Tunica adventitia ... 118
  - Tunica serosa ... 118
  - Regionale Unterschiede im Wandaufbau zwischen Jejunum und Ileum ... 118
  - Resorptionsvorgänge von Jejunum und Ileum ... 118
  - Verdauung der Kohlenhydrate ... 118
  - Verdauung der Fette ... 119
  - Verdauung der Eiweiße ... 119
- 12.3 Pathologien ... 120
  - Symptome, die eine ärztliche Abklärung erfordern ... 120
  - Morbus Crohn ... 120
  - Zöliakie/Sprue ... 120
- 12.4 Osteopathische Klinik ... 120
  - Kardinalsymptome ... 120
  - Typische Dysfunktionen ... 120
  - Assoziierte strukturelle Dysfunktionen ... 120
  - Atypische Symptome ... 120
  - Indikationen für eine osteopathische Behandlung ... 121
  - Kontraindikationen für eine osteopathische Behandlung ... 121
  - Praxisrelevante Anmerkungen ... 121
- 12.5 Osteopathische Tests und Behandlung ... 122
  - Test und Behandlung der Darmschlingen in Rückenlage n. Barral ... 122
  - Test auf Dünndarmptose im Sitz oder Stand n. Barral ... 122
  - Test und Behandlung der Radix mesenterii in Seitenlage n. Barral ... 123
  - Allgemeine Entlastungstechnik des Peritoneums und der Darmschlingen in Rückenlage n. Barral ... 123
  - Behandlung der Darmptose ... 124
  - Behandlung der Ileozäkalklappe n. Barral ... 125
  - Test und Behandlung der Motilität n. Barral ... 125
  - Fasziale Behandlung n. Finet und Williame ... 126
  - Zirkulatorische Techniken n. Kuchera ... 126
  - Reflexpunktbehandlung n. Chapman ... 127
  - Empfehlungen für den Patienten ... 127

13 Kolon ... 128
- 13.1 Anatomie ... 128
  - Allgemeines ... 128
  - Lage ... 128
  - Topografische Beziehungen ... 129
  - Befestigungen/Aufhängungen ... 130
  - Zirkulation ... 130
  - Bewegungsphysiologie n. Barral ... 132
- 13.2 Physiologie ... 132
- 13.3 Pathologien ... 132
  - Symptome, die eine ärztliche Abklärung erfordern ... 132
  - Appendizitis ... 132
  - Colitis ulcerosa ... 132
  - Colon irritabile (Reizkolon) ... 133
  - Divertikulitis ... 133
  - Kolorektales Karzinom ... 133
- 13.4 Osteopathische Klinik ... 133
  - Kardinalsymptome ... 133
  - Typische Dysfunktionen ... 133
  - Assoziierte strukturelle Dysfunktionen ... 133
  - Atypische Symptome ... 133
  - Indikationen für eine osteopathische Behandlung ... 134
  - Kontraindikationen für eine osteopathische Behandlung ... 134
- 13.5 Osteopathische Tests und Behandlung ... 134

Mobilisation des Zäkum n. Barral 134
Kombinierte Behandlung des Zäkums
mit „Beinhebel" n. Barral 136
Mobilisation des Colon sigmoideum
n. Barral...................................... 136
Behandlung des Mesocolon sigmoideum 137
Kombinierte Behandlung des Sigmoids
mit „Beinhebel" n. Barral 138
Mobilisation des Colon ascendens n. Barral ... 139
Längsdehnung des Colon ascendens
n. Barral...................................... 139
Behandlung der Toldt-Faszie n. Barral 140
Test und Behandlung der Kolonflexuren
n. Barral...................................... 140
Dehnung beider Flexuren gleichzeitig
n. Barral...................................... 141
Mobilisation der Flexuren in Sagittalebene
n. Barral...................................... 141
Behandlung der Motilität n. Barral 142
Fasziale Behandlung n. Finet und
Williame....................................... 142
Zirkulatorische Behandlung n. Kuchera....... 143
Reflexpunktbehandlung n. Chapman......... 144
Empfehlungen für den Patienten............. 144

14 Nieren................................. 145
14.1 Anatomie 145
Allgemeines.................................. 145
Lage 145
Topografische Beziehungen.................. 146
Befestigungen/Aufhängungen 146
Zirkulation.................................... 146
Bewegungsphysiologie n. Barral 147
14.2 Physiologie................................ 147
Aufgaben der Niere 147
14.3 Pathologien................................ 147
Symptome, die eine ärztliche Abklärung
erfordern 147
Nephrolithiasis................................ 147
Akute Pyelonephritis......................... 148
Nephrotisches Syndrom...................... 148
Nierenzellkarzinom........................... 148
14.4 Osteopathische Klinik...................... 148
Kardinalsymptome 148
Typische Dysfunktionen...................... 148
Assoziierte strukturelle Dysfunktionen 149
Atypische Symptome 149
Indikationen für eine osteopathische
Behandlung 149
Kontraindikationen für eine osteopathische
Behandlung 149
Praxisrelevante Anmerkungen 150
14.5 Osteopathische Tests und Behandlung........ 151

Palpation der Niere n. Barral.................. 151
Mobilisation der Niere 152
  In Rückenlage n. Barral 152
Mobilisation der Niere 152
  Im Sitz n. Barral........................... 152
Mobilisation der Niere 153
  Mithilfe des M. psoas major n. Barral 153
Mobilisation der Niere 153
  Mithilfe des M. psoas major und post-
  isometrischer Relaxation n. Barral 153
Behandlung des Dreiecks von Grynfeltt
n. Barral...................................... 154
Test und Behandlung der Motilität der Niere
n. Barral...................................... 154
Fasziale Behandlung n. Finet und Williame ... 155
Zirkulatorische Behandlung n. Kuchera....... 155
Reflexpunktbehandlung n. Chapman......... 156
Empfehlungen für den Patienten............. 156

15 Harnblase............................. 157
15.1 Anatomie 157

Anatomie der Harnblase 157
Allgemeines.................................. 157
Lage 157
Topografische Beziehungen.................. 157
Befestigungen/Aufhängungen 159
Zirkulation.................................... 160

Anatomie des Ureters 160
Allgemeines.................................. 160
Lage 161
Topografische Beziehungen.................. 161
Befestigungen/Aufhängungen 162
Zirkulation.................................... 162
Bewegungsphysiologie n. Barral 162
15.2 Physiologie................................ 162
Mechanismus der Blasenfüllung
und -entleerung 162
Miktion 162
15.3 Pathologien................................ 163
Symptome, die eine ärztliche Abklärung
erfordern 163
Zystitis.. 163
15.4 Osteopathische Klinik...................... 163
Kardinalsymptome 163
Typische Dysfunktionen...................... 163
Assoziierte strukturelle Dysfunktionen 163
Atypische Symptome 163
Indikationen für eine osteopathische
Behandlung 163
Kontraindikationen für eine osteopathische
Behandlung 164
Praxisrelevante Anmerkungen 164

15.5	Osteopathische Tests und Behandlung. 166		Assoziierte strukturelle Dysfunktionen 178
	Test und Behandlung der Blasenmobilität nach kranial in Rückenlage n. Barral. 166		Atypische Symptome 178
	Mobilisation nach kranial im Sitz n. Barral. . . . 167		Indikationen für eine osteopathische Behandlung 178
	Mobilisation des Lig. pubovesicale n. Barral. . . 168		Kontraindikationen für eine osteopathische Behandlung 179
	Kombinierte Technik für die Ligg. umbilicale medianum, umbilicalia medialia und pubovesicale in Rückenlage n. Barral 168		Praxisrelevante Anmerkungen 179
	Kombinierte Technik zur Dehnung des Ureters im Sitzen n. Barral 169	16.5	Osteopathische Tests und Behandlung. 179
	Uretermobilisation über das Peritoneum 169		Test und Behandlung des Fundus uteri n. Barral. 179
	Foramen-obturatorium-Technik 170		Test und Behandlung des Ovars und des Lig. latum uteri n. Barral. 180
	Test und Behandlung der Motilität . . . . 170 der Harnblase n. Barral 170		Mobilisation des Uterus über die Ligg. umbilicalia mediana und medialia in Rückenlage n. Barral. 180
	Test und Behandlung der Motilität . . . . 171 von Blase und Sakrum gleichzeitig n. Barral 171		Kombinierte Mobilisation des Uterus mit „Beinhebel" in Rückenlage n. Barral. 181
	Zirkulatorische Techniken n. Kuchera 171		Foramen-obturatorium-Technik 181
	Reflexpunktbehandlung n. Chapman. 172		Test und Behandlung der Motilität n. Barral. . . 182
	Empfehlungen für den Patienten. 172		Zirkulatorische Techniken n. Kuchera 182
			Reflexpunktbehandlung n. Chapman. 183
16	**Uterus/Tuben/Ovar** 173		Empfehlungen für den Patienten. 184
16.1	Anatomie 173		
	Anatomie des Uterus. 173	**17**	**Thorax** 185
	Allgemeines. 173	17.1	Anatomie 185
	Lage 173		**Anatomie des Herzens** 185
	Topografische Beziehungen. 173		Allgemeines. 185
	Befestigungen/Aufhängungen 173		Lage 185
	Zirkulation 173		Topografische Beziehungen. 186
			Befestigungen/Aufhängungen 187
	Anatomie des Ovars. 174		Zirkulation 187
	Allgemeines. 174		
	Lage 174		**Anatomie der Lunge** 188
	Topografische Beziehungen. 174		Allgemeines. 188
	Befestigungen/Aufhängungen 174		Lage 188
	Zirkulation 174		Topografische Beziehungen. 190
	Bewegungsphysiologie n. Barral 175		Befestigungen/Aufhängungen 190
16.2	Physiologie. 175		Zirkulation 191
	Hypothalamus. 175		**Anatomie des Mediastinums** 191
	Hypophyse 175		Bewegungsphysiologie. 192
	Hormone des Ovars. 175	17.2	Physiologie. 193
	Ovarieller Zyklus 176		**Herzphysiologie** 193
	Zyklus der Uterusschleimhaut 176		Systole. 193
	Klimakterium 177		Diastole. 193
16.3	Pathologien 177		
	Symptome, die eine ärztliche Abklärung erfordern 177		**Lungenphysiologie**. 195
	Myom 177	17.3	Pathologien 195
	Endometriose 177		Symptome, die eine ärztliche Abklärung erfordern 195
	Salpingitis/Oophoritis. 178		Koronare Herzerkrankung. 195
16.4	Osteopathische Klinik. 178		Obstruktive Ventilationsstörung 196
	Kardinalsymptome 178		Restriktive Ventilationsstörung 196
	Typische Dysfunktionen. 178	17.4	Osteopathische Klinik. 196

	Kardinalsymptome	196	
	Typische Dysfunktionen	196	
	Assoziierte strukturelle Fixationen	196	
	Atypische Symptome	196	
	Indikationen für eine osteopathische Behandlung	197	
	Kontraindikationen für eine osteopathische Behandlung	197	
	Praxisrelevante Anmerkungen	197	
17.5	Osteopathische Tests und Behandlung	199	

Test und Behandlung der Ligamente des Processus coracoideus n. Barral ... 199
Test und Behandlung des Lig. costoclaviculare n. Barral ... 200
Kompression und Dekompression der Klavikula in Längsachse n. Barral ... 200
Fasziale Mobilisation der Klavikula ... 201
Kompression und Dekompression des Sternums n. Barral ... 202
Mobilisation des korpomanubrialen Übergangs des Sternums ... 203
Mobilisation des korpoxyphoidalen Übergangs des Sternums ... 203
Mobilisation der sternokostalen Gelenke ... 204
Sternumlift n. Barral ... 204
Mobilisation des M. subclavius n. Barral ... 205
Mobilisation des M. transversus thoracis n. Barral ... 205
Mobilisation der klavipektoralen Faszie n. Barral ... 206
Mobilisation der Fossa supraclavicularis major ... 206
Pektorallift n. Barral ... 207
Mobilisation des Mediastinums n. Barral ... 207
Sternokostale fasziale Entspannung in Bauchlage ... 208
Fasziale Mobilisation über den Koronararterien ... 208
Behandlung der Lunge und der Pleura ... 209
Zirkulatorische und reflektorische Behandlung n. Kuchera ... 209
Reflexpunktbehandlung n. Chapman ... 209
Empfehlungen für den Patienten ... 210
Die 5 Übungen nach Fulford ... 210

Literatur ... 212

Abbildungsnachweis ... 213

Abkürzungen ... 213

Sachverzeichnis ... 214

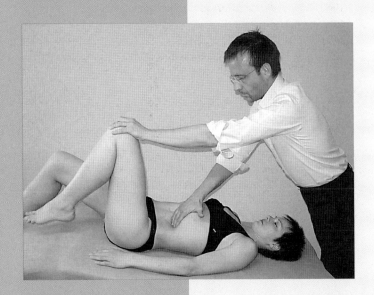

Grundlagen und Techniken der Viszeralen Schulen

Mobilität = Möglichkeit zum aktiven Ortswechsel

Motilität = Bewegungsfähigkeit, wird im Zusammenhang mit unwillkürlichen oder zellulären Bewegungsvorgängen verwendet
z.B. Darmmotilität
oder zelluläre Motilität

Motrizität = die Bewegung eines Organs, die durch räumliche Dynamik des Bewegungsapparates verursacht wird

⇓

3 Aspekte der Organdynamik

1 Viszerale Osteopathie n. Barral

1.1 Theorie der viszeralen Osteopathie

1.1.1 Physiologie der Organbewegung

Es werden drei Bewegungen der inneren Organe unterschieden: die Motrizität, die Mobiltät und die Mobilität.

Motrizität

Die Motrizität bezeichnet die passiven Verlagerungen von Organen, hervorgerufen durch die Willkürmotorik des Bewegungsapparates.
Neigt man z.B. den Oberkörper nach rechts, werden die abdominellen Organe auf der rechten Seite komprimiert, während es auf der linken Seite zur Dehnung der Rumpfwand mit Zug an den linksseitigen Organbefestigungen und zur Vergrößerung des Raumangebots kommt.
Beugt man den Oberkörper nach vorn, verlagern sich die intraperitonealen Organe aufgrund ihrer großen Bewegungsmöglichkeit und der Schwerkraft folgend nach ventral.
Eine dauerhaft sitzende Tätigkeit komprimiert den Dünn- und Dickdarm und beeinträchtigt seine Peristaltik. Eine beidseitige Armhebung in maximale Flexion hat eine Extension der BWS und eine Inspirationsstellung der Rippen zur Folge. Da die Pleura parietalis dieser Bewegung des Thorax folgt und die Lunge in ihrer Ausdehnung an die Brustkorbbewegung gekoppelt ist, vergrößert die Lunge ihr Volumen durch diese Willkürbewegung, ohne dass zusätzliche Atemarbeit geleistet werden muss.

Mobilität

Unter Mobilität versteht man in der viszeralen Osteopathie die Bewegung zwischen zwei Organen oder die Bewegung zwischen einem Organ und der Rumpfwand, dem Diaphragma oder einer anderen Struktur des muskuloskelettalen Systems.
Motor dieser Bewegung können die Motrizität oder verschiedene „Automatismen" sein.

Unter einem Automatismus versteht man eine Bewegung, die unwillkürlich in der quergestreiften oder glatten Muskulatur abläuft. Unterscheiden kann man ferner zwischen Automatismen, die ununterbrochen ablaufen und jenen Bewegungen von Organen, die einen periodischen Charakter aufweisen.

Zu den Automatismen zählen:

Diaphragmatische Atembewegung. Bei 12–14 Atemzügen pro Minute kontrahiert das Zwerchfell rund 20 000-mal pro Tag. Es verhält sich dabei einem Kolben ähnlich, der in einem Zylinder auf und ab gleitet. Bei der Inspiration senkt sich das Diaphragma nach kaudal – das Volumen des Thorax vergrößert sich und die abdominellen Organe werden nach unten verlagert. Durch die weiche muskuläre Abdomenwand können die Bauchorgane nach ventral ausweichen, sodass sich das Volumen des Abdomens in der Inspiration nahezu nicht verändert.
In der Exspiration beobachtet man den umgekehrten Weg.

Herzaktion. Bei 70 Herzschlägen pro Minute kontrahiert das Herz rund 100 000-mal pro Tag. Diese Aktionen wirken wie Vibrationen auf die mediastinalen Organe und über das Diaphragma ebenso auf das Abdomen.

Peristaltik der viszeralen Hohlorgane des Magen- und Darmtrakts

Motilität

Die Motilität wird als intrinsische Bewegung der Organe mit langsamer Frequenz und geringer Amplitude definiert.
Sie ist von einer geschulten Therapeutenhand wahrnehmbar und kinetischer Ausdruck von Bewegungen der Organgewebe. In der embryonalen Entwicklung vollziehen die entstehenden Organe Wachstumsbewegungen oder positionelle Verlagerungen, die als eine Art Gedächtnis in jeder einzelnen Organzelle gespeichert bleiben. Die Motilität ist ein rhythmisches Wiederholen dieser embryonalen Bewegung zum Entstehungsort und wieder zurück in die postnatale Endposition.

Ein Zusammenhang mit dem kraniosakralen Rhythmus ist ebenfalls nicht auszuschließen, obwohl die Motilität eine andere Frequenz aufweist.

Man unterscheidet eine Exspirationsphase, d.h. die Bewegung zur Medianlinie, von der Inspirationsphase, einer gegenläufigen Bewegung von der Medianlinie weg. Die Frequenz beträgt 7–8 Zyklen pro Minute. Ein Zyklus besteht aus einer Exspirations- und einer Inspirationsphase.

1.1.2 Viszerales Gelenk

Motrizität, Automatismen und Mobilität verursachen eine Änderung in den Lagebeziehungen der Organe. Diese Bewegung vollzieht sich um eine definierte Achse und Amplitude.

Die Organe mit struktureller Beziehung zueinander verhalten sich dabei ähnlich wie ein Gelenk des Bewegungsapparates:

Zwei Gelenkpartner bilden das viszerale Gelenk: Die beiden Gelenkpartner können zwei Organe (Leber – Niere) oder ein Organ und eine muskuläre Wand (Leber – Diaphragma) sein.

Die Gelenkpartner besitzen Gleitflächen miteinander: Die viszeralen Gelenkpartner sind durch einen kapillären Spalt voneinander getrennt, die Oberfläche ihrer Gleitflächen ist glatt und oft mit einem Flüssigkeitsfilm überzogen.

Die serösen Membranen Pleura, Peritoneum, Perikard und Meningen/periphere Nervenumhüllungen stellen einen Großteil dieser Gleitflächen.

Die Gelenkpartner sind miteinander fixiert: Es gibt eine Reihe von Befestigungen der Organe, die auch für die Achse der Bewegung maßgeblich sind:

System des doppelten Blattes

Überall dort, wo wir den Flüssigkeitsfilm finden (Peritoneum, Pleura, Perikard), sind die Organe eines viszeralen Gelenks durch diese Flüssigkeit voneinander getrennt, aber andererseits auch gerade dadurch miteinander verbunden. Sie verhalten sich wie zwei Glasscheiben, die einen Tropfen Flüssigkeit zwischen sich führen: Sie können aneinander vorbei gleiten, aber die Adhäsionskraft hält sie auch zusammen.

Ligamentäres System

Ligamente in der Viszeralosteopathie sind pleurale oder peritoneale Falten, die ein Organ mit der Rumpfwand oder Organe untereinander verbinden. Sie führen meist keine Blutgefäße, sind aber sensibel gut innerviert.
Sie fixieren die Organe gegen die Schwerkraft.

Turgor und intrakavitärer Druck

Turgor oder intraviszeraler Druck bezeichnet die Eigenschaft eines Organs, den größtmöglichen Platz einzunehmen. Gründe für dieses Bestreben sind die Elastizität, vaskuläre Effekte (Minder- oder Mehrdurchblutung) und Gase in den Hohlorganen.

Der intrakavitäre Druck ist die Summe aller intraviszeraler Drücke plus dem Druck, der zwischen den Organen herrscht.

Dadurch werden die Organe aneinander gepresst und gegenseitig fixiert. Es entsteht ein großer Überdruck im Abdomen, dem ein Unterdruck im Thorax gegenübersteht. Das Diaphragma ist die Grenzschicht für diese Druckverhältnisse. Die zwerchfellnahen Organe werden von Drücken stark beeinflusst. So wird eine Zwerchfellhernie immer eine Verlagerung von Organteilen aus dem Abdomen in den Thorax zur Folge haben, also entgegen der Schwerkraft. Das zeigt die große Potenz solcher Druckeffekte auf die Fixation der Organe.

Mesenterien

Mesenterien sind Duplikaturen des Peritoneums mit nur geringer Fixationsrolle.
Sie führen die Zirkulation zum Organ.

Omenta

Auch Omenta sind Duplikaturen des Peritoneums, die zwei Organe miteinander verbinden.
Ihre Rolle im Rahmen der Fixation von Organen ist eher gering, die vaskulonervöse Aufgabe umso wichtiger.

> **Merke**
> Organe sind befestigt durch:
> - das System des doppelten Blattes
> - das ligamentäre System
> - Turgor und intrakavitären Druck
> - die Mesenterien
> - die Omenta

1.1.3 Pathologie der Organbewegung

Organe bewegen sich um bestimmte Achsen und mit einer definierten Amplitude.
Veränderungen der Bewegungsachsen oder Amplituden führen zu Abweichungen von der physiologischen Mobilität oder Motilität.

Solche Veränderungen führen zu
- lokalen Pathologien erst ohne und später mit Symptomen,
- rezidivierenden lokalen Pathologien,
- Pathologien in viszeralen oder parietalen Körperregionen, die durch topografische, vaskuläre, nervöse oder fasziale osteopathische Ketten in Beziehung zueinander stehen.

Grundsätzlich unterscheidet man zwischen Mobilitäts- und Motilitätsstörungen.

Mobilitätsstörungen

Ein Organ verliert ganz oder teilweise sein Bewegungsvermögen durch:

Artikuläre Restriktionen. Diese Dysfunktion kann zu Mobilitätsstörungen und Motilitätsstörungen führen. Ist nur die Motilität, nicht aber die Mobilität gestört, so spricht man von „Adhäsionen". Sind aber beide Bewegungsqualitäten eingeschränkt, so nennt man dies „Fixationen".
Bei der Fixation können Bewegungsachse und Amplitude der Bewegung verändert sein.

Ursachen:
- Infektionen
- Entzündungen
- chirurgische Eingriffe
- stumpfe Traumen

Muskuläre Restriktionen (Viszerospasmen). Von einem Viszerospasmus sind nur die Hohlorgane (z. B. Magen, Darm oder Ureter) betroffen. Eine Irritation des Organs kann zu einer unphysiologischen Kontraktion der glatten Muskulatur mit Funktionsstörungen des Organs führen. Als Folge nimmt man eine Veränderung der Motilität war, besonders der Amplitude. Eine veränderte Mobilität erfährt das Organ erst, wenn durch den Viszerospasmus auch die Befestigungen des Organs in Mitleidenschaft gezogen sind.

Ursachen für Irritationen:
- Entzündungen
- vegetative Dysinnervation
- allergische Reaktionen
- psychosomatische Einflüsse

Ligamentärer Elastizitätsverlust (Ptose). Durch den Elastizitätsverlust der bindegewebigen Befestigungen vollziehen diverse Organe, z. B. Colon transversum, Niere oder Harnblase, einen Descensus der Schwerkraft folgend.
Achsen und Amplitude der Mobilität verändern sich ebenso wie die Motilität.

Ursachen:
- Folge von Verklebungen
- asthenischer Konstitutionstyp
- Anorexie oder schnelles Abmagern anderer Genese
- Elastizitätsverlust im Alter
- Depression mit allgemeiner Tonusreduktion
- allgemeine Laxität am Ende und nach der Schwangerschaft
- Saugglockengeburt
- Multipara

> **Merke**
> Ursachen für Mobilitätsstörungen:
> - Adhäsionen/Fixationen
> - Viszerospasmus
> - Ptose

Motilitätsstörung

Die Motilität kann in ihrer Amplitude gestört sein. Das Bewegungsausmaß kann nur in einer oder in beide Richtungen reduziert sein.
Auch der Rhythmus der Bewegung verändert sich bei einer Störung:
Die Ruhephase zwischen Inspiration und Exspiration kann verlängert sein.
Man nimmt eine arrhythmische Bewegung wahr.
Die Frequenz ist reduziert.

Ursachen:
- allgemeiner Vitalitätsverlust des Organs als Vorzeichen einer Pathologie
- artikuläre Restriktion
- Ptose
- Viszerospasmus

1.2 Osteopathische viszerale Diagnostik und allgemeine Behandlungsprinzipien

1.2.1 Anamnese

Durch die Befragung des Patienten möchte man Informationen zu folgenden Stichworten sammeln:

Aktueller Konsultationsgrund
Krankengeschichte mit chronologischer Auflistung von z. B.:
- Unfällen
- Operationen
- Risikofaktoren (Vorerkrankungen, Familienanamnese)
- Verdauungs- und Ernährungsanamnese
- Obstipation
- Diarrhö
- Medikamente

Gynäkologische Anamnese bei Frauen, z. B.:
- Zyklusunregelmäßigkeiten
- Regelschmerzen
- Verhütung mit Spirale oder Pille

Urologische Anamnese bei Männern:
- bisherige Untersuchungen
- bisherige Therapie

> **Merke**
> Die Anamnese dient dazu, den Therapeuten auf die richtige Spur zu bringen.
> Kontraindikationen für die osteopathische Behandlung sollten schon hier identifiziert werden.

1.2.2 Inspektion

Bei der osteopathischen Inspektion im Stand ist auf Folgendes zu achten:
- Seitenasymmetrien von Falten (z. B. Glutäalfalte)
- Wirbelsäulenverkrümmungen in drei Ebenen
- Narben
- Bauchwandskoliose
- vorgewölbter Oberbauch im epigastrischen Winkel
- vorgewölbter Unterbauch
- trophischer Hautzustand (z. B. Farbe, Durchblutung, Ausschlag)
- Extremitätenfehlstellungen
- Haltungsauffälligkeiten, z. B.:
  - Senk-, Spreiz-, Plattfuß
  - Genu valgum oder varum
  - Fehlstellung der Hüfte
  - Beckenasymmetrien
  - Rippenfehlstellungen
  - Trichterbrust
  - Hühnerbrust
  - Scapula alata
  - Schulterhochstand
  - Schiefhals
  - Hyperlordose
  - Hyperkyphose
  - Kopffehlhaltungen
  - fassähnlicher Thorax

Selbst diese lange Liste ist nicht erschöpfend. Letztlich sucht man bei der Inspektion nach Befunden, die den Therapeuten zum dysfunktionalen Organ oder in die diagnostische Zone leiten.

In der Viszeralosteopathie interpretiert man z. B. Haltungsauffälligkeiten dahingehend, dass Konvexitäten vom Körper als Kompensation erzeugt werden, um Organen Platz zu schaffen, und Konkavitäten, um den darunter liegenden Strukturen Schutz zu bieten.

Beispiel für eine Konvexität

Der im epigastrischen Winkel vorgewölbte Oberbauch deutet auf eine Dysfunktion der Oberbauchorgane hin. Sie benötigen Platz und weichen nach ventral aus. Palpiert man in dieser Region, findet man fast immer Schmerzhaftigkeiten einzelner Organe, z. B. des Magens, oder man löst Symptome wie Übelkeit aus.

Beispiel für eine Konkavität

Eine linkskonvexe Skoliose mit dem Scheitelpunkt der konkaven Krümmung im Bereich des rechten unteren Rippenbogens kann auf eine Dysfunktion der Leber oder Gallenblase hinweisen. Die Kompression des Organs durch die Konkavität reduziert die Mobilität und dient der Schonung oder Ruhigstellung. Vergleichbar ist dieser Mechanismus mit einem parietalen Gelenk, das nicht mehr schmerzt, wenn man es nicht mehr bewegt.

1.2.3 Palpation

Bei der Palpation des Thorax führt man an verschiedenen Stellen auf den Rippen und dem Sternum Elastizitätstests durch, um einen Eindruck von den Faszienspannungen im Brustkorb zu bekommen.

Die Palpation des Abdomens wird in zwei Schritten durchgeführt.

Oberflächliche Palpation

Bei der oberflächlichen Palpation des Abdomens werden die verschiedenen Bauchregionen (Epigastrium, Hypochondrium usw.) mit beiden Händen in der faszialen Ebene palpiert. Diese zu begutachtende Schicht besteht aus den Bauchmuskelfaszien, dem Omentum majus und dem parietalen anterioren Peritoneum. Um sie palpatorisch zu erreichen, sinkt man mit den Händen ins Abdomen ein, bis man die Organe unter seinen Fingern wahrnimmt. Dann nimmt man den Druck wieder so weit aus dem Bauch, bis die Organe gerade nicht mehr wahrgenommen werden.

Beurteilt werden Spannungsunterschiede im Seitenvergleich, Schmerzauslösung durch die Palpation und eventuell vorhandene Narben auf Spannungen und Sensibilität.

Tiefe Palpation

Die tiefe Palpation wird auf den Organen selbst durchgeführt.

Beurteilt werden:
- Schmerzhaftigkeiten
- Spannungsunterschiede
- Lage des Organs
- Tonus des Organs

Man sollte besonders darauf achten, ob durch die Palpation parietale Symptome wie z.B. eine Lumbalgie verursacht werden können. Dies wäre ein Hinweis auf einen möglichen kausalen Zusammenhang mit dem palpierten Organ.

Beachtung finden sollten auch vegetative Symptome, die durch die Untersuchung ausgelöst werden:
- Übelkeit und Erbrechen
- Schweißausbruch
- Tachykardie
- Kollapsneigung
- Schwindel
- starke Schmerzen, die zur aktiven Abwehrspannung gegen die Palpation führen

Diese Symptome können Hinweise auf akute Erkrankungen sein (z.B. Cholezystitis), die eine Kontraindikation für die osteopathische Behandlung darstellen.

> **Cave!**
> Löst eine Palpation oder viszerale Behandlung starke vegetative Reaktionen aus, so muss die Behandlung abgebrochen und ggf. ärztliche Abklärung angeraten werden.

1.2.4 Inspektions- und Palpationsbefunde

Durch die Inspektion des Patienten lassen sich schon recht zuverlässige Schlüsse auf gestörte Körperregionen und Dysfunktionen ziehen. Prinzipiell sollte man dabei die sofort ins Auge fallenden Haltungsbesonderheiten berücksichtigen und nicht nach kaum sichtbaren „Kleinigkeiten" suchen. Im Folgenden werden einige Inspektionsbefunde besprochen.

Schon die Kopfhaltung erlaubt wichtige Rückschlüsse: Man sollte den mit dem Gesicht zum Untersucher stehenden Patienten bitten, die Augen zu schließen und den Kopf in eine gerade nach vorn ausgerichtete Position zu bringen. Er darf die Augen dann wieder öffnen, soll die Kopfhaltung aber beibehalten. Beobachtet man nun eine deutliche Schiefhaltung des Kopfes mit Rotations- und Seitneigungsabweichung zur Neutralnullstellung, so ist dies ein guter Hinweis auf eine Dysfunktion der Kopfgelenke. Nicht selten ist diese Schiefhaltung vergesellschaftet mit einem sog. Schulterhochstand, der nach Meinung des Verfassers lediglich das Zeichen eines Hypertonus des M. trapezius ist. Die Konsequenzen aus dieser Schiefhaltung des Kopfes für das Abdomen sind unter Umständen weitreichend: Durch eine Blockade im Okziput-Atlas-Gelenk kann das Foramen jugulare entweder direkt ossär eingeengt sein oder es können sich, z.B. bei Kindern, durch die Fehlstellung des Okziputs faszial einschnürende Züge am Foramen jugulare aufbauen. Das Foramen jugulare ist Austrittsstelle für die Nerven N. accessorius, N. vagus und N. glossopharyngeus aus der Schädelbasis. N. vagus und N. glossopharyngeus sind Nerven mit wichtigem Bezug zu den inneren Organen: Beide sind am Schluckakt beteiligt, und der N. vagus ist der parasympathische Nerv für die Organe des Thorax und des Abdomens bis zum Cannon-Böhm-Punkt. Eine Einklemmung dieser Nerven im Foramen jugulare hat also auch Folgen im Viszerum. Als Beispiel seien 3-Monats-Koliken von Säuglingen, Reizmagen oder Obstipation genannt.

Die Kopffehlhaltung kann auch von der oberen HWS verursacht sein. Besonders die Segmente C2 und C3 sind für die inneren Organe interessant. Eine artikuläre Blockade dieser Segmente kann auf segmentaler Rückenmarksebene zu einem Hypertonus der zugeordneten Muskulatur führen. Das betrifft dann auch den M. trapezius, der den scheinbaren Schulterhochstand hervorruft. Unbedingt sollten also die Kopfgelenke und die obere HWS behandelt werden, um einen parasympathischen Ausgleich zu schaffen, der schließlich die Organe therapiert.

Der zervikothorakale Übergang ist ebenfalls eine wichtige Region für die inneren Organe: Häufig findet man dort eine Hyperkyphose, die auf eine hohe fasziale Spannung in der oberen Thoraxapertur hinweist. Im Bereich dieser Hyperkyphose zeichnen sich auch häufig besenreiserähnliche Venen ab, die als Hinweis auf eine zirkulatorische Störung in der oberen Thoraxapertur verstanden werden müssen. Die Fossa supraclavicularis major, eine Grube dorsal der Klavikula und ventral des oberen Trapeziusrands, ist bei vielen Patienten keine Grube mehr, sie imponiert vielmehr als eine verstrichene Fläche oder gar als ein „Hügel" und erlaubt so den Rückschluss auf eine hohe fasziale Spannung in der oberen Thoraxapertur.

In der Thoraxapertur mit der Fossa supraclavicularis major sind wichtige zirkulatorische Strukturen für die thorakalen und abdominellen Organe zu finden. Auf der linken Seite mündet der Ductus thoracicus in den Venenwinkel zwischen V. jugularis interna und V. subclavia. Der N. phrenicus läuft auf dem M. scalenus anterior nach kaudal und betritt am medialen Ende der Klavikula die Thoraxapertur. Der N. vagus nimmt einen ähnlichen Weg in den Thorax nahe des sternalen Endes der Klavikula. Werden diese Strukturen durch hohe Faszienspannungen irritiert, so hat dies Auswirkungen auf die Organe in Thorax oder Abdomen: So können der Lymphabfluss aus dem Abdomen, die Funktion des Diaphragmas oder das Versorgungsgebiet des Vagus beeinträchtigt sein.

Plexus brachialis und Vasa subclavia durchqueren die Thoraxapertur, verlaufen über die erste Rippe und unter der Klavikula in Richtung Axilla und weiter in den Arm. Tief in der Fossa findet man das Ganglion stellatum, das einerseits sympathische Fasern für das Herz abgibt und andererseits die Schleimhäute des Kopfs und sympathisch den Arm versorgt. Ebenso wie die oben erwähnten zirkulatorischen Strukturen können auch diese Gefäße und Nerven durch einen faszialen Hypertonus in der Thoraxapertur eingeklemmt werden. Herzirritationen, Thoracic-Outlet-Syndrom, chronische Sinusitis könnten Folgen sein.

Diverse zirkulatorisch begründbare Syndrome des Armes haben zusätzlich noch eine Ursache im Viszerum. Irritationen der sensiblen Fasern des N. phrenicus, z.B. durch Perikarditis, Leberkapselschwellung oder Cholezystitis, können über einen viszerosomatischen Reflex die segmentale Muskulatur tonisieren. Ist der M. subclavius davon betroffen, können Plexus brachialis oder Vasa subclavia eingeengt sein, weil dieser Muskel die Klavikula und die erste Rippe einander annähert. Die Folge können verschiedene zirkulatorische Syndrome des Arms, wie z.B. Morbus Sudeck, Dupuytren-Kontraktur, Epicondylitis medialis et lateralis, sein.

Eine Irritation des Ganglion stellatum kann ebenfalls zu hohen faszialen Spannungen in der oberen Thoraxapertur mit Funktionsstörungen im Kopfbereich, z.B. trockenen Augen oder chronischer Sinusitis, führen.

Die verstärkte Nackenkyphose geht oft auf die Haltung flektierter Thorax und protrahierte Schultern zurück. In der Physiotherapie wird dies als sternosymphysiale Belastungshaltung bezeichnet, womit ausgedrückt wird, dass sich der Abstand zwischen Sternum und Symphyse verkürzt hat. In der Osteopathie wird dies als Hinweis auf eine Verkürzung der Zentralsehne angesehen.

Die Zentralsehne ist ein faszialer Strang, der sich von der Schädelbasis bis zum Beckenboden durch den Körper hindurch zieht und der als funktionelle Einheit derart zusammenarbeitet, dass sich die Faszien zu dem Ort der größten Spannung hin „kontrahieren". Die Orte hoher faszialer Spannung sind also entweder Störfelder, die der Körper versucht zu normalisieren, oder Ausdruck des Versuchs einer Kompensation von Störfeldern mit der Entwicklung eigenständiger hoher Faszienspannung. In diesem Sinne versucht die Zentralsehne einen Mechanismus, und zwar einen Schonmechanismus für dysfunktionelle Körperregionen zu etablieren, kann dabei andererseits aber selbst hohe Spannungen innerhalb ihrer Faszien aufbauen.

Die oben beschriebene Haltung ist also ein Hinweis darauf, dass sich die Zentralsehne wegen eines Orts mit hoher Spannung zusammengezogen hat. Dieser Ort kann im Thorax liegen, was sich daran erkennen ließe, dass zusätzlich noch eine kleine Trichterbrust ausgebildet ist, oder im Abdomen, wobei hier zum einen das Rückenbild, zum anderen die Bauchform Rückschlüsse auf den Ort der Spannungen erlauben.

Skoliotische Fehlhaltungen zeigen für den Osteopathen auch Orte hoher Spannung an. Wie bereits oben angedeutet, spricht man von einem diagnostischen Winkel an der Stelle, an der der Scheitelpunkt einer Wirbelsäulenkrümmung liegt. Die Konkavität wird dabei als Ort der höchsten Faszienspannung angesehen. An dieser konkaven Seite wird der Platz für ein Organ geringer, weil es in einer Art Schonmechanismus ruhig gestellt werden soll. Umgekehrt ist es auch möglich, dass ein Organ auf der konvexen Seite mehr Platz einnehmen muss, z.B. weil es wegen einer Entzündung geschwollen ist. Eine verstärkte Lordose ist entsprechend zu deuten.

Hohe innere Bauchspannungen lassen sich auch schon an der Bauchform erkennen. Der Bauch, der unterhalb des Rippenbogens im Oberbauch deutlich vorgewölbt (ähnlich einem Absatz oder einer Stufe) ist, muss als Hinweis auf eine Dysfunktion eines oder mehrerer Oberbauchorgane angesehen werden.

Ist der Oberbauch flach, wölbt sich der Bauch aber etwa ab Bauchnabel wie eine Kugel bis zur Symphyse vor, kann eine Dünndarmptose vorliegen. Dazu gehört eine verstärkte Lordose in der oberen LWS. Der Dünndarm ist über die Radix mesenterii aufgehängt. Die Radix ist im kranialen Teil über LWK 2 und 3 indirekt befestigt. Sackt der Dünndarm allmählich ab, so folgt als Kompensation die LWS in eine Lordose. Um sich darüber Klarheit zu verschaffen, legt man die Fingerspitzen auf die Processus spinosi der oberen LWS und hebt ventral den Bauch oberhalb der Symphyse leicht an, ohne den Patienten aus dem Gleichgewicht zu bringen. Spürt man dabei, dass die LWS-Wirbel leicht gegen die Finger drücken, sich also flektieren, so ist dies eine Bestätigung des Sichtbefunds.

Immer wieder fällt auf, dass es zwei Arten von Bäuchen gibt. Zum einen sind dies die prallen, festen Bäuche, die wie eine Kugel aussehen. Palpiert man diese Bäuche, so kann man mit der Hand kaum in den Bauch eindringen, so hoch ist der Druck, der im Inneren des Bauchs herrscht. Man findet solche Bäuche fast ausschließlich bei Männern. Man ist versucht zu sagen, dass diese Männer einfach zu dick sind, aber es fällt weiter auf, dass sie meist keine größeren Fettansammlungen im Unterhautgewebe haben, sodass man nicht generell von Übergewicht sprechen kann. Überschüssiges Fett ist v. a. im Inneren des Bauchs abgelagert: Das Omentum majus, die Leber oder die Kolonanhängsel (Appendices epiploicae) sind die bevorzugten Orte dafür. Offensichtlich hängt diese speziell „männliche" Art der Fettablagerung mit dem Hormon Testosteron zusammen.

Die Bauchform hat allerdings weitreichende funktionelle Auswirkungen: Zum Beispiel muss das Diaphragma gegen einen deutlich größeren Druck im Abdomen seine Atemarbeit verrichten. Das führt dazu, dass die Atemhilfsmuskulatur immer verstärkt eingesetzt werden muss. Die Skalenusmuskulatur ist demzufolge hyperton und löst Kompressionssyndrome des Plexus brachialis und der A. subclavia aus, das sog. Thoracic-Outlet-Syndrom. Der hohe Druck im Abdomen wirkt sich auch nach dorsal aus. So können Bandscheibenvorfälle durch diesen Druck so fixiert werden, dass der Nucleus pulposus nicht mehr nach ventral zurückgleiten kann.

Eine andere Bauchform findet man deutlich häufiger bei Frauen. Insgesamt ist der Bauch weich und lässt sich gut diagnostisch palpieren und behandeln, obwohl es sich auch um große Bäuche handelt. Das Fett ist aber hier nicht im Inneren des Bauchs, sondern in seinem Unterhautgewebe eingelagert. Dafür werden ebenfalls hormonelle Gründe verantwortlich gemacht. Überhaupt sind die weiblichen Geschlechtshormone ein disponierender Faktor für eine Reihe von viszeralen weiblichen Problemen: Frauen leiden sehr viel häufiger an Ptosen der Organe als Männer.

Im Bereich des Rippenbogens können sich, ähnlich wie im zervikothorakalen Übergang, besenreiserähnliche Venenzeichnungen ausbilden. Sie verlaufen dann einseitig oder auch beidseitig unterhalb der Mamille bogenförmig nach lateral-kaudal. Sie zeichnen quasi die Insertion des Diaphragmas nach und sind damit Ausdruck einer Dysfunktion des Diaphragmas.

Vergleichbare Venenzeichnungen sieht man auch auf dem Sakrum und im lumbosakralen Übergang als Zeichen einer zirkulatorischen Stauung im kleinen Becken. Unter Umständen muss man den Patienten sich vornüber beugen lassen, um diese lumbosakralen Besenreiser deutlicher hervortreten zu lassen. Weitere Anhaltspunkte für Stauungen im Beckenbereich sind eine Ödemneigung der Beine, eine marmorierte Haut oder eine Hautfarbe der Beine, die nicht zum restlichen Körper passt. Die Beine sind dann im Vergleich zum Oberkörper blassbläulich verfärbt. Betrachtet man die Patienten von hinten, so kann man den Eindruck gewinnen, dass der Oberkörper nicht zum Unterkörper passt. Der Oberkörper ist schmal und man erwartet ein schmales Becken und schlanke Beine, aber das Becken ist sehr breit, die Beine sind sehr stämmig. Ein Stau im Becken hat sich bei diesem Sichtbefund über eine lange Zeit herausgebildet und den Unterkörper verändert. Fragt man die Patienten, ob ihre Figur schon immer so gewesen sei, verneinen sie dies häufig und geben als Zeitpunkt für die Veränderung z. B. eine Schwangerschaft an.

1.2.5 Listening-Test n. Barral

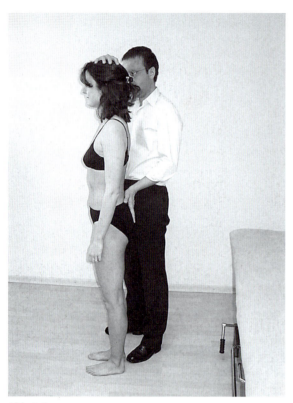

Abb. 1.1

Listening-Test im Stehen

Ausgangsstellung

Patient steht mit hüftbreiten Beinen, die Arme hängen locker am Körper herab und die Augen sind geschlossen. Der Therapeut steht seitlich neben dem Patienten und legt eine Hand ohne Druck auf den Kopf, die andere Hand ebenfalls ohne Druck auf das Sakrum. Die Therapeutenhände dienen nur der Sicherheit des Patienten.

Vorgehen

Der Therapeut bittet den Patienten sich „hängen zu lassen", nicht muskulär einen Stand zu fixieren, sondern sich seinen Spannungen folgend in eine im Wortsinne faszial „entspannte" Position sacken zu lassen. Der Therapeut muss darauf achten, dass er den Patienten nicht in eine bestimmte Position faszilitiert.

Beurteilung

Der Bereich der größten Konkavität ist die diagnostische Zone, in der man davon ausgehen kann, dass eine Dysfunktion zu finden ist.

Listening-Test im Sitzen

Ausgangsstellung

Patient sitzt, die Beine berühren den Boden nicht.
Therapeut steht seitlich neben dem Patienten.

Vorgehen

Entsprechend der Ausführung im Stehen.

Beurteilung

Beim Test im Sitzen wird die untere Extremität „ausgeschaltet", d.h. der Test ist aussagekräftig vom Becken aus nach kranial.

Listening-Test in Rückenlage

■ „Beinzug"

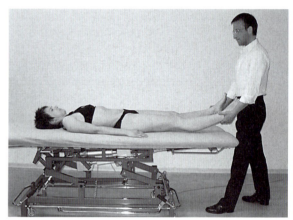

Abb. 1.2

Ausgangsstellung

Patient in Rückenlage, Beine gestreckt.
Therapeut steht am Fußende des Patienten.

Vorgehen

Der Therapeut fasst beide Fersen des Patienten und hebt die Beine etwas von der Liege ab. Er zieht im Wechsel jedes Bein in seiner Längsachse nach kaudal, bewertet die faszialen Spannungen und beobachtet, wie der Zug sich nach kranial fortsetzt.

Beurteilung

Die Seite mit der höheren Spannung ist die dysfunktionelle Seite. Läuft der Zug nicht harmonisch vom Bein über das Becken nach kranial, kann man die diagnostische Zone dort suchen, wo die Zugbewegung stoppt.

Listening-Test in Rückenlage

■ „Armzug"

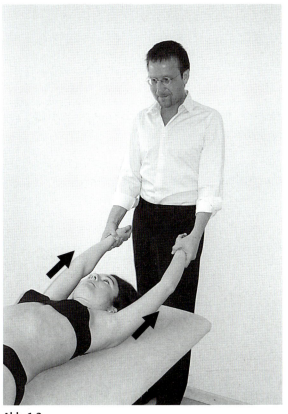

Abb. 1.3

Ausgangsstellung
Patient in Rückenlage, Beine gestreckt.
Therapeut steht am Kopfende des Patienten.

Vorgehen
Der Therapeut fasst beide Hände des Patienten und zieht die Arme in ihrer Längsachse nach kranial, bewertet die faszialen Spannungen und beobachtet, wie der Zug sich nach kaudal fortsetzt.

Beurteilung
Die Seite mit der höheren Spannung ist die dysfunktionelle Seite. Läuft der Zug nicht harmonisch vom Arm über den Thorax nach kaudal, kann man die diagnostische Zone dort suchen, wo die Zugbewegung stoppt.

Lokaler Listening-Test

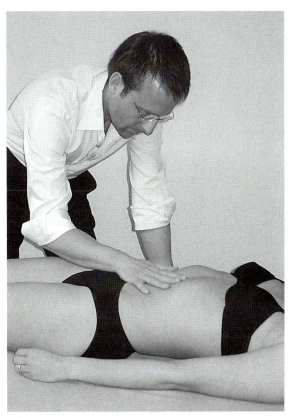

Abb. 1.4

Ausgangsstellung
Patient in Rückenlage, Beine gestreckt.
Therapeut steht neben dem Patienten.

Vorgehen
Der Therapeut legt eine Hand flach auf den Bauch des Patienten, die Handfläche liegt auf dem Bauchnabel. Es wird so viel Druck ausgeübt, dass man mit der Palpation die oberflächliche Faszienebene erreicht.

Beurteilung
Die Bewegungen der Faszien werden wahrgenommen, man folgt dieser Bewegung und gelangt so in die diagnostische Zone.

> **Merke**
> Eine große Spannung entwickelt sich an dem Ort, an dem eine Dysfunktion besteht. Die Faszien bewegen sich auf den Ort der größten Spannung zu, der auch die diagnostische Zone ist.

1.2.6 Sotto-Hall-Test n. Barral

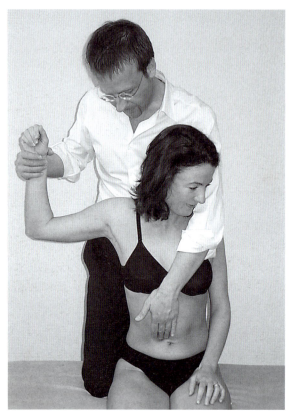

Abb. 1.5

Ausgangsstellung

Patient sitzt auf der Behandlungsliege, die Beine berühren den Boden nicht.
Therapeut steht hinter dem Patienten.

Vorgehen

Der Therapeut nimmt eine Hand des Patienten und palpiert den Radialispuls. Dann führt er den Arm in 90°-Abduktion und maximale Außenrotation. Anschließend wird der Kopf des Patienten in kontralaterale Rotation gebracht. Wird also der rechte Arm in Position gebracht, wendet sich der Kopf nach links und umgedreht.

Beurteilung

Verschwindet der Puls in dieser Position, so ist der Test positiv. Die Faszien in der Fossa supraclavicularis major werden so auf Spannung gebracht, dass die A. subclavia abgedrückt wird und der Puls nicht mehr palpabel ist.
Die Gründe für die hohe fasziale Spannung können parietal sein, z. B. HWS-Dysfunktionen, aber auch viszeral: Die osteopathische Dysfunktion eines Organs, z. B. Fixation, wird über eine fasziale Kette bis in die obere Thoraxapertur fortgeleitet und verursacht das positive Testergebnis. Zur Ausdifferenzierung des betroffenen Organs komplettiert man diesen Test.
Die Arm- und Kopfposition wird gehalten, während der Therapeut mit leichtem Druck auf die Organe drückt, die als gestört vermutet werden – er führt eine Inhibition aus. Kehrt der Puls nun wieder zurück, ist das dysfunktionelle Organ identifiziert. Durch die Inhibition wird das Organ gewissermaßen aus der Faszienkette herausgenommen, so dass die fasziale Spannung sinkt und die A. subclavia nicht mehr komprimiert wird.
Im Allgemeinen lässt sich sagen, dass der rechte Arm Testarm der rechten Rumpfseite ist und der linke Arm für die linke Seite. Da es aber unpaare abdominelle Organe gibt, sollte man diese Trennung nicht zu streng nehmen.
Dieser Test wird auch als komplettierter Adson-Wright-Test bezeichnet.

1.2.7 Rebound-Test n. Barral

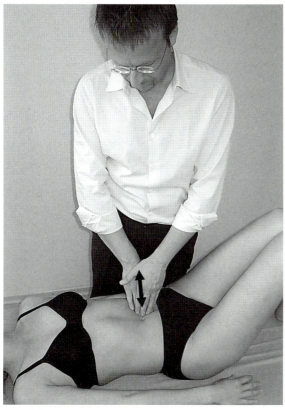

Abb. 1.6

Ausgangsstellung
Patient in Rückenlage, Beine angewinkelt.
Therapeut steht neben dem Patienten.

Vorgehen
Mit übereinander gelegten Händen drückt der Therapeut in das Abdomen des Patienten auf ein Organ und lässt plötzlich los.

Beurteilung
Schmerzt der Druck auf das Organ, liegt die Störung im Organ selbst, es kann zum Beispiel entzündet sein oder es liegt ein Spasmus vor.
Schmerzt hingegen das Lösen des Drucks, so ist die Ursache in den Befestigungen des Organs zu suchen.
Dieser Test kann auch in anderen Ausgangsstellungen durchgeführt werden, z. B. im Sitzen.

Beispiel: Man hebt die Leber gegen das Zwerchfell an – komprimiert sie. Ein dabei auftretender Schmerz, lässt auf die Ursache im Organ selbst schließen.

Anschließend löst man den Druck, die Leber fällt wieder nach kaudal. Tritt der Schmerz jetzt auf, so sind die Befestigungen der Leber irritiert, z. B. Ligamentfibrose.

1.2.8 Komplettierte Tests n. Barral

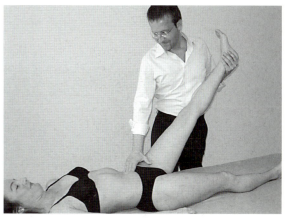

Abb. 1.7

Das Prinzip der komplettierten Tests besteht darin, sich einen Kontrollbefund zu nehmen, der mit dem Konsultationsgrund in Verbindung stehen sollte, z. B. schmerzhafte Rotationseinschränkung der HWS, und mittels Inhibitionen auf Organen eine Verbesserung des Befundes zu erreichen.

Kontrollbefunde können sein:
- Bewegungseinschränkungen parietaler Gelenke mit oder ohne Schmerzen
- Faszienspannungen der Extremitäten oder des Rumpfes
- Druckschmerzhaftigkeit von Ligamenten, Schleimbeuteln, Sehnen oder anderen Weichteilstrukturen

Beispiel: Der Konsultationsgrund ist eine Lumboischialgie mit ausstrahlenden Schmerzen in den rechten dorsalen Oberschenkel. Als Kontrollbefund nimmt man die fasziale Spannung des rechten Beins:
Der Therapeut fasst das rechte Bein am Fuß und hebt es gestreckt so weit von der Unterlage ab, bis er einen faszialen Widerstand gegen die Hebung spürt. In dieser Position hält er das Bein fest und inhibiert durch Druck ein Organ, das im Zusammenhang mit der Lumboischialgie stehen könnte, z. B. das Colon ascendens.
Lässt die Fazienspannung während der Inhibition nach, kann man das Bein weiter in die Flexion bis zur neuen faszialen Barriere führen. Ganz ähnlich wie beim Sotto-Hall-Test wird durch die Inhibition das Organ aus der Fas-

zienkette herausgenommen, so dass die fasziale Spannung im Bein sinkt.
Das inhibierte Organ trägt zu der Lumboischialgie bei.

1.2.9 Ventilationstest n. Barral

Löst eine tiefe Inspiration Schmerzen im Abdomen aus, kann das Organ selbst Ursache für den Konsultationsgrund sein.
Ist dagegen die tiefe Exspiration schmerzhaft, darf man ein Problem der Aufhängungen eines oder mehrerer Organe vermuten.

1.2.10 Hyperextensiontest n. Barral

Der Therapeut faszilitiert den sitzenden Patienten in eine maximale Extension der Wirbelsäule. Dadurch wird auf die Befestigungen der Bauchorgane Zug ausgeübt. Sind diese Aufhängungen fibrosiert oder verklebt, kann dies einen Schmerz im Bauchraum auslösen.

1.2.11 Allgemeine Behandlungsprinzipien und Möglichkeiten zur viszeralen Behandlung

Für die Viszeralosteopathie sind die 5 Prinzipien der Osteopathie die Grundlage der Arbeit:
1. die holistische Betrachtungsweise des menschlichen Körpers – das Ganzheitsprinzip
2. Leben ist Bewegung
3. Autoregulation des Körpers
4. Struktur und Funktion bedingen einander
5. Zirkulation – die Säfte des Körpers müssen fließen

Der Therapeut schließt von seinem osteopathischen Befund und der Analyse des Befundes auf die Dysfunktionen des Körpers. Ist ein Organ als Ursache der Beschwerden identifiziert, versucht er, durch die viszerale Behandlung dem Organ die physiologische dreidimensionale Bewegungsmöglichkeit wiederzugeben.
Dabei werden alle Aspekte der Organdynamik bearbeitet:
- Mobilität
- Motilität
- Faszienbewegung

Ebenso sollte die Zirkulation im weitesten Sinne verbessert werden, um die Trophik des Organs zu verbessern:
- Blutzirkulation
- Lymphfluss
- neurovegetativer Impuls

Der Therapeut behandelt das Organ an seiner Struktur und erhofft als Folge eine Funktionsverbesserung. So wird z. B. der Dickdarm mobilisiert, um eine chronische Obstipation zu behandeln.
Dieser Prozess der Funktionsverbesserung braucht Zeit, die der Körper dazu nutzt, seine Selbstheilungskräfte kurativ einzusetzen.
Der Erfolg der osteopathischen Behandlung bei einer zyklusbedingten Lumbalgie unserer Patientinnen kann beispielsweise erst nach einem durchlaufenen Zyklus beurteilt werden.
Demzufolge können zwischen zwei viszeralen Behandlungen zwischen zwei und vier Wochen liegen.

> **Merke**
> Die 5 Prinzipien der Osteopathie:
> 1. die holistische Betrachtungsweise des menschlichen Körpers – das Ganzheitsprinzip
> 2. Leben ist Bewegung
> 3. Autoregulation des Körpers
> 4. Struktur und Funktion bedingen einander
> 5. Zirkulation – die Säfte des Körpers müssen fließen

1.2.12 Möglichkeiten zur viszeralen Behandlung

Reflexpunktbehandlung n. Barral

Als Reflexpunkte bezeichnet man anatomische Strukturen im Magen-Darm-Trakt, die als Sphinkter fungieren. Zu diesen Reflexpunkten gehören:
- gastroösophagealer Übergang
- Kardia
- Pylorus
- Papilla duodeni major
- Flexura duodenojejunalis
- Ileozäkalklappe
- Beckenboden

Diese anatomischen Strukturen sind häufig deutlich druckdolent. Wird ein Reflexpunkt behandelt, so führt dies zu einer wahrnehmbaren Entspannung und Reduktion der Schmerzhaftigkeit am Sphinkter selbst und darüber hinaus auch an anderen Stellen des Magen-Darm-Trakts. Verantwortlich dafür sind vermutlich viszeroviszerale Reflexe und anatomische Besonderheiten an diesen Reflexpunkten.

Prinzip

In diesem Buch werden die Behandlungen für die Reflexpunkte 3–6 besprochen. Sie folgen den gleichen Prinzipien:
An der Stelle der Projektion des Reflexpunktes auf der Bauchwand palpiert man in die Tiefe des Abdomens, bis der Reflexpunkt zu spüren ist.
Auf dem Sphinkter kann man nun mit Friktionen im Uhrzeigersinn, Vibrationen, Inhibitionen oder Rebound (s. u.) behandeln.
Es wird so lange behandelt, bis eine Entspannung eintritt oder die Empfindlichkeit des Punktes deutlich nachlässt.
Die Reflexpunktbehandlung kann man zu Beginn einer viszeralen Behandlung durchführen, um eine allgemeine Entspannung des Viszerums zu erreichen.

Inhibitionen

Inhibitionen sind konstante Drücke auf einer Struktur. Sie führen reflexogen zur Detonisierung und Schmerzreduktion an dem behandelten Punkt.
Die Inhibition wird zwischen 30 Sekunden und 2 Minuten gehalten.

Rebound-Technik

Bei dieser Behandlungsmethode komprimiert man Teile eines Organs oder dehnt seine Befestigungen maximal. Anschließend gibt man die Struktur plötzlich wieder frei und wiederholt das ganze Prozedere mehrfach.
Dies ist eine gute Methode zur Detonisierung eines Spasmus oder zur Mobilisierung von Adhäsionen oder Fixationen.

Behandlung der Mobilität

Die Mobilität wird verbessert, indem man ein Organ direkt oder indirekt dreidimensional in seiner physiologischen Bewegung manuell unterstützt.
Findet man z. B. eine Einschränkung der Lebermobilität in der Frontalebene, behandelt man diese Bewegung im vollen Bewegungsausmaß nach ähnlichen Prinzipien, wie man ein parietales Gelenk mobilisieren würde: ein Gelenkpartner ist Punctum fixum, der andere Punctum mobile. Diese beiden Punkte können auch vertauscht werden oder beide Gelenkpartner sind Punctum mobile. Zu beachten sind die Achsen und Ebenen der zu verbessernden Bewegung.

Direkte Behandlung

Die Hände des Therapeuten liegen auf dem Organ und mobilisieren unmittelbar die Struktur.

Indirekte Behandlung

Das Organ wird mit Hilfe von Hebeln mobilisiert. Zum Beispiel werden die Rippen als Hebel benutzt, um die Leber dreidimensional zu mobilisieren (s. u.).
Direkte und indirekte Techniken können miteinander kombiniert werden.

Behandlung der Motilität n. Barral

Prinzip

Ausgangsstellung

Der Therapeut legt seine Hand ohne Druck auf das Abdomen des Patienten in den Bereich des Organs, das behandelt werden soll. Der Unterarm ruht auf dem Abdomen. Man sollte entspannt sitzen.

Testablauf

Der Therapeut erspürt die Motilitätsbewegung und beurteilt die Amplitude und Richtung der Inspirations- und Exspirationsbewegung sowie den Rhythmus der Gesamtbewegung. Liegt eine Störung in einem oder beiden Aspekten der Motilitätsbewegung vor, wird behandelt.

Behandlung

Die Motilität wird indirekt behandelt, indem man der nicht eingeschränkten Bewegung folgt, am Endpunkt dieser Bewegung mehrere Zyklen lang verweilt und schließlich der eingeschränkten Bewegung zum neuen Endpunkt nachgeht.
Man kann auch versuchen, die freie Bewegung in ihrem Ausmaß zu erweitern (Induktion). Anschließend kontrolliert man, ob sich die eingeschränkte Bewegungsrichtung verbessert hat.
Die Behandlung wird so lange wiederholt, bis die Motilität in Rhythmus, Richtung und Amplitude ihr normales Maß erreicht hat.

2 Fasziale Behandlung der Organe n. Finet und Williame

2.1 Grundlagen

Die Faszien des Körpers bestehen aus Bindegewebe und bilden ein Kontinuum. Man kann zwar zwischen oberflächlichen, mittleren und tiefen Faszien unterscheiden, sie sind aber untereinander verbunden und bilden eine Einheit in kraniokaudaler und ventrodorsaler Richtung.
Die Schlussfolgerung daraus ist:
Besteht eine Störung der faszialen Dynamik an einer Stelle im Körper, werden im Laufe der Zeit alle Faszien darauf reagieren. Daraus folgt, dass eine Dysfunktion im tiefen Bereich der Körperfaszien in den oberflächlichen Geweben wahrgenommen werden kann.

> **Merke**
> - Die Faszien des Körpers verbinden die verschiedenen Gewebe untereinander.
> - Sie reagieren auf Störfaktoren als Einheit.
> - Eine pathologischer Faszienzug in der Tiefe kann als Störung auch in den oberflächlichen Faszien wahrgenommen werden.

Ursachen für Störungen der Fasziendynamik können sein:
- Verklebungen (als Folge von Operationen, Entzündungen oder stumpfen Traumen)
- Ptosen
- Viszerospasmen
- parietale Dysfunktionen
- kraniosakrale Dysfunktionen

Ist die fasziale Dynamik gestört, hat dies Auswirkungen auf die neurovegetative und hämodynamische Versorgung des Organs:
Die zirkulatorischen Leitungen durchbrechen die Organfaszien, um das Organ zu erreichen.
Daraus ergibt sich noch zusätzlich ein Circulus vitiosus:
Ist die Trophik eines Organs durch eine Störung der Faszien beeinträchtigt, führt dies zu Funktionsstörungen im Organ, worauf die Faszien wiederum mit unphysiologischem Zug reagieren.
Unphysiologische fasziale Gewebezüge beeinträchtigen auch die Mobilität und Motilität eines Organs. Dies kann zu Funktionsstörungen im Organ oder zu parietalen Symptomen führen.

Als Beispiel seien Verklebungen im Dünndarmbereich nach chirurgischen Baucheingriffen genannt: Darmschlingen können mit der Bauchwand oder untereinander verwachsen sein und es kann zu Verdauungsstörungen oder lumbalen Schmerzen kommen.

> **Merke**
> Eine Störung der Fasziendynamik hat neurovegetative und hämodynamische Auswirkungen auf Organe. Die Mobilität und Motilität kann ebenfalls verändert sein.

2.2 Prinzip der Diagnostik

Die oberflächlichen Faszien reagieren auf Dysfunktionen der tieferen Faszienschichten mit einem veränderten Gewebezug.
Ziel der faszialen, viszeralen Diagnostik ist es, durch das Erspüren von oberflächlichen, faszialen Gewebezügen (Induktionstest) und neurovegetativen Reaktionen (hämodynamischer Test) auf die tiefer gelegenen Organfaszien zu schließen.
Durch das Austesten der oberflächlichen Bauchwandfaszie erkennt man das gestörte Organ.

2.3 Prinzip der faszialen Organbehandlung

Das Diaphragma ist der Motor der faszialen Bewegung der abdominellen Organe. Die Verlagerung der Organe nach kaudal in der Inspiration beinhaltet auch eine fasziale Bewegung nach kaudal im Abdomen. Neben dieser Kaudalbewegung führen die einzelnen Organfaszien noch zusätzlich begleitende Rotationen aus.
Für die Behandlung wird die Atembewegung als mobilisierendes Element genutzt.
Ziel der Normalisation ist das Wiederherstellen der physiologischen Fasziendynamik des Organs durch Mobilisation der oberflächlichen abdominellen Faszien. Dabei gibt es für jedes Organ eine spezifische Mobilisationsrichtung, die in den Organkapiteln besprochen ist.

2.4 Prinzip der Technik für eine Exspirationsdysfunktion

Alle in diesem Buch dargestellten faszialen Techniken nach Finet und Williame stellen die Behandlungen für Exspirationsdysfunktionen dar.
Der Therapeut legt seine Hände in die diagnostische Zone des Organs und übt einen Druck nach posterior aus, bis er die oberflächliche Faszienebene palpiert.
Die richtige Behandlungsebene ist erreicht, wenn man die Organe gerade nicht spürt. Zur Vereinfachung kann man zuerst tiefer in das Abdomen hinein palpieren, bis man die Organe spürt, und dann seine Hände wieder etwas zurücknehmen.
In der Einatmungsphase ziehen beide Hände gleichzeitig nach kaudal und ggf. in die organtypische Rotation. In der Ausatmung wird die erreichte Position gehalten. Dieses Vorgehen wird wiederholt, bis das fasziale Bewegungsende erreicht ist. Der Zug wird dann in der nächsten Exspiration gelöst.
Die Durchführung wird 4- bis 5-mal wiederholt.

2.5 Kontraindikationen

- akutes Abdomen
- Karzinom
- Gallensteine
- Aortenaneurysma

2.6 Hämodynamischer Test

Vorgehen
Mit einer Hand erspürt der Therapeut den Radialispuls des Patienten. Die andere Hand legt er in die diagnostische Zone des zu untersuchenden Organs und übt einen leichten Druck nach posterior aus.

Testablauf
Fällt der Puls bei diesem Druck ins Abdomen für kurze Zeit ab, so ist das die normale Reaktion – der Test ist negativ, das Organ nicht gestört. Es kann manchmal sein, dass der Puls nicht abfällt, wenn der Druck in den Bauch gesetzt wird, sondern dass er sich für kurze Zeit beschleunigt, wenn man den Druck wieder aufgibt. So oder so passiert etwas mit dem Puls, was als physiologische Reaktion zu werten ist.
Reagiert aber der Puls weder beim Setzen noch bei Herausnehmen des Drucks mit einer Veränderung, so ist der Test positiv – das Organ ist faszial gestört.
Wichtig bei diesem Test ist, dass der gesetzte Druck nicht zu fest ist.
Zur Erklärung dieses Tests zieht man neurovegetative Reflexe über Barorezeptoren heran.

2.7 Faszialer Induktionstest

Ausgangsstellung
Patient in Rückenlage, Beine gestreckt.
Therapeut steht neben dem Patienten.

Vorgehen
Der Therapeut legt seine Hände wie folgt auf das Abdomen:

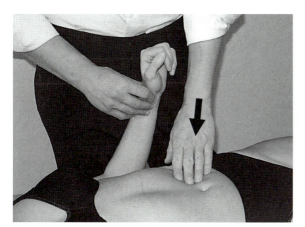

Abb. 2.1

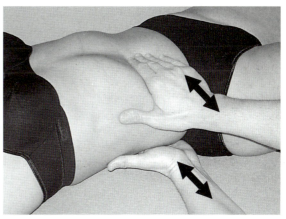

Abb. 2.2

Ausgangsstellung
Patient in Rückenlage, Beine gestreckt.
Therapeut steht neben dem Patienten.

Transversalshift
Hand liegt ventral auf der diagnostischen Zone des Organs, die andere dorsal auf gleicher Höhe.

Anterior-Posterior-Induktion
Beide Hände liegen übereinander auf der diagnostischen Zone des Organs.

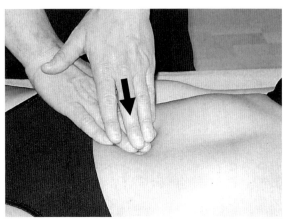

Abb. 2.3

Testablauf
Bei dem Transversalshift führen beide Hände eine Transversalverschiebung der oberflächlichen Faszien durch, bei der Anterior-Posterior-Induktion einen leichten Druck in die Ebene der oberflächlichen Faszien.

Beurteilt wird die Spannung der Faszien und ihre Dynamik: Normal ist eine freie und harmonische Bewegung in gleichmäßigem Spannungszustand.

In einem zweiten Schritt lässt man den Druck plötzlich los, ohne ganz aus der Palpation zu gehen. Man beurteilt das Zurückfedern der Faszien nach lateral bzw. nach anterior: Wie bei einem gut gespannten Trampolin sollten die Faszien zurückfedern, wenn das Organ nicht gestört ist.

Nimmt man bei diesem Test höhere Spannungen im Bewegungsweg, eine unharmonische Bewegung (abgehackt, stockend, restriktiv) oder ein nur zähes Zurückfedern der Faszien (wie ein schlecht gespanntes Trampolintuch) wahr, so ist das Organ gestört.

3 Zirkulatorische Techniken n. Kuchera

3.1 Zielsetzung

Ein Organ kann über seine Zirkulation beeinflusst werden. Zur Zirkulation gehören das arterielle, venöse und lymphatische System sowie die sympathische und parasympathische Innervation.

Durch diese Behandlungstechniken wird die Trophik des Organs beeinflusst. Das kann sehr wichtig sein bei Organen, die eine Pathologie vorweisen, z. B. Gastritis.
Die Voraussetzung für diese Techniken ist die Kenntnis der zirkulatorischen Anatomie, die bei den einzelnen Organen besprochen wird.

Throphik = Ernährungs + Wachstumszustand

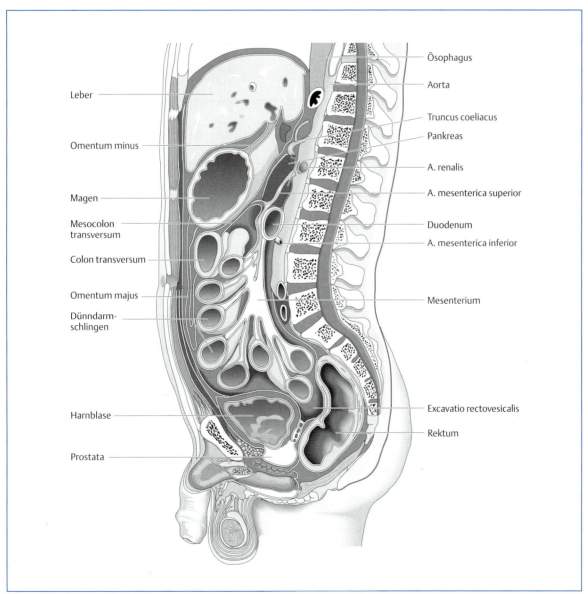

Abb. 3.1

3.2 Prinzip der Techniken

Arterielle Stimulation

Die großen Gefäßstämme für den Bauchraum liegen vor der Bauchaorta und somit vor der Wirbelsäule. Eine Behandlung der Wirbelsäule (Manipulation, Mobilisation usw.) auf entsprechender Höhe stimuliert die arterielle Versorgung der anhängenden Organe.

> **Merke**
> Der Truncus coeliacus versorgt die Oberbauchorgane Leber, Gallenblase, Magen, Milz, Pankreas und den Anfangsteil des Duodenums. Er liegt etwa auf Höhe Th12/L1.

> **Merke**
> Die A. mesenterica superior versorgt Duodenum, Jejunum, Ileum, Zäkum und Kolon bis zum Cannon-Böhm-Punkt auf dem Colon transversum. Sie liegt etwa auf Höhe L1/L2.

> **Merke**
> Die A. mesenterica inferior versorgt ab dem Cannon-Böhm-Punkt das Kolon bis zum oberen Anteil des Rektums. Sie liegt auf Höhe L3/4.

Venöse Stimulation

Die Organe des Magen-Darm-Trakts drainieren ihr Blut in die V. portae, bevor es durch die Leber in die V. cava inferior abfließt. Techniken, welche die V. portae, die Leber oder das Diaphragma beeinflussen, verbessern den venösen Abfluss aus dem Magen-Darm-Trakt.

Lymphatische Stimulation

Alle Techniken, die den Abfluss der Lymphe fördern, verbessern die trophische Situation des Organs, z. B. Diaphragmatechniken, Grand manœuvre usw.

Vegetativer Ausgleich

Parasympathisch. Techniken, die den N. vagus oder den sakralen Parasympathikus behandeln, beeinflussen die inneren Organe ausgleichend, z. B. kraniosakrale Techniken, Kehlkopfbehandlung, Mediastinumtechniken usw.

Sympathisch. Eine sympathisch ausgleichende Behandlung erfolgt mit Kenntnis der Innervation des Organs im Verlauf der sympathischen Nerven bzw. Plexen, z. B. Grenzstrangstimulation durch Rib-Raising-Technik, Diaphragmatechniken oder Stimulation der prävertebralen Ganglien.

3.3 Techniken

Vegetativer Ausgleich

■ Rib-Raising-Technik

Ausgangsstellung

Patient in Rückenlage, Beine gestreckt, Arme seitlich des Körpers.
Therapeut steht seitlich zum Patienten.

Vorgehen

Die Fingerspitzen beider Hände des Therapeuten kontaktieren die Hautregion lateral der Processus transversi über den Rippen.
Die Finger werden beidseits so aufgestellt, dass der Patient den Thorax passiv von der Unterlage abgehoben bekommt.

Behandlung

In dieser Position verharrt der Therapeut bis eine fasziale Entspannung eingetreten ist.
Dann schüttelt er rhythmisch den Thorax des Patienten über seine aufgestellten Finger zur sympathischen Stimulation 8–10-mal.

> **Merke**
> Vor den Rippenköpfchen liegt der Grenzstrang mit seinen Ganglien.

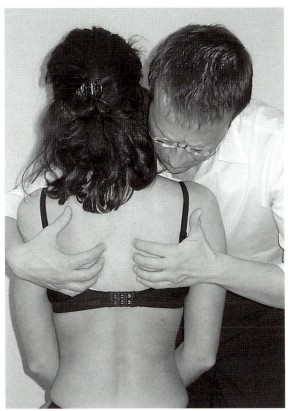

Abb. 3.2

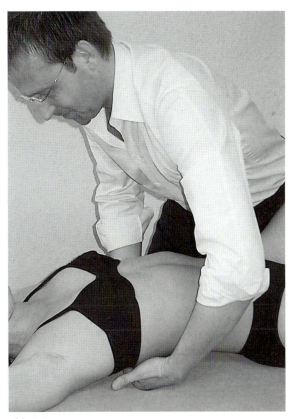

Abb. 3.3

■ Behandlung der präaortalen Plexus

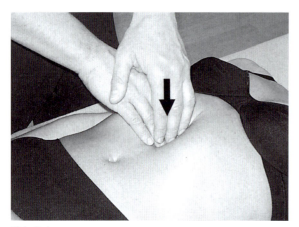

Abb. 3.4

Ausgangsstellung

Patient in Rückenlage.
Therapeut steht neben dem Patienten.

Vorgehen

Auf Höhe der Bauchwandprojektion der präaortalen Plexus lässt der Therapeut die Finger beider Hände nebeneinander in der Medianlinie in die Tiefe des Abdomens sinken, bis er die Plexus erreicht hat. Es kann erforderlich sein, auf dem Weg in die Tiefe mehrmals anzuhalten und eine fasziale Entspannung abzuwarten.

Behandlung

Auf dem Plexus angekommen, hält man den Druck, bis eine fasziale Entspannung erreicht ist und stimuliert durch mehrmalige Rebounds die präaortalen Plexen.

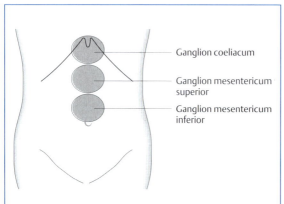

Ganglion coeliacum
Ganglion mesentericum superior
Ganglion mesentericum inferior

Abb. 3.6

■ Behandlung der Fossa ischiorectalis

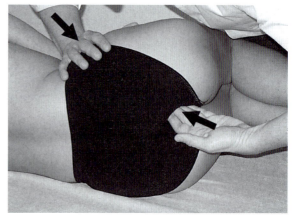

Abb. 3.5

Ausgangsstellung

Patient in Seitenlage, Hüfte und Knie sind 90° gebeugt, die zu behandelnde Seite liegt oben.
Therapeut steht hinter dem Patienten.

Vorgehen

Der Therapeut legt die Finger der kaudalen Hand medial des Tuber ischiadicum und lateral des Os coccygis nahe am Tuber an – die Handfläche zeigt nach oben. Die kraniale Hand fasst von ventral die Crista iliaca nahe der SIAS.

Behandlung

Die kaudale Hand gibt vorsichtigen Druck in Richtung kranial und anterior (in etwa auf die kraniale Hand zu). Die fasziale Entspannung wird abgewartet und dann der Druck erhöht. Der Druck der kaudalen Hand wird in Richtung der größten faszialen Spannung gesetzt. Die kraniale Hand hält den Gegendruck. Es kann mit vorsichtigen Vibrationen gearbeitet werden.

> **Merke**
> In der Fossa ischiorectalis/ischioanalis liegt der Canalis pudendalis (Alcock-Kanal) mit den Vasa pudenda interna, dem N. pudendus und dem N. dorsalis penis/clitoridis.

■ Kehlkopfmobilisation

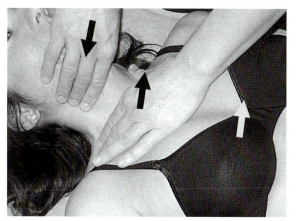

Abb. 3.7

■ Mediastinummobilisation n. Barral

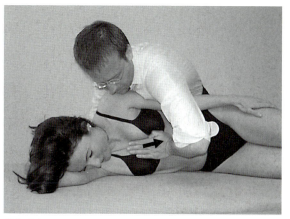

Abb. 3.8

Ausgangsstellung
Patient in Rückenlage.
Therapeut steht an der Seite des Patienten.

Vorgehen
Die kraniale Hand des Therapeuten fixiert die Mandibula mit dem Daumen und 2–3 Fingern. Die kaudale Hand liegt mit Daumen und 2–3 Fingern auf dem Mundboden.

Behandlung
Die kaudale Hand mobilisiert den Mundboden durch translatorische Verschiebungen, die kraniale Hand fixiert. Haben sich Muskulatur und Faszien entspannt, wandern beide Hände weiter nach kaudal und verfahren in gleicher Weise. Die kraniale Hand kann auch alternierend zur kaudalen Hand mobilisieren.
Liegen beide Hände auf dem Hals, müssen sie weich, aber zugleich auch tief genug greifen, um den Kehlkopf und die tiefen Halsfaszien zu mobilisieren. Dies hat dann einen guten Effekt auf die tiefe Gefäß-Nerven-Straße mit dem N. vagus.

Ausgangsstellung
Patient in Seitenlage.
Therapeut steht hinter dem Patienten.

Vorgehen
Der Therapeut legt die ventrale Hand mit den Fingerspitzen nach kranial zeigend auf das untere Drittel des Sternums des Patienten Die posteriore Hand liegt ebenfalls mit den Fingerspitzen nach kranial zeigend auf der Wirbelsäule auf Höhe des Manubrium sterni.

Behandlung
Die anteriore Hand gibt einen Druck nach kaudal und posterior, die posteriore Hand einen Druck nach kranial und anterior. Beide Hände lassen den Druck gleichzeitig und plötzlich los (Rebound) und wiederholen den Vorgang 8–10-mal. Dann werden die Hände so gelegt, dass die anteriore Hand auf dem Manubrium sterni und die posteriore Hand auf der Wirbelsäule auf Höhe des unteren Drittels des Sternums liegt. Der Druck wird jetzt nach kranial-posterior von der ventralen und kaudal-anterior von der dorsalen Hand ausgeübt.

> **Merke**
> Viele zirkulatorisch wichtigen Strukturen für die thorakalen und abdominellen Organe befinden sich im Mediastinum:
> - Grenzstrang
> - N. vagus
> - Aorta
> - Ductus thoracicus

Oszillationen auf dem Sakrum

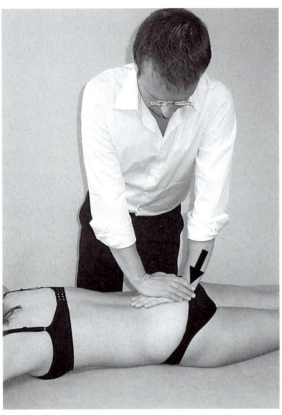

Abb. 3.9

Ausgangsstellung
Patient in Bauchlage.
Therapeut steht neben dem Patienten.

Vorgehen
Der Therapeut legt beide Hände übereinander auf das untere Drittel des Sakrums und übt einen Druck nach kranial und anterior aus.

Behandlung
Dieser Druck wird rhythmisch gelöst und gesetzt: Der Therapeut oszilliert so auf dem Sakrum mit einer Frequenz von 150–180/min. Dieser Impuls wird ca. 2 Minuten durchgeführt.

> **Merke**
> Vegetative Ganglien, Plexen und Nerven befinden sich ventral des Sakrums zusammen mit den Arterien und Venen für die Beckenorgane.

Intraossäre Technik auf dem Sakrum

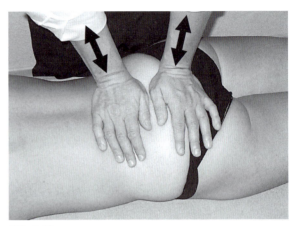

Abb. 3.10

Ausgangsstellung
Patient liegt in Bauchlage.
Therapeut steht neben dem Patienten.

Vorgehen
Beide Hände werden mit dem Thenar nebeneinander auf das Sakrum aufgesetzt. Dazwischen liegt der Übergangsbereich zweier Sakrumsegmente.

Behandlung
Nun übt man intermittierenden Druck mit den Händen auf das Kreuzbein aus und erzeugt eine intraossäre Bogenspannung.
Dauer der Behandlung: 1–2 Minuten.

Lymphatische Stimulation

■ Sternumpumpe und Recoil auf dem Sternum

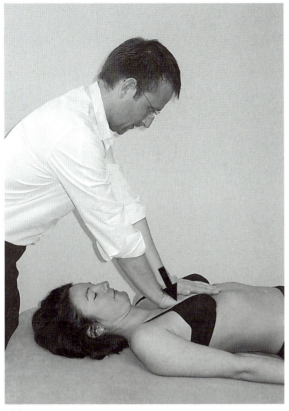

Abb. 3.11

Ausgangsstellung
Patient in Rückenlage.
Therapeut steht am Kopfende des Patienten.

Vorgehen
Der Therapeut legt beide Hände übereinander auf das Sternum mit dem Thenar auf den Angulus sterni.

Behandlung
Man lässt den Patienten tief einatmen und übt bei der tiefen Ausatmung einen Druck mit beiden Händen nach kaudal und posterior aus. In der nächsten Einatmung löst man den Druck wieder. Diesen Vorgang wiederholt man 5–6-mal.
Abschließen kann man diese Pumptechnik mit einem Recoil.

■ Oszillationen auf dem Sternum

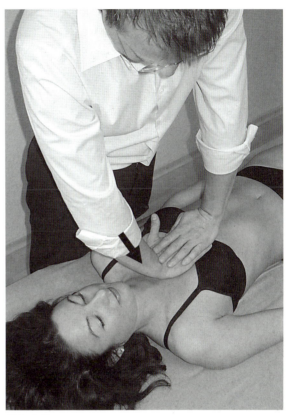

Abb. 3.12

Ausgangsstellung
Patient in Rückenlage.
Therapeut steht seitlich zum Patienten.

Vorgehen
Der Therapeut legt beide Hände übereinander auf das Sternum mit dem Thenar auf den Angulus sterni.

Behandlung
Beide Hände üben rhythmisch Druck auf das Sternum in Richtung kaudal-posterior aus. Die Frequenz beträgt 150–180/min über eine Dauer von ca. 2 Minuten.

Abdominelle Vibrationen

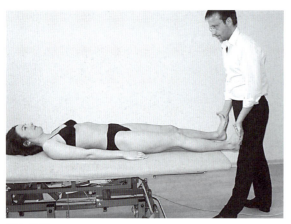

Abb. 3.13

Ausgangsstellung
Patient in Rückenlage.
Therapeut steht am Fußende des Patienten.

Vorgehen
Der Therapeut fasst die Füße des Patienten von plantar an den Zehen und Metatarsalköpfchen und drückt sie in Dorsalextension bis ans Bewegungsende.

Behandlung
Jetzt gibt er rhythmische Impulse in Richtung Dorsalextension mit einer Frequenz von 150–180/min für ca. 2 Minuten. Die Vibrationen sollten so stark sein, dass sie leicht am Kopf zu sehen sind.

Grand manœuvre

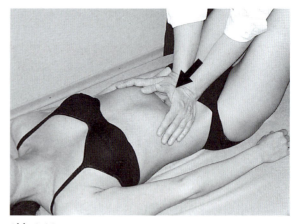

Abb. 3.14

Ausgangsstellung
Patient in Rückenlage.
Therapeut steht seitlich zum Patienten.

Vorgehen
Der Therapeut fasst mit beiden Händen medial der Beckenschaufeln in das Abdomen, sodass er das gesamte Darmpaket zwischen seinen Händen hält.

Behandlung
Man lässt den Patienten tief einatmen. In der Ausatmung drückt man das Darmpaket nach kranial unter das Diaphragma. In der nächsten Einatmung lässt man den Druck wieder los. Das wiederholt man 5–6-mal.
Danach löst man den Druck in der Einatmungsphase nicht mehr und verstärkt ihn in der Ausatmung erneut. Dieser Verstärkungszyklus wird 2–3-mal wiederholt. Zu Beginn einer Einatmungsphase wird der Druck dann plötzlich gelöst.

Venöse Stimulation

■ Oszillationen über der Leber

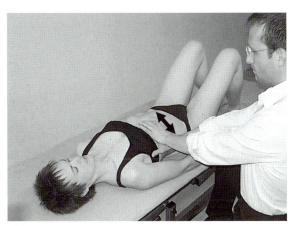

Abb. 3.15

Ausgangsstellung
Patient in Rückenlage.
Therapeut steht auf der rechten Seite des Patienten.

Vorgehen
Beide Hände des Therapeuten liegen seitlich auf der rechten Thoraxhälfte im Bereich der Leber.

Behandlung
Jetzt gibt man rhythmische Impulse nach medial mit einer Frequenz von 150–180/min für ca. 2 Minuten.

■ Dehnung des Lig. hepatoduodenale

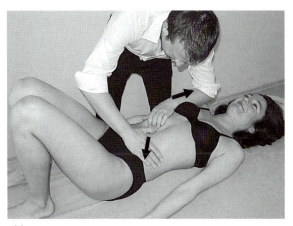

Abb. 3.16

Ausgangsstellung
Patient in Rückenlage.
Therapeut steht auf der rechten Seite des Patienten.

Vorgehen
Die kraniale Hand des Therapeuten fasst mit Hautvorschub unter den rechten Rippenbogen. Der Unterarm wird auf dem Thorax abgelegt, der Ellbogen zeigt dann zur rechten Schulter des Patienten. Die kaudale Hand kontaktiert das Abdomen ca. fünf Fingerbreit (Patientenfinger) kranial vom Bauchnabel und ca. zwei Fingerbreit rechts von der Medianlinie. Man sinkt mit der kaudalen Hand langsam in die Tiefe des Abdomens.

Behandlung
Beide Hände werden diagonal auseinander gezogen: Die kraniale Hand zur rechten Schulter und die kaudale Hand zum Bauchnabel des Patienten.

> **Merke**
> Im Lig. hepatoduodenale verlaufen drei wichtige zirkulatorische Strukturen:
> - V. portae
> - A. hepatica propria
> - Ductus choledochus

Diaphragmatechniken

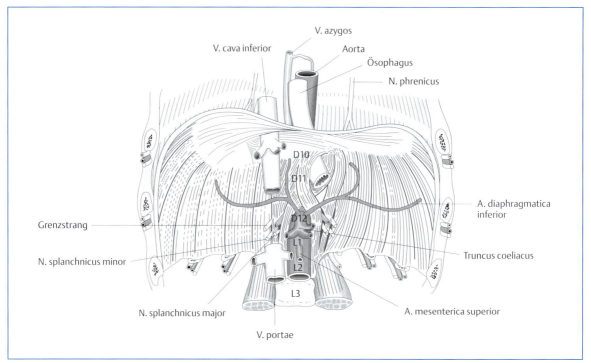

Abb. 3.17

■ Mobilisation der unteren Rippen in Translation

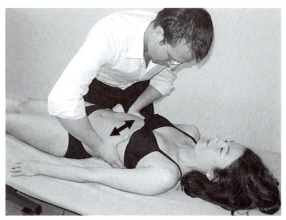

Abb. 3.18

Ausgangsstellung
Patient in Rückenlage.
Therapeut steht seitlich zum Patienten.

Vorgehen
Der Therapeut fasst mit beiden Händen rechts und links flächig die unteren Rippen des Patienten.

Behandlung
Man übt einen mobilisierenden Druck auf den Thorax in Translation aus, abwechselnd und rhythmisch nach links und rechts. Diese Mobilisation sollte man für mindestens eine Minute durchführen.

4 Reflexpunktbehandlung n. Chapman

4.1 Definition

Die Chapman-Reflexpunkte sind „ganglienartige Kontraktionen" in den tieferen Faszienschichten. Man kann sie als kleine fasziale Gewebeveränderungen beschreiben.
Ihre topografische Lage ist relativ konstant. Sie sind assoziiert mit den inneren Organen.
Ihre Lage und Zuordnung zu einem Organ ist reproduzierbar. Ihre Existenz wurde durch empirische Arbeiten von F. Chapman und C. Owens belegt.

4.2 Lage und Form

Die anterioren Reflexpunkte befinden sich in den Interkostalräumen in der Nähe des Sternums. Hier sind die typischen „ganglienartigen Kontraktionen" zu finden: Sie sind etwa halb so groß wie eine Schrotkugel oder haben etwa die Größe einer Bohne.
Die Reflexpunkte im Beckenbereich besitzen teilweise diese Form, können aber auch schnurartige Gebilde oder unförmige Versprengungen sein.
Die posterioren Reflexpunkte sind entlang der Wirbelsäule zwischen den Processus spinosi und den Enden der Processus transversi lokalisiert. Sie nehmen nur selten die Form einer „ganglienartigen Kontraktion" an, sie fühlen sich ödematöser an und vermitteln einen schnurartigen Tastbefund in tieferen Schichten als die anterioren Punkte.
Für ein Organ gibt es sowohl anterior als auch posterior Reflexpunkte. Teilweise sind die Reflexpunkte für ein Organ bilateral zu finden.

4.3 Prinzip der Behandlung

Der Therapeut nimmt mit dem Reflexpunkt Kontakt auf. Er legt dazu einen Finger sehr sanft auf den Punkt und übt nur einen leichten Druck aus. Die Reflexpunkte sind oft sehr empfindlich, behutsames Vorgehen ist daher Pflicht. Der Finger bleibt auf dem Punkt und behandelt durch sanfte Rotationen.
Zuerst werden die anterioren Punkte behandelt, danach die posterioren. Es wird so lange behandelt, bis die Empfindlichkeit oder die Konsistenz des Punktes sich normalisiert hat.
Zum Abschluss werden die ventralen Punkte noch einmal kontrolliert. Sollten sie keine Veränderung zeigen, kann es sein, dass die Organpathologie zu ausgeprägt ist, um sie kurzfristig reflektorisch beeinflussen zu können, oder es liegen andere Dysfunktionen vor, die primär behandelt werden müssen.

4.4 Bedeutung der Reflexpunkte

Chapmans Reflexpunkte stellen zum einen ein diagnostisches Hilfsmittel dar. Über ihre Wirkungsweise besteht die Theorie, dass sie die lymphatische Flüssigkeit in ihrer Bewegung beeinflussen.
Ebenso soll ihr Einfluss auf die inneren Organe durch das vegetative Nervensystem vermittelt werden.

> **Merke**
> Die Reflexpunkte nach Chapman
> - sind ein diagnostisches Hilfsmittel,
> - beeinflussen die lymphatische Zirkulation,
> - beeinflussen die inneren Organe auf vegetativem Weg.

4 Reflexpunktbehandlung n. Chapman

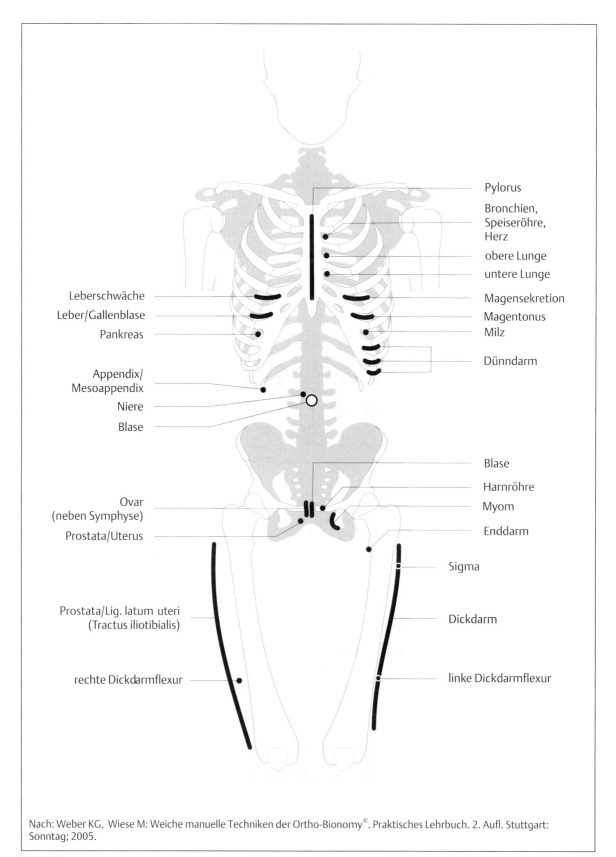

Nach: Weber KG, Wiese M: Weiche manuelle Techniken der Ortho-Bionomy®. Praktisches Lehrbuch. 2. Aufl. Stuttgart: Sonntag; 2005.

Abb. 4.1

Bedeutung der Reflexpunkte

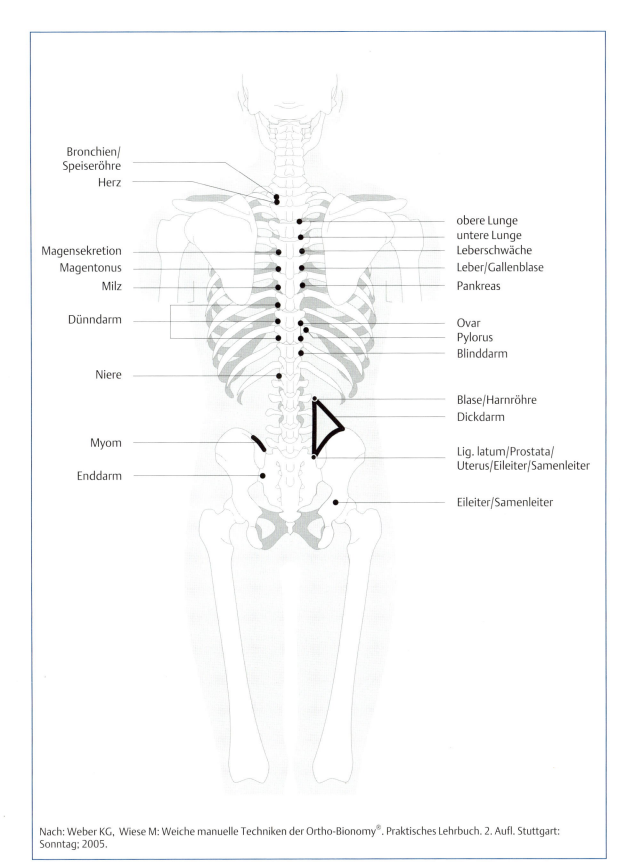

Nach: Weber KG, Wiese M: Weiche manuelle Techniken der Ortho-Bionomy®. Praktisches Lehrbuch. 2. Aufl. Stuttgart: Sonntag; 2005.

Abb. 4.2

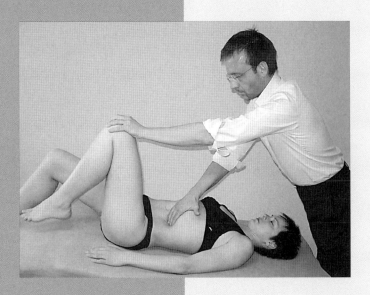

Osteopathie der einzelnen Organe

Flexura hepatica = rechte Kolonflexur
= in der re Körperhälfte gelegene Krümmung des Dickdarms in der Nähe der Leber
⇒ markiert Übergang vom Colon ascendens zum Colon transversum

5 Leber

5.1 Anatomie

Allgemeines

Makroskopische Gliederung in:
- Lobus dexter und sinister
- Lobus caudatus
- Lobus quadratus

Die Leber liegt intraperitoneal, außer der Area nuda, die mit dem Zwerchfell direkten Kontakt hat. Sie ist 1,5–2,5 kg schwer. Das wirksame Gewicht beträgt aber nur ca. 400 g, da die Anziehungskraft der thorakalen Organe (Unterdruck im Thorax) einerseits und der Druck der abdominellen Organe andererseits das tatsächlich wirksame Gewicht reduzieren.
Durch die Leber fließen etwa 1,5 l Blut pro Minute.

Lage

Die Leber liegt im rechten Oberbauch unter dem Diaphragma.

Kranialer Rand

Ventral: 5. ICR rechts bis 6. ICR links
Auf der linken Seite reicht sie etwa bis zu einer Körpersenkrechten durch die Mitte des linken Lig. inguinale.
Dorsal: BWK 8/9

Kaudaler Rand

Ventral: unterer Rippenbogen rechts nach links ansteigend über die Medianlinie hinweg
Dorsal: BWK 11/12

Topografische Beziehungen

- rechts dorsolateral und ventral: Bauchwand und Rippen 8–11
- Diaphragma
- Gallenblase
- Ductus hepaticus/cysticus/choledochus
- V. cava inferior
- V. portae
- A. hepatica propria

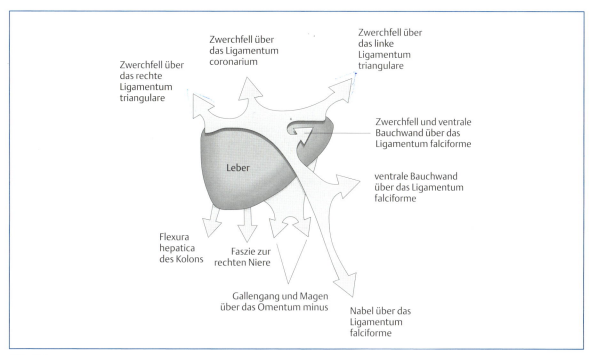

Abb. 5.1

- Ösophagus
- Magen
- Nebenniere rechts
- Niere rechts
- Duodenum: Pars superior und descendens
- rechte Kolonflexur
- indirekter Kontakt zu: Pleura, Lunge, Herzbeutel, Herz

Befestigungen/Aufhängungen

- Druck in der Bauchhöhle
- Turgor
- Lig. coronarium
- Lig. triangulare sinistrum und dextrum
- Lig. falciforme
- Lig. teres hepatis
- Omentum minus (Lig. hepatoduodenale und Lig. hepatogastricum)
- Lig. hepatorenale
- V. cava inferior

Zirkulation

Arteriell

A. hepatica propria aus dem Truncus coeliacus

Venös

- V. portae (sammelt Blut aus Milz, distalem Ösophagus, Magen, Dünndarm, Kolon, oberem Rektum, Pankreas und Gallenblase)
- V. cava inferior

Lymphabfluss

Die Lymphgefäße laufen parallel zu den Blutgefäßen.

Innervation

- Sympathikus aus Th7–10 über N. splanchnicus major et minor
- Umschaltung im Plexus coeliacus
- N. vagus
- Die Leberkapsel wird sensibel über den N. phrenicus (C3–5) innerviert.

Organuhr

Maximalzeit: 1–3 Uhr
Minimalzeit: 13–15 Uhr

Organ-Zahn-Wechselbeziehung

Organe und Zähne stehen in einer Beziehung zueinander, die vergleichbar ist mit dem System der Bindegewebszonen an Rücken oder Fußreflexzonen. Erkrankungen oder auch nur funktionelle Störungen eines Organs schlagen sich nieder in einer Schwächung eines Zahns, des angrenzenden Zahnfleischs oder der benachbarten Mundschleimhaut. Der Zahn kann schmerzen, ohne dass eine entsprechende Läsion vorliegt. Ebenso ist es möglich, dass Zahn, Zahnfleisch oder Mundschleimhaut entzündlich verändert sind.

Aber auch umgekehrt beeinflusst ein geschädigter Zahn das mit ihm korrelierende Organ. Das kann so weit gehen, dass eine organische Störung erst dann ausheilen kann, wenn der Zahn oder das Zahnfleisch saniert wurden.

Für die Osteopathen ist die Kenntnis der jeweiligen Organ-Zahn-Wechselbeziehung also von Bedeutung, um Fehldiagnosen und Fehlbehandlungen frühzeitig gegenzusteuern. Deshalb wird der dem Organ zugeordnete Zahn angegeben. Dabei sollte immer daran gedacht werden, dass auch das angrenzende Zahnfleisch und die Mundschleimhaut in diese Wechselbeziehung integriert sind.

- Eckzahn im Oberkiefer beidseits

Anatomie

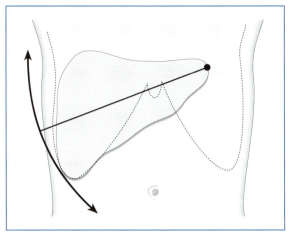

Abb. 5.2 Mobilität und Motilität der Leber in Frontalebene.

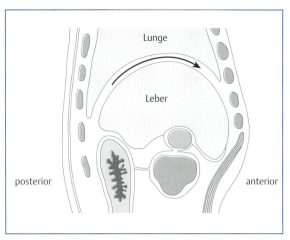

Abb. 5.3 Mobilität und Motilität der Leber in Sagittalebene.

Bewegungsphysiologie n. Barral

Mobilität

Die Leber weist eine Mobilität in drei Ebenen auf:

Frontalebene

Das Diaphragma führt in der Einatmungsphase die lateralen Anteile der Leber nach inferior-medial. Von vorn betrachtet rotiert die Leber gegen den Uhrzeigersinn. Die Bewegungsachse ist eine sagittotransversale Achse durch das Lig. triangulare sinistrum.

Sagittalebene

In dieser Ebene vollzieht die Leber eine Kippung mit den kranialen Anteilen nach anterior bei gleichzeitiger posteriorer Verlagerung des kaudalen Rands. Die frontotransversale Bewegungsachse läuft in etwa durch das Lig. coronarium.

Transversalebene

Die Leber führt eine Linksrotation um eine frontosagittale Achse durch die V. cava inferior als ungefähre Leitstruktur durch. Von oben betrachtet ist dies eine Rotation gegen den Uhrzeigersinn.

Motilität

Die Bewegungen der Motilität entsprechen in Richtung und Achse der Mobilität.

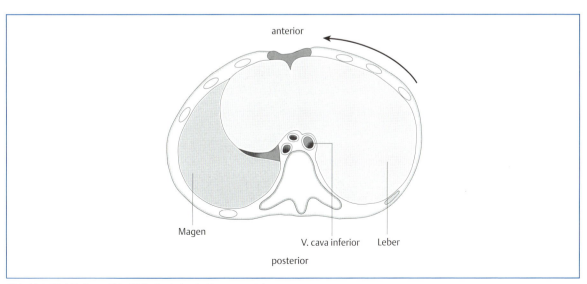

Abb. 5.4 Mobilität und Motilität der Leber in Transversalebene.

5.2 Physiologie

Stoffwechselfunktionen der Leber

- Lipolyse (Abbau von Fettsäuren bis Koenzym A)
- Bildung von Ketonkörpern aus Fett, z. B. in Hungerperioden oder bei schlecht eingestelltem Diabetes mellitus mit Mundgeruch nach Aceton
- Lipogenese (Produktion der Fettspeicherform)
- Glykogenogenese und Glykogenolyse
- Glukoneogenese (Bildung von Glukose aus Laktat oder Aminosäuren)
- Aufbau von Proteinen aus Aminosäuren (z. B. Albumin, Globuline, Fibrinogen, Prothrombin, Vitamin-K-abhängige Gerinnungsfaktoren)
- Abbau von Proteinen, z. B. Östrogen
- Bildung von Harnstoff aus dem hirntoxischen Ammoniak, dem Abbauprodukt von Proteinen
- Abbau und Ausscheidung von exogenen Toxinen, z. B. Medikamente
- Speicherorgan, z. B. für Glykogen, Vitamin A oder B_{12}
- Bildung und Ausscheidung von Lebergalle
- Synthese und Weiterverarbeitung von Cholesterol
- Ort der Blutbildung bis zum 6. Fetalmonat

Die Leber verstoffwechselt alle drei Grundbausteine der Nahrung (Kohlenhydrate, Fette und Eiweiße) in unterschiedlicher Weise und spielt somit die beherrschende Rolle im Intermediärstoffwechsel.

5.3 Pathologien

Symptome, die eine ärztliche Abklärung erfordern

- Ikterus
- rezidivierende Oberbauchbeschwerden
- unklares Fieber
- akute Entzündung
- Kachexie

Ikterus

Definition. Durch Ablagerung von Bilirubin kommt es zu einer Gelbfärbung von Blutplasma und Bindegewebe. Im Bezug auf das Bindegewebe färben sich zuerst die Skleren und dann die Haut gelb. Dieses Phänomen tritt bei einer Bilirubinplasmakonzentration von über 0,3–0,5 mmol/l auf.

Formen
- **Prähepatischer Ikterus**
  Erythrozyten werden vermehrt abgebaut. Bei normaler Leberfunktion ist die Menge des anfallenden Hämoglobins größer als die Abbaukapazität der Leber.

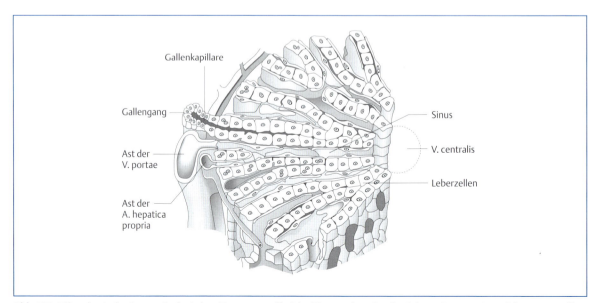

Abb. 5.5 Mikroskopische Anatomie der Leber. Das sauerstoffreiche Blut aus dem Ast der A. hepatica propria und das sauerstoffarme, aber nährstoffreiche Blut aus der V. portae fließen gemeinsam zur V. centralis. In den Leberzellen finden die zahlreichen Stoffwechselvorgänge der Leber statt. Den Sauerstoff und die dafür notwendigen „Baustoffe" erhalten die Zellen aus dem Mischblut des Lebersinus.

Eine mögliche Ursache sind angeborene hämolytische Anämien, z. B. die Thalassämie.
- **Intrahepatischer Ikterus**
Die Leberzellen sind geschädigt und verlieren ihre Fähigkeit zum Hämoglobinabbau.
Eine mögliche Ursache ist die akute Hepatitis.
- **Posthepatischer Ikterus (Verschlussikterus)**
Bei dieser Form des Ikterus sind die Gallenwege komprimiert. Sie können sowohl innerhalb der Leber verlegt sein, z. B. bei einer Zirrhose, als auch extrahepatisch durch einen Tumor oder einen Gallenstein im Ductus choledochus.
Weitere Ursachen sind:
    - Fettleber
    - Hepatitis
    - Papillenstenose
    - Cholangitis
    - Pankreaskopfkarzinom
    - Pankreatitis

Akute Hepatitis

Definition. Infektion des Körpers mit einem pathogenen Virus, das die Leberzellen befällt.

Hepatitis A

Infektion. Das Hepatitis-A-Virus (HAV) wird meist fäkal-oral übertragen, die sexuelle oder perinatale Übertagung ist möglich. Als Risikofaktoren gelten Reisen in südliche Urlaubsgebiete: Schon in Europa besteht ein deutliches Nord-Süd-Gefälle im Durchseuchungsgrad mit Hepatitis-A-Virus.

Klinik. Die Inkubationszeit beträgt 14–40 Tage. Es tritt meistens ein Prodromalstadium mit grippalen und gastrointestinalen Symptomen auf (Völlegefühl, Appetitlosigkeit, Übelkeit, Durchfall, Fieber, Gelenkschmerzen). Danach folgt die Organmanifestation mit Ikterus, druckschmerzhafter Leber, Zeichen des Leberzellunterganges und in einem Fünftel der Fälle eine Splenomegalie.
Nach durchschnittlich 4–8 Wochen ist die Krankheit überstanden, es bleibt eine lebenslange Immunität. Bei dieser Form gibt es weder Virusträger noch eine Chronifizierung.

Hepatitis B

Infektion. Der Übertragungsweg des Hepatitis-B-Virus (HBV) ist parenteral (auch Nadelstichverletzungen), durch sexuellen Kontakt oder perinatal. Weltweit sind ca. 200 Millionen Menschen infiziert.

Klinik. Die Inkubationszeit beträgt 60–120 Tage. Ein unspezifisches Vorstadium kann fehlen, die Organmanifestation verläuft deutlich schwerer und langwieriger als bei Hepatitis A. Allerdings verlaufen die meisten Hepatitis-B-Infektionen asymptomatisch.
In 5–15 % der Erkrankungen geht die akute in eine chronische Form über, die in einer Leberzirrhose oder einem primären Leberzellkarzinom münden kann. Zu letalen Verläufen kommt es in 2–15 % der Fälle, es gibt jedoch auch gesunde und infektiöse Virusträger.
Eine aktive Immunisierung ist angeraten.

Hepatitis D

Infektion. Das Deltavirus ist an das B-Virus gebunden, es verwendet Teile des HBV zur eigenen Reproduktion. Der Infektionsweg ist parenteral oder durch sexuelle Kontakte. Endemische Gebiete sind Süditalien, der Balkan, der Nahe Osten, Afrika und Südamerika.

Klinik. Die Inkubationszeit beträgt bei gleichzeitiger Infektion mit HBV 12–15 Wochen. Infiziert sich ein Patient mit persistierendem B-Virus, ist die Inkubationszeit deutlich kürzer, sie beträgt etwa 3 Wochen.
Die Infektion geht mit schwerer Leberbeteiligung und nicht selten auch mit Leberversagen einher. Etwa 80 % der HDV-Infektionen chronifizieren.
Einen Schutz vor dieser Infektion bietet die Impfung gegen HBV.

Hepatitis C

Infektion. Das Hepatitis-C-Virus (HCV) wird parenteral oder sexuell übertragen. Man findet es bei 0,5–1,5 % aller Blutspender. Bei Menschen, die eine HBV-Infektion durchgemacht haben, ist Anti-HCV deutlich häufiger nachzuweisen.

Klinik. Die Inkubationszeit beträgt 5–12 Wochen. Asymptomatische Verläufe können vorkommen. 50 % der Erkrankungen nehmen allerdings einen chronischen Verlauf, ein Übergang in eine Zirrhose oder ein hepatozelluläres Karzinom ist nicht selten.
Eine Impfung gibt es nicht.

Hepatitis E

Infektion. Der Übertragungsweg des Hepatitis-E-Virus (HEV) ist fäkal-oral. In Entwicklungsländern wird es für Epidemien verantwortlich gemacht.

Klinik. Der Verlauf entspricht dem der Hepatitis A. Es gibt keine chronischen Verläufe oder gesunde Virusträger. Frauen, die im letzten Drittel der Schwangerschaft an HEV erkranken, versterben in ca. 25 % der Fälle.

Chronische Hepatitis

Definition. Es handelt sich um entzündliche Lebererkrankungen, die 6 Monate oder länger ohne Besserung fortbestehen.

Ursachen
- HBV-Infektion
- HCV-Infektion
- HDV-Infektion
- Autoimmunhepatitis
- Noxen (Alkohol, Medikamente)

Klinik. Man unterscheidet zwischen einer persistierenden und einer aggressiven Form.
Die persistierende Verlaufsform zeichnet sich durch unspezifische Symptome wie Müdigkeit, Gewichtsverlust oder diffuse Oberbauchbeschwerden aus. Die Prognose ist günstig.
Die aggressive chronische Hepatitis weist neben unspezifischen Symptomen im Krankheitsverlauf auch Zeichen einer Leberzirrhose auf, z. B. Ösophagusvarizen.

Fettleber

Definition. Bei der Fettleber handelt es sich um eine vermehrte Ablagerung von Fetten in den Leberzellen. Sind mehr als 50 % der Zellen betroffen, spricht man von einer Fettleber. Sind weniger als 50 % der Zellen verfettet, nennt man dies Leberverfettung.

Ursachen
- Alkoholabusus
- Adipositas
- Diabetes mellitus
- Schwangerschaft
- Toxine, z. B. Pilzgifte

u. a.

Klinik. In den meisten Fällen besteht Beschwerdefreiheit bei Hepatomegalie. Die Symptomatik hängt von der Ursache ab.

Leberschäden durch Alkohol

Definition. Toxische Wirkung auf die Leber bei Alkohol im Übermaß und bei krankhaftem Abusus.

Klinik
- Fettleber
- Fettleberhepatitis oder akute Alkoholhepatitis mit Zeichen der Leberinsuffizienz bis hin zum Leberversagen mit:
    - Leberdruckschmerz
    - Übelkeit, auch mit Gewichtsverlust
    - Fieber
    - Ikterus
    - Aszites
    - Hepatosplenomegalie
    - Enzephalopathie
- alkoholische Leberzirrhose

Leberzirrhose

Definition. Irreversible Veränderung des normalen Lebergewebes mit Fibrose und Zerstörung der physiologischen mikroskopischen Läppchenstruktur.

Ursachen
- Alkohol
- Hepatitis B, C, D
- Medikamente
- Mukoviszidose
- chronische Rechtsherzinsuffizienz

u. a.

Klinik
Leberinsuffizienz mit:
- struktureller Gewebeveränderung: Lebervergrößerung mit Verhärtung und höckriger Oberfläche (die Leber schrumpft terminal) mit Minderperfusion der Leber
- Ikterus
- hepatischer Enzephalopathie
- Aszites und Knöchelödeme (Albuminmangel)
- Anämie
- Blutungsneigung

Östrogendominanz mit
- Spider naevus
- Männer: Verlust der Brustbehaarung, Bauchglatze, Hodenatrophie
- Palmarerythem
- Gynäkomastie

Portale Hypertension mit:
- Hypersplenismus mit Knochenmarksveränderungen und Panzytopenie und hämorrhagischer Diathese
- Splenomegalie
- Ösophagusvarizen
- Caput medusae
- äußere Hämorrhoiden
- Aszites

Allgemeinsymptome:
- Müdigkeit
- Leistungsabfall
- unspezifische Oberbauchbeschwerden
- Kachexie

Portale Hypertension

Definition. Druckerhöhung im Pfortadersystem auf über 15 mmHg.

Ursachen. Der Blutfluss im Pfortadersystem ist gestaut. Diese Flussbehinderung kann prähepatisch, intrahepatisch oder posthepatisch auftreten.

Mögliche Ursachen:
- prähepatisch: Pfortaderthrombose
- intrahepatisch: Leberzirrhose
- posthepatisch: Rechtsherzinsuffizienz

Klinik
Ausbildung von portokavalen Umgehungskreisläufen mit:
- Ösophagusvarizen
- Caput medusae
- äußeren Hämorrhoiden
- Aszites (Transsudation von Plasmaflüssigkeit z. B. durch die Mesenterialvenen)
- Splenomegalie

Primäres Leberzellkarzinom

Definition. Dies ist der häufigste maligne Lebertumor. Er entwickelt sich aus entarteten Leberzellen. Davon zu unterscheiden sind Lebermetastasen extrahepatischer Tumoren.

Ursachen
- Alkoholabusus
- chronische Hepatitis B und C
- Aflatoxinvergiftung (Mutterkornalkaloid)

Klinik
- Symptome einer dekompensierten Leberzirrhose
- Kachexie

5.4 Osteopathische Klinik

Kardinalsymptome

- Müdigkeit
- Ikterus

Typische Dysfunktionen

- Adhäsionen/Fixationen
- herabgesetzte Stoffwechselaktivität mit Einschränkung der allgemeinen Vitalität

Assoziierte strukturelle Dysfunktionen

- C 0/1 und C 1/2
- BWK 7–10
- Rippen 7–10 rechts
- HWK 4 bis BWK 1 rechts oder bilateral

Atypische Symptome

Die osteopathischen Ketten folgen häufig faszialen Strukturen oder lassen sich reflektorisch aufgrund der vegetativen Innervation des Organs erklären. Durch die Organisation der Faszien als ein untereinander verbundenes Gewebekontinuum können sich weit entfernt von der eigentlichen Ursache parietale oder funktionelle Symptome einstellen (hier die Dysfunktion eines Organs). Eine osteopathische Kette beschreibt in diesem Zusammenhang den anatomisch-funktionellen, oft faszialen, Weg von der Ursache zum Symptom.

Beispiel: Eine Hepatitis hinterlässt eine Bewegungsstörung der Leber. Diese gestörte Dynamik überträgt sich über das Diaphragma auf die Pleura parietalis bis zur Pleurakuppel. Die zervikopleuralen Bänder entwickeln als Anpassung an die gestörte Dynamik unphysiologische Gewebebezüge, die sich auf die unteren Halswirbel übertragen. Eine Fehlstellung der Wirbel ist die Folge, der Patient entwickelt eine Zervikobrachialgie als parietales Symptom.

Bei gleicher Ursache könnte man auch eine reflektorisch-vegetative osteopathische Kette herleiten:
Rezidivierende Wirbelblockaden bei BWK 8/9 können auf eine abgelaufene Hepatitis zurückgeführt werden. Die Dysfunktion der Leber führt zu einem sympathisch-afferenten Informationsfluss, der auf segmentaler Rückenmarksebene zu reflektorischen Tonusveränderungen der parietalen segmentalen Skelettmuskulatur führen kann. Der veränderte Muskelzug verursacht eine Dysfunktion der segmental zugeordneten Wirbel. Es resultiert eine Blockade dieser Wirbel mit den entsprechenden Symptomen (z. B. schmerzhafte Bewegungs- und Atemeinschränkung) – in diesem Beispiel der BWK 8/9, weil die Leber u. a. aus diesen Segmenten sympathisch innerviert wird.

Es folgt eine Auflistung von Symptomen, die sich über osteopathische Ketten erklären lassen oder die sich aus der Patientenanamnese ergeben:
- nicht erholsamer Schlaf
- Verdauungsstörungen bei Frauen in Abhängigkeit vom hormonellen Zyklus (Progesteronwirkung)
- Seitenlage rechts oder Bauchlage werden nicht gut vertragen
- Schlafstörungen mit u.U. schweißnassem Aufwachen zwischen 1 und 3 Uhr
- Schmerzen oder Übelkeit im rechten Oberbauch
- Unverträglichkeit von bestimmten Nahrungsmitteln, z. B. Fett, Kaffee, Alkohol, Schokolade, Eier, Schweinefleisch, Zwiebeln

Barral führt, im Gegensatz zu anderen Autoren, u. a. die folgenden organspezifischen Symptome an:
- Photophobie ein bis zwei Stunden nach dem Essen
- Kopfschmerzen beidseits, regelmäßig mit Zervikalgie oder orbitalem Schmerz
- chronische Sinusitis
- Hyperästhesie der Kopfhaut
- Mundgeruch nach Aceton
- fettige Haut und Haare
- Haarausfall

Indikationen für eine osteopathische Behandlung

- Adhäsionen
- biliärer Stau
- herabgesetzte Stoffwechselaktivität mit Einschränkung der allgemeinen Vitalität, z. B. postinfektiös
- reduzierte Immunabwehr
- Periarthritis humeroscapularis, eher rechts
- Ischialgie vor allem links (mit Mikrostauung in die V. lumbalis ascendens und das Azygossystem)
- Kruralgie rechts
- s. auch: Atypische Symptome, S. 41f.

Kontraindikationen für eine osteopathische Behandlung

- Ikterus
- akute Entzündung
- dekompensierte Herzinsuffizienz
- Löst die Behandlung der Leber deutliche vegetative Reaktionen aus, z. B. starke Übelkeit, Erbrechen, Schweißausbruch, Schwindel, Tachykardie und Kollapsneigung, wird sie abgebrochen.
- Tumoren der Leber oder Gallenblase
- tastbare zervikale oder klavikuläre Lymphknoten
- Hepatomegalie
- Splenomegalie

Praxisrelevante Anmerkungen

Die Leber hat für den Verfasser eine herausragende Bedeutung in der Viszeralosteopathie. Sie hat nicht nur zahlreiche physiologische Aufgaben „rund um" die Grundbausteine der Nahrung zu bewerkstelligen, sie hat auch vielfältige neuroanatomische und topografische Beziehungen zu anderen Körperregionen, die eben auch weit weg von der Leber meist parietale Symptome zeigen können; nur allzu oft ist die Leber dafür verantwortlich.

Gründe gibt es genügend, warum die Leber sich so häufig in osteopathischer Dysfunktion zeigt oder sogar pathologisch verändert ist. Zum einen gibt es zahlreiche Erkrankungen, die ihre Spuren in der Leber hinterlassen: Hepatitis A und B, Mononucleosis infectiosa (Pfeiffer-Drüsenfieber) und verschiedene andere Virusinfektionen sind bekannt für ihre Lebermanifestation.

Dann führen diätetische Fehler zur Schädigung der Leber (z. B. Fettleber). Da die Leber für viele exogene und endogene Stoffe die Abbaustation ist, findet man nicht selten eine Leber, die so stark toxisch belastet ist, dass sie nicht mehr funktioniert. Toxine sind die Medikamente, die über die Leber abgebaut werden. Müssen regelmäßig Medikamente (z. B. Paracetamol) eingenommen werden, so kann dies alleine schon genügen, um eine Dysfunktion oder sogar strukturelle Leberschädigung hervorzurufen.

Auch Östrogene werden über die Leber abgebaut. Oral eingenommene Hormone belasten demzufolge den Leberstoffwechsel zusätzlich.

Das Lebertoxin mit der größten Verbreitung und Akzeptanz in der Gesellschaft ist der Alkohol. Auch die allgemein als „gesund" angesehene Tagesdosis an Alkohol kann bei Menschen mit schwacher körpereigener Abbaufähigkeit für Alkohol oder zusätzlicher Leberbelastung durch Krankheit oder Medikamente zur Leberschädigung führen, und das nicht nur im osteopathischen Sinn. Nach Überzeugung des Verfassers träte ein großer Teil der abdominellen und parietalen Symptome, wie die im Folgenden beschriebenen, gar nicht erst auf, wenn man den täglichen Alkoholkonsum deutlich reduzieren würde.

Die Leber reagiert auf eine wie auch immer geartete pathogene Belastung gerne mit einer Schwellung. Dabei ist sie meist nicht vergrößert, sondern nur mit prallem Widerstand unter dem Rippenbogen zu palpieren. Im Vergleich zu einer unbelasteten Leber ist sie auch deutlicher schmerzpalpabel. Ist dieser Zustand ein chronischer, so stellen sich allgemeine Symptome ein, die nicht zwangsläufig mit der Leber in Verbindung gebracht werden, wie z. B. Infektanfälligkeit, Stomatitis, nicht erholsamer Schlaf und Vitalitätsverlust, Laryngitis oder auch erektile Dysfunktion und Gewichtszunahme wegen des Östrogenüberhangs. Diese Begleiterscheinungen verschwinden alle wieder, wenn die Toxinbelastung verringert wird und das Organ sich erholen kann.

Neben Allgemeinsymptomen treten je nach osteopathischer Kette, die von der Leber ausgelöst wird, zusätzliche parietale Symptome auf.

Eine geschwollene Leber kann schon morgens beim Aufwachen für Rückenschmerzen im Bereich der LWS verantwortlich sein. Die Schmerzen bessern sich ca. 20 Minuten nach dem Aufstehen. Da die Schwellung den Blutdurchfluss reduziert, staut sich das Blut in die V. portae zurück. Gemeint ist hier nicht der Stau wie bei einer Leberzirrhose mit Aszites, Caput medusae oder ösophagealen Varizen. Dennoch ist diese Durchflussbehinderung der Leber hämodynamisch wirksam, wenn auch wohl eher mikrozirkulatorisch oder im osteopathischen Sinn. Das Blut staut zurück über die V. mesenterica inferior zu den oberen Rektalvenen, die daraufhin Anastomosen bilden mit den unteren Rektalvenen, die ihrerseits in die V. iliaca interna und schließlich in die V. iliaca communis münden. In diese große Vene mündet auch die V. lumbalis ascendens, die sich oberhalb des Diaphragmas als V. azygos bzw. hemiazygos fortsetzt. Sie nimmt das Blut aus den Vv. intervertebrales auf, die wiederum die Plexus venosi vertebrales interni drainieren. Die Durchflussbehinderung der Leber kann zu einem Stau bis in diesen klappenlosen Plexus führen, was dann die Nervenwurzeln, das Rückenmark oder das Lig. longitudinale posterius irritieren kann. Lokale Rückenschmerzen, Parästhesien oder ausstrahlende Schmerzen in die Beine können die Folgen sein. Besonders bemerkbar macht sich der Leberstau im Liegen, weil dann die Drainage des Wirbelsäulenplexus allein durch die Atmung (und nicht durch Wirbelsäulenbewegung oder Beinmuskelpumpen) bewältigt werden muss. Der Patient wacht also mit Rückenschmerzen auf, die aber ein paar Minuten nach dem Aufstehen aufgrund der einsetzenden zusätzlichen Pumpmechanismen vergehen. Die Behandlung der Leber wirkt hier oft „Wunder".

Die Schwellung der Leber führt zu einer Reizung der Leberkapsel. Sie wird vom N. phrenicus innerviert, der diese afferenten Informationen nach kranial ins Rückenmark überträgt. Dort wird die Information auf Segmentebene verarbeitet und auch segmental beantwortet in Form eines efferenten Informationsflusses: Die segmentale Muskulatur reagiert mit einem Hypertonus. Dafür sind die folgenden Muskeln verantwortlich:
- M. levator scapulae
- Mm. scaleni anterior et medius
- M. subclavius
- M. supraspinatus
- M. infraspinatus
- M. teres major et minor
- Mm. rhomboidei
- M. deltoideus
- M. brachialis
- M. biceps brachii
- M. brachialis

Bei einem Hypertonus einzelner oder mehrerer dieser Muskeln wird die Biomechanik des Schultergelenks empfindlich gestört. Langfristig können daraus ein Impingement-Syndrom, eine Bursitis subdeltoidea, eine Rotatorenmanschettenruptur, eine Akromioklavikulargelenkarthrose oder eine Bizepssehnenentzündung erwachsen.

Auch verschiedene Störungen der HWS, der interskapuläre Schmerz oder der Schmerz des oberen Skapulawinkels lassen sich z. B. aus dem Levator scapulae, den Rhomboideen oder den Skalenusmuskeln folgern.

Die Skalenusmuskeln und der M. subclavius können verantwortlich sein für verschiedene zirkulatorische Syndrome des Arms: Thoracic-Outlet-Syndrom, Epicondylitis humeri lateralis et medialis, Dupuytren'sche Kontraktur oder Morbus Sudeck sind gravierende Schulter-Arm-Erkrankungen, die im reflektorischen Hypertonus dieser beiden genannten Muskelgruppen ihren Ursprung nehmen können und nur effektiv behandelt werden können, wenn man die Leber, die Ursache der Beschwerden, mitbehandelt.

Die sympathische Innervation der Leber kommt aus den Segmenten Th7–10. Im Grunde gilt hier das Gleiche wie für die Leberkapselinnervation: Die segmentale Verarbeitung afferenter Reizströme führt zu einem Hypertonus der segmentalen Muskulatur, die in diesem Fall einen Teil der Bauchmuskulatur, Interkostalmuskulatur und autochtoner Rückenmuskulatur ausmacht.

Bei Patienten, die mit rezidivierenden Blockierungen immer derselben Wirbel oder Rippen in die Praxis kommen – im Fall der Leber also der Segmente BWK 7–10 – sollte man aufmerksam die diesen Segmenten zugeordneten Organe überprüfen.

Die Leber ist das Organ, das das gesamte venöse Blut aus dem Magen-Darm-Trakt aufnimmt, bevor es zum Herzen fließt. So ist sicher gestellt, dass alle Nahrungsbestandteile zuerst die Leber passieren und dort schon weiterverarbeitet werden können und nicht erst einen Umlauf durch den ganzen Körper machen müssen. Das hat allerdings auch zur Folge, dass venöses Blut sich rückwärts staut, wenn es eine Durchflussbehinderung der Leber gibt. Gravierende Stauungen kennt man bei einer Leberzirrhose in Form von Ösophagusvarizen oder einer Splenomegalie. Aber auch schon Durchflussbehinderungen der Leber nach Infektionen oder im osteopathischen Sinn als Folge einer Mobilitätsstörung können sich an vorgeschalteten Organen bemerkbar machen (s. Beispiel des morgendlichen Rückenschmerzes). Daneben macht sich ein Leberstau an Magen und Dünndarm bemerkbar. Diese beiden Organe des Magen-Darm-Trakts entwickeln durch den Stau des venösen Bluts in ihrem Gefäßnetz selbst Störungen (Blähungen bis hin zu Magengeschwüren).

Topografisch hat die Leber zu vielen Organen eine Beziehung. Ist die Leber in Dysfunktion, und auch hier sei der osteopathische Leberstau besonders erwähnt, so werden benachbarte Organe in ihrer Mobilität selbst ebenfalls eingeschränkt und entwickeln unter Umständen auch Pathologien. Auch hier sind ein paar Organe bzw. Strukturen besonders häufig betroffen: Niere, Magen, Duodenum und Diaphragma. In den jeweiligen Organkapiteln wird beschrieben, welche Folgen die Dysfunktion der Leber jeweils hat.

5.5 Osteopathische Tests und Behandlung

Direkte Mobilisation der Leber

■ In Frontalebene n. Barral

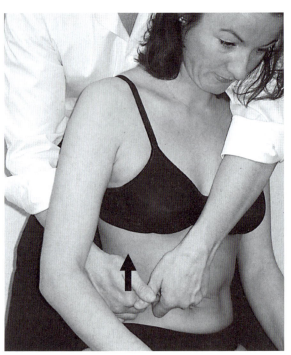

Abb. 5.6

Ausgangsstellung

Patient sitzt.
Therapeut steht hinter dem Patienten.

Vorgehen

Der Therapeut führt seine linke Hand über die linke Schulter des Patienten auf die Abdomenwand an den lateralen Anteil des rechten Rippenbogens – lateral der Medioklavikularlinie. Die rechte Hand wird unter der rechten Axilla des Patienten durchgeführt und neben die linke Hand gelegt.

Der Patient wird kyphosiert. Dabei gleitet der Therapeut mit beiden Händen gleichzeitig nach posterior weit unter die Leber.

Testablauf

Als Nächstes bewegt der Therapeut seine Hände auf die Leberunterseite zu, nimmt Kontakt auf und beurteilt das Lebergewebe auf Festigkeit, Schmerzhaftigkeit und Regelmäßigkeit der Oberfläche. Die Leber sollte weich, glatt und nicht druckschmerzhaft sein, um weiterarbeiten zu können. Es sollte keinesfalls zu vegetativen Überreaktionen kommen.

Nun wird das Lebergewebe komprimiert und die Leber wird nach kranial unter das Diaphragma angehoben. Der Druck wird plötzlich gelöst, die Leber fällt wieder nach unten und der Therapeut beurteilt die Fallgeschwindigkeit: Fällt sie langsam, eher zäh wie Honig, ist dies ein Hinweis auf eine geringe Elastizität des Lig. triangulare dextrum. Dieses Ligament muss ausreichende Dehnfähigkeit aufweisen, damit die Bewegung der Leber in der Frontalebene ungestört ablaufen kann.

Behandlung

Für die Behandlung wird die Leber mehrmals wie beim Test gehoben und fallen gelassen. Nach 6–8 Wiederholungen hat sich die Fallgeschwindigkeit meist normalisiert, das Lig. triangulare dextrum ist mobilisiert.

Direkte Mobilisation der Leber

■ In Sagittalebene n. Barral

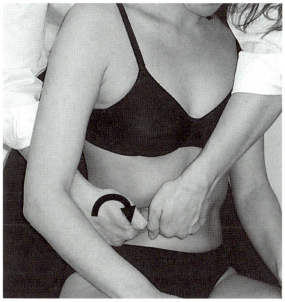

Abb. 5.7

Ausgangsstellung
Patient sitzt.
Therapeut steht hinter dem Patienten.

Vorgehen
Die rechte Hand wird unter der rechten Axilla des Patienten durchgeführt und auf die Abdomenwand unterhalb des rechten Rippenbogens lateral der Medioklavikularlinie aufgelegt. Der Therapeut führt seine linke Hand über die linke Schulter des Patienten und legt sie medial neben die rechte Hand, sodass nun die Finger beider Hände nebeneinander unter dem gesamten rechten Rippenbogen liegen.

Der Patient wird kyphosiert. Dabei gleitet der Therapeut mit beiden Händen gleichzeitig nach posterior weit unter die Leber und führt schließlich beide Hände nach kranial, sodass die Leber in den Handflächen zu liegen kommt.

Testablauf

Von den Fingerspitzen aus wird jetzt eine Kippbewegung der Leber nach anterior eingeleitet. Dieser anteriorisierende Druck wird plötzlich wieder gelöst, die Leber fällt zurück nach posterior. Beurteilt wird auch hier die Fallgeschwindigkeit. Fällt die Leber langsam, ist dies ein Hinweis auf eine geringe Elastizität des Lig. coronarium. Dieses Ligament muss eine ausreichende Dehnfähigkeit aufweisen, damit die Bewegung der Leber in der Sagittalebene ungestört ablaufen kann.

Behandlung

Für die Behandlung wird die Leber mehrmals wie beim Test faszilitiert und fallen gelassen. Nach 6–8 Wiederholungen hat sich die Fallgeschwindigkeit meist normalisiert, das Lig. coronarium ist mobilisiert.

Indirekte Mobilisation der Leber

■ In Frontalebene über die Rippen n. Barral

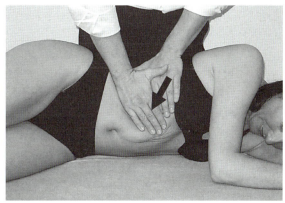

Abb. 5.8

Ausgangsstellung
Patient in Seitenlage links, Beine angewinkelt.
Therapeut steht hinter dem Patienten.

Vorgehen

Der Therapeut legt die kraniale Hand mit der Kleinfingerseite auf den rechten lateralen Rippenbogen im Bereich der Rippe 5/6. Die kaudale Hand liegt unterhalb der kranialen Hand auf dem rechten Rippenbogen, aber weiter ventrolateral.

In einem ersten Schritt werden die Rippen auf die Leber gedrückt, dann mobilisiert man durch verstärkten Druck auf die Rippen die Leber nach kaudal-medial. Am Bewegungsende hält man entweder die Position, initiiert Vibrationen oder mobilisiert durch kleine Rebounds.

Die Gegenrichtung nach kranial-lateral wird in gleicher Weise mobilisiert.

Variante

Als alternative Handhaltung bietet sich an, eine Hand dorsal und die andere ventral auf den Rippenbogen zu legen.

Indirekte Mobilisation der Leber

▪ In Transversalebene über die Rippen n. Barral

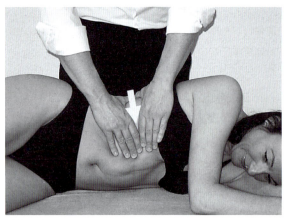

Abb. 5.9

Ausgangsstellung

Patient in Seitenlage links, Beine angewinkelt.
Therapeut steht hinter dem Patienten.

Vorgehen

Der Therapeut legt die kraniale Hand mit der Kleinfingerseite auf den rechten lateralen Rippenbogen im Bereich der Rippe 5/6. Die Finger zeigen nach ventral und der Daumen nach dorsal. Die kaudale Hand liegt unterhalb der kranialen Hand auf dem rechten Rippenbogen in gleicher Weise. In einem ersten Schritt werden die Rippen auf die Leber gedrückt, dann mobilisiert man durch verstärkten Druck auf die Rippen die Leber in die Linksrotation (von oben gesehen in eine Rotation im Gegenuhrzeigersinn). Am Bewegungsende hält man entweder die Position, initiiert Vibrationen oder mobilisiert durch kleine Rebounds.

Die Gegenrichtung in die Rechtsrotation wird ebenfalls mobilisiert, das Bewegungsausmaß ist allerdings deutlich geringer.

Variante

Als alternative Handhaltung bietet sich an, eine Hand dorsal und die andere ventral auf den Rippenbogen zu legen.

Indirekte Mobilisation der Leber

▪ In Sagittalebene über die Rippen n. Barral

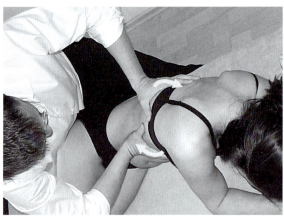

Abb. 5.10

Ausgangsstellung

Patient in Seitenlage links, Beine angewinkelt.
Therapeut steht hinter dem Patienten.

Vorgehen

Die kraniale Hand des Therapeuten wird auf den rechten Rippenbogen dorsal auf Höhe der Rippe 5/6 aufgelegt, die kaudale Hand ventral auf den rechten Rippenbogen mit der Kleinfingerseite am unteren Rand des Rippenbogens. In einem ersten Schritt werden die Rippen auf die Leber gedrückt. Beide Hände mobilisieren jetzt in der Sagittalebene, indem die kraniale Hand die Leber über die Rippen nach anterior-superior und die kaudale Hand sie nach posterior-inferior drückt. Am Bewegungsende hält man entweder die Position, initiiert Vibrationen oder mobilisiert durch kleine Rebounds.

Die Gegenrichtung wird ebenfalls mobilisiert, das Bewegungsausmaß ist allerdings deutlich geringer.

Indirekte Mobilisation der Leber

■ In Frontalebene mit langem „Armhebel" n. Barral

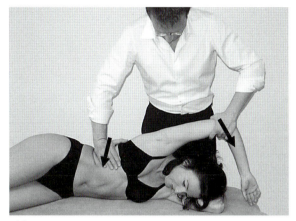

Abb. 5.11

Ausgangsstellung

Patient in Seitenlage links, Beine angewinkelt.
Therapeut steht hinter dem Patienten.

Vorgehen

Die kaudale Hand legt der Therapeut auf den rechten Rippenbogen ventrolateral über der Leber, die Fingerspitzen zeigen nach ventral.

Die kraniale Hand fasst den rechten Arm des Patienten und führt ihn in Abduktion, bis die Bewegung am Rippenbogen ankommt.

Die kaudale Hand ist Fixpunkt. Die kraniale Hand mobilisiert die Leber in der Frontalebene über die Verstärkung der Armabduktion. Am Bewegungsende hält man entweder die Position, initiiert Vibrationen oder mobilisiert durch kleine Rebounds mit der kaudalen Hand.

Auf diese Weise wird die Mobilität der Gleitfläche zwischen Leber und Diaphragma verbessert.

Variante

Punctum fixum und Punctum mobile können auch getauscht werden oder es können beide Hebel als Punctum mobile dienen.

Als Ausgangsstellung kann auch die Rückenlage gewählt werden.

Indirekte Mobilisation der Leber

■ In Frontalebene mit langem „Beinhebel" n. Barral

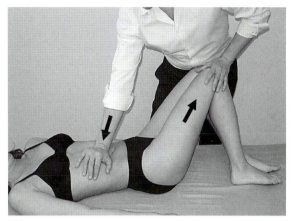

Abb. 5.12

Ausgangsstellung

Patient in Rückenlage, Beine angewinkelt.
Therapeut steht auf der linken Seite des Patienten.

Vorgehen

Der Therapeut legt die kraniale Hand mit dem Thenar unter dem rechten Rippenbogen an und schiebt mit ihr in Richtung kranial-lateral. Die kaudale Hand fasst an das rechte Knie des Patienten.

Die kraniale Hand mobilisiert die Leber nach kranial-lateral, während die kaudale Hand beide Knie nach links zieht, bis die Bewegung an der kranialen Hand ankommt. Am Bewegungsende wird ein kontinuierlicher oder intermittierender Zug auf die Strukturen ausgeübt. Beide Hände sind Punctum mobile.

Der mobilisierende Effekt betrifft die Gleitflächen der Leber mit ihren kaudalen viszeralen Gelenken.

Variante

Es kann auch eine Hand Punctum fixum sein und die andere Punctum mobile.

Leberpumpe n. Barral

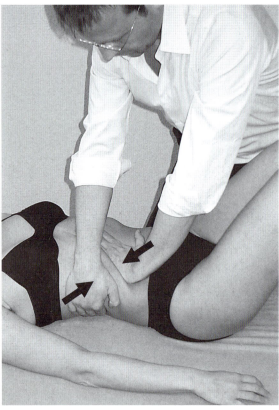

Abb. 5.13

Ausgangsstellung
Patient in Rückenlage, Beine angewinkelt.
Therapeut steht auf der linken Seite des Patienten.

Vorgehen
Der Therapeut umfasst mit der kranialen Hand den rechten Rippenbogen so, dass die Finger dorsal und das Thenar lateral zu liegen kommen. Die kaudale Hand wird mit der Kleinfingerseite unter dem Rippenbogen angelegt.
Die kaudale Hand drückt in der Ausatmungsphase des Patienten in Richtung rechte Schulter, die kraniale zieht gleichzeitig den Rippenbogen auf die kaudale Hand zu. Die Leber wird auf diese Weise komprimiert. Während der Inspiration wird die erreichte Position gehalten, um sie bei der nächsten Exspiration weiter zu verstärken.
Dies wird über zwei oder drei Atemzüge wiederholt. Dann bittet man den Patienten tief einzuatmen und zu Beginn dieser Inspiration löst man den Druck mit beiden Händen gleichzeitig und abrupt.

Variante
Die kaudale Hand kann auch mit dem Thenar unter dem Rippenbogen angelegt werden.

Oszillationen an der Leber

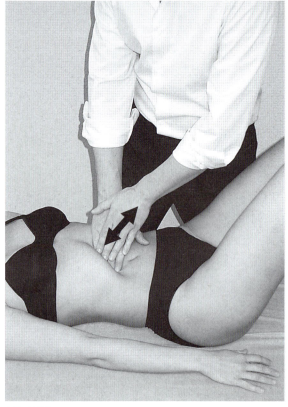

Abb. 5.14

Ausgangsstellung
Patient in Rückenlage, Beine angewinkelt.
Therapeut steht auf der linken Seite des Patienten.

Vorgehen
Die rechte Hand wird mit der Kleinfingerseite unter dem Rippenbogen angelegt, die linke Hand wird darüber gelegt. Mit beiden Händen drückt man leicht und intermittierend auf die Leber mit einer Frequenz von 150–180/min. Diese Oszillationen werden für ca. 2 Minuten ausgeführt.
Diese Technik hat einen guten zirkulatorischen Effekt.

Test und Behandlung der Motilität der Leber n. Barral

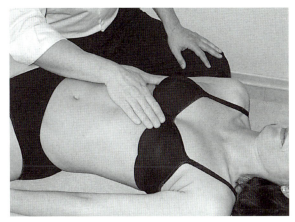

Abb. 5.15

Ausgangsstellung
Patient in Rückenlage, Beine gestreckt.
Therapeut sitzt rechts neben dem Patienten und schaut zum Kopfende.

Vorgehen
Der Therapeut legt seine rechte Hand ohne Druck auf das Abdomen des Patienten auf. Das Thenar liegt auf den rechten unteren Rippen über der Leber, die Fingerspitzen ruhen auf der linken Seite des Thorax im Bereich des Lig. triangulare sinistrum. Der Unterarm ruht auf dem Abdomen.

Testablauf
Der Therapeut erspürt die Motilitätsbewegung. Er beurteilt die Amplitude und Richtung der Inspirations- und Exspirationsbewegung sowie den Rhythmus der Gesamtbewegung. Liegt eine Störung in einem oder beiden Aspekten der Motilitätsbewegung vor, wird behandelt.

Behandlung
Die Motilität wird indirekt behandelt, indem man der nicht eingeschränkten Bewegung folgt, am Endpunkt dieser Bewegung mehrere Zyklen verweilt und schließlich der eingeschränkten Bewegung zum neuen Endpunkt nachgeht.
Man kann auch versuchen, die freie Bewegung in ihrem Ausmaß zu erweitern (Induktion). Anschließend kontrolliert man, ob sich die eingeschränkte Bewegungsrichtung verbessert hat.
Die Behandlung wird so lange wiederholt, bis die Motilität in Rhythmus, Richtung und Amplitude ihr normales Maß erreicht hat.

Am besten ist die Motilitätsbewegung in der Frontalebene wahrzunehmen.

Fasziale Behandlung n. Finet und Williame

■ Globale Technik

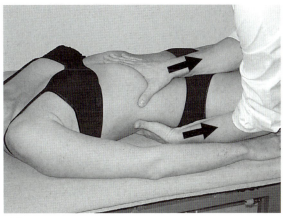

Abb. 5.16

Ausgangsstellung
Patient in Rückenlage, Beine gestreckt.
Therapeut steht rechts neben dem Patienten.

Vorgehen
Die rechte Hand wird ventral unmittelbar unter den rechten Rippenbogen gelegt, die radiale Zeigefingerseite liegt am unteren Rand des Rippenbogens an. Die linke Hand legt der Therapeut dorsal in gleicher Höhe auf die Rippen wie die ventrale Hand.
Mit der rechten Hand gibt man so viel Druck nach posterior, bis man die Faszienebene erreicht.

Behandlung
In der Einatmungsphase ziehen beide Hände gleichzeitig nach kaudal. In der Ausatmung wird die erreichte Position gehalten. Diese Behandlung wird wiederholt, bis das fasziale Bewegungsende erreicht ist. Der Zug wird in der nächsten Exspiration gelöst.
Die ganze Behandlung wird 4–5-mal wiederholt.

Fasziale Behandlung n. Finet und Williame

◼ Lobustechnik

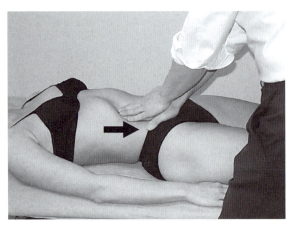

Abb. 5.17

Ausgangsstellung

Patient in Rückenlage, Beine gestreckt.
Therapeut steht rechts neben dem Patienten.

Vorgehen

Die Hände des Therapeuten werden übereinander auf das Abdomen unterhalb des rechten Rippenbogens
- im Bereich des Murphy-Punkts,
- medial davon,
- lateral davon

aufgelegt. Die Fingerspitzen zeigen nach kranial.
Mit beiden Händen gibt man so viel Druck nach posterior, bis man die Faszienebene erreicht.

Behandlung

In der Einatmungsphase ziehen beide Hände gleichzeitig nach kaudal. Bei der Ausatmung wird die erreichte Position gehalten. Diese Behandlung wird wiederholt, bis das fasziale Bewegungsende erreicht ist. Der Zug wird dann in der nächsten Exspiration gelöst.
Die ganze Behandlung wird 4–5-mal wiederholt.

Zirkulatorische Techniken n. Kuchera

Arterielle Stimulation

- Stimulation des Truncus coeliacus durch Arbeit an der Wirbelsäule
- Diaphragmatechniken

Venöse Stimulation

- Leberpumpe
- Dehnung des Lig. hepatoduodenale
- Diaphragmatechniken

Lymphatische Stimulation

- Lymphdrainage an Thorax und Abdomen
- Diaphragmatechniken

Vegetativer Ausgleich

Sympathikus

Stimulation des Grenzstrangs Th7–10 durch:
- Rib Raising
- Inhibition der paravertebralen Muskulatur
- Vibrationen
- Manipulationen
- Maitland
- Stimulation des Plexus coeliacus
- Diaphragmatechniken

Parasympathikus

Stimulation des N. vagus durch:
- Kraniosakraltherapie
- Kehlkopftechniken
- Thoraxtechniken (Recoil)
- Diaphragmatechniken

Reflexpunktbehandlung n. Chapman

Lage

Leber

Anterior. Interkostalraum zwischen 6. und 7. Rippe, von parasternal nach lateral etwa bis auf Höhe der Mamillarlinie – nur auf der rechten Seite vorhanden!

Posterior. Zwischen den beiden Processus transversi des 6. und 7. BWK auf halbem Weg zwischen Processus spinosus und der Spitze des Processus transversus – nur auf der rechten Seite vorhanden!

Leberschwäche

Anterior. Interkostalraum zwischen 5. und 6. Rippe, von parasternal nach lateral etwa bis auf Höhe der Mamillarlinie – nur auf der rechten Seite vorhanden!

Posterior. Zwischen den beiden Processus transversi des 5. und 6. BWK auf halbem Weg zwischen Processus spinosus und der Spitze des Processus transversus – nur auf der rechten Seite vorhanden!

Prinzip der Behandlung

Der Therapeut nimmt Kontakt auf mit dem Reflexpunkt. Er legt dafür einen Finger sehr sanft auf den Punkt und gibt nur leichten Druck. Die Reflexpunkte sind oft sehr empfindlich, behutsames Vorgehen ist daher Pflicht.

Der Finger bleibt auf dem Punkt und behandelt durch sanfte Rotationen.

Zuerst werden die anterioren Punkte behandelt, danach die posterioren. Es wird so lange behandelt, bis die Empfindlichkeit oder die Konsistenz des Punktes sich normalisiert hat.

Zum Abschluss werden die ventralen Punkte noch einmal kontrolliert. Sollten sie keine Veränderung zeigen, kann es sein, dass die Organpathologie zu ausgeprägt ist, um sie kurzfristig reflektorisch beeinflussen zu können, oder es liegen andere Dysfunktionen vor, die primär behandelt werden müssen.

Empfehlungen für den Patienten

- Vermeiden von schwefelhaltigen Lebensmitteln, die Leber und Gallenblase in ihrer Funktion beeinflussen können, z. B. Kartoffelchips, Fast Food, Pilzkonserven, konservierte Lebensmittel
- Vermeiden von beschwerdeauslösenden Nahrungsmitteln
- Leberkur: Dabei sollte man täglich zu sich nehmen:
  - Saft einer Zitrone und einen Esslöffel kalt gepresstes Olivenöl mit etwas Wasser
  - bittere Salate
  - Leberwickel mit feucht heißen Tüchern
  - 2–3 Liter täglich trinken
  - Diese Kur sollte für mindestens 14 Tage durchgeführt werden.

6 Gallenblase

6.1 Anatomie

Allgemeines

Die Gallenblase ist ein birnenförmiges Hohlorgan von 8–12 cm Länge und 4–5 cm Breite. Ihr Fassungsvermögen beträgt ca. 40–70 ml, sie ist das Speicherorgan für den Gallensaft.

Sie ist aufgeteilt in:
- Fundus
- Corpus
- Collum

Ductus hepaticus (Ausführungsgang der Leber für den Gallensaft) und Ductus cysticus (Ausführungsgang der Gallenblase) vereinigen sich zum Ductus choledochus, der mit der Vater-Papille (Papilla duodeni major) in die Pars descendens des Duodenums mündet.
Der Ductus hepaticus ist 3–4 cm lang und misst 3–4 mm im Durchmesser. Der Ductus choledochus ist ca. 6 cm lang und misst 5–6 mm im Durchmesser. An der Mündung hat er sich um etwa die Hälfte verjüngt.

Die Schleimhaut des Gallenblasenhalses ist in spiralige Falten gelegt. Dies verhindert ein unkontrolliertes Abfließen der Galle.

Lage

Sie liegt intraperitoneal auf der Dorsalseite der Leber.
Die Achse der Gallenblase verläuft von kaudal-ventral-rechts nach kranial-dorsal-links.

Projektion auf die Rumpfwand

Den Fundus der Gallenblase findet man am Punkt von Murphy: Man zieht eine Verbindungslinie zwischen Bauchnabel und rechter Brustwarze oder Medioklavikularpunkt rechts. Wo diese Linie den unteren Rippenbogen rechts schneidet, kann man den Gallenblasenfundus palpieren.
Bei Kindern findet man diesen Punkt weiter medial.
Ductus cysticus und Ductus hepaticus vereinigen sich zum Ductus choledochus im Lig. hepatoduodenale auf Höhe des unteren Rands von LWK 1. Der Choledochus liegt ca. 10–15 cm unter der ventralen Rumpfwand.

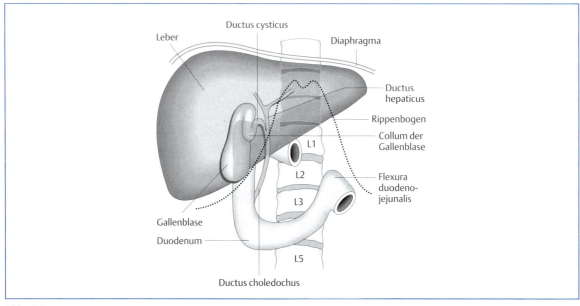

Abb. 6.1

Er verläuft in seinem Anfangsteil noch im Ligament, d. h. intraperitoneal. Am oberen Rand der Pars superior des Duodenums zieht er auf die Dorsalseite des Duodenums – hier liegt er nun retroperitoneal. Er beschreibt einen Bogen nach rechts, durchquert den Pankreaskopf, tritt von dorsal in die Pars descendens des Duodenums ein und endet an der Papilla duodeni major etwa auf Höhe von LWK 3. Er wirft eine etwa 2 cm lange Falte auf der Dorsalseite der Pars descendens auf, bevor er dort mündet.

Topografische Beziehungen

Gallenblase
- Leber
- Duodenum
- Omentum majus
- Omentum minus
- Peritoneum

Ductus choledochus
- Lig. hepatoduodenale
- A. hepatica propria
- V. portae
- dorsale Seite der Pars superior des Duodenums
- Pankreas
- Papilla duodeni major und Pars descendens des Duodenums
- V. cava inferior

Befestigungen/Aufhängungen

- Turgor
- Druck der Organe
- bindegewebige Verbindung zur Leber

Zirkulation

Arteriell

A. cystica (aus A. hepatica propria)

Venös

V. cystica (zu V. portae)

Innervation
- Sympathikus aus Th7–10 über N. splanchnicus major et minor
- Umschaltung im Plexus coeliacus
- N. vagus
- N. phrenicus, sensibler Ast

Organuhr

Maximalzeit: 23–1 Uhr
Minimalzeit: 11–13 Uhr

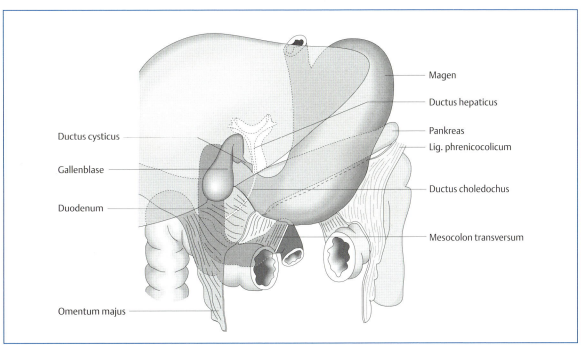

Abb. 6.2

Organ-Zahn-Wechselbeziehung

Grundsätzliches s. S. 36f.

> • Eckzahn im Unterkiefer beidseits

Bewegungsphysiologie n. Barral

Mobilität

Die Gallenblase ist in ihrer Beweglichkeit an die Mobilität der Leber gekoppelt. Eine eigene Mobilität findet man nicht.

Motilität

Der Choledochus vollzieht eine s-förmige Bewegung: In Exspiration nimmt man erst eine Bewegung nach posterior-medial und dann nach anterior-lateral wahr, bei Inspiration in umgekehrter Richtung.
Die Gallenblase ist motorisch an die Leber gekoppelt.

6.2 Physiologie

In der Leber werden täglich 800–1000 ml Galle gebildet. In der Gallenblase wird sie durch Wasser- und Elektrolytentzug auf das 10–12-Fache konzentriert und gespeichert.

Zusammensetzung der Galle in der Gallenblase

- Wasser und Salze in isotonem Verhältnis, der pH-Wert ist neutral bis leicht alkalisch
- Schleim
- Gallenfarbstoffe (Bilirubin, in geringen Mengen auch Biliverdin)
- Gallensalze
- Cholesterin
- Steroide, Medikamente und andere Fremdstoffe

Die **Gallensalze** werden in der Leber aus Cholesterin und den Aminosäuren Glycin oder Taurin gebildet. Sie aktivieren die Lipasen des Dünndarms und des Pankreas und besitzen als Einzelmolekül eine hydrophile (Aminosäure) und eine lipophile (Cholesterin) Seite. Im Darmlumen verbinden sich die Gallensalze mit den Spaltprodukten der Lipolyse (Glyzerin und Fettsäuren) zu **Mizellen**. Auf diese Art können die schwer wasserlöslichen Fettsäuren im wässrigen Milieu des Darms emulgiert und von der Dünndarmschleimhaut absorbiert werden.

Im terminalen Ileum werden die Gallensalze rückresorbiert, zur Leber transportiert und wieder in die Galle ausgeschieden (enterohepatischer Kreislauf). Ein Gallensalzmolekül durchläuft etwa 18-mal diesen Kreislauf.

Werden Gallensalze im Ileum nicht rückresorbiert, erhöhen sie im Kolon die Wasserpermeabilität des Epithels (chologene Diarrhö).

Bilirubin ist das Abbauprodukt des Hämoglobins der Erythrozyten. Hämoglobin wird in der Leber zu wasserlöslichem Bilirubin abgebaut (konjugiert mit Glukuronsäure) und in die Galle ausgeschieden.

Im Darm wird Bilirubin von Bakterien über Zwischenprodukte zu Urobilin und Stercobilin abgebaut. Diese Endprodukte sind für die normale Stuhlfärbung verantwortlich. Ist die Darmpassage zu schnell, reicht die Zeit für die Bakterien nicht aus, Bilirubin komplett abzubauen – der Stuhl ist gelb.

Liegt eine Cholestase vor, fehlt das Bilirubin im Darm und der Stuhl färbt sich grau.

Ein Teil des Bilirubins und seiner Metaboliten wird einem enterohepatischen Kreislauf zugeführt und schließlich mit dem Urin ausgeschieden. Die typisch gelbe Färbung des Harns rührt daher.

Die **Gallensekretion** der Leber wird von der Gallensalzkonzentration im Blutplasma, Insulin, Glukagon, Sekretin und Cholezystokinin (CCK) gesteuert.

Die Entleerung der Gallenblase wird durch den N. vagus, Sekretin, Gastrin und Cholezystokinin (CCK) dirigiert. Das CCK stellt den stärksten Reiz für die Kontraktion der Gallenblase dar: Gelangt der Nahrungsbrei ins Duodenum, wird dieses gedehnt. Daraufhin wird CCK ins Blut sezerniert und über eine parasympathische Reizung erfolgt nun die Muskelkontraktion der Gallenblase, die zur Entleerung führt. Am Oddi-Sphinkter bewirkt der parasympathische Stimulus eine Tonussenkung – der Sphinkter öffnet sich.

Aber auch schon bevor die Nahrung im Magen ankommt, beginnt der Gallenfluss aus der Gallenblase: Die Peristaltik im Ösophagus löst reflektorisch über den N. vagus eine Gallenblasenkontraktion und eine Erschlaffung des Oddi-Sphinkter aus (entero-enteraler Reflex).

Für die **Flussrichtung der Galle** in die Gallenblase oder ins Duodenum sind die Druckverhältnisse am Oddi-Sphinkter, den Gallengängen und der Gallenblase verantwortlich:

In der interdigestiven Phase ist der Oddi-Sphinkter geschlossen und der Druck, der dort herrscht, ist größer als in den Gallengängen und der Gallenblase, sodass die von der Leber sezernierte Galle über den Ductus cysticus in die Gallenblase läuft.

Mit der Gallenblasenkontraktion steigt der Druck in der Gallenblase so weit an, dass der Sphinkterdruck überwunden wird: Leber- und Blasengalle fließen in den Darm. Mit der hormonell gesteuerten Gallenblasenkontraktion sinkt auch der Tonus im Oddi-Sphinkter – der Druck dort nimmt also gleichzeitig mit der Entleerung der Gallenblase ab.

Auf der Vater-Papille mündet auch der Ductus pancreaticus. Der Druck in diesem Gang ist normalerweise so groß, dass der Gallensaft nicht in die Bauchspeicheldrüse fließen kann. Ein Verschluss der Papille, z.B. durch einen Gallenstein, kann zu einer Flussumkehr der Galle in Richtung Pankreas führen.

6.3 Pathologien

Symptome, die eine ärztliche Abklärung erfordern

- positives Murphy-Zeichen
- Ikterus
- Kolikschmerz im rechten Oberbauch

Cholelithiasis

Definition. Entstehen von Cholesterin-, Pigment- oder Kalksteinen in Gallenblase, intra- oder extrahepatischen Gallenwegen. 90% der Steine sind Cholesterinsteine.

Ursachen

Merke
6-f-Regel: female, forty, fat, fair, fertile, family (weiblich, über 40 Jahre alt, übergewichtig, hellhäutig, fruchtbar, familiäre Häufung)

[handschriftliche Notiz: Progesteron läßt Musculatur erschlaffen → GB entleert sich nicht so häufig]

Prädisponierende Faktoren:
- Diabetes mellitus
- Leberzirrhose
- Erkrankungen des terminalen Ileums
- Schwangerschaft
- orale Kontrazeptiva

Klinik. Etwa 50% der Fälle verlaufen stumm. Uncharakteristische rechtsseitige Oberbauchbeschwerden, nach dem Essen.
Ist ein Stein in den Gallengängen eingeklemmt, kommt es zu kolikartigen Schmerzen im rechten Oberbauch mit Ausstrahlungen in die rechte Schulter.

Cholezystitis

Definition. Entzündung der Gallenblasenwand, meist als Folge einer Gallensteinerkrankung.

Ursachen
- Steineinklemmung
- eingewanderte Darmkeime

Klinik
- Übelkeit
- Erbrechen
- Fieber
- Sklerenikterus
- positives Murphy-Zeichen

Gallenblasenkarzinom

Definition. Meistens handelt es sich um Adenokarzinome.

Ursachen
- Cholelithiasis (in 95% der Erkrankungen ist dies die Vorerkrankung)
- Adenome der Gallenblase

Klinik. Verschlussikterus.

6.4 Osteopathische Klinik

Kardinalsymptom

- Murphy-Zeichen positiv

Typische Dysfunktionen

- Adhäsionen/Fixationen
- Spasmus

Assoziierte strukturelle Dysfunktionen

- C 0/1 und C 1/2
- HWK 4–6, eher links
- Rippen 7–10 rechts

Atypische Symptome

Es folgt eine Auflistung von Symptomen, die sich über osteopathische Ketten erklären lassen oder die sich aus der Patientenanamnese ergeben (Zur Erklärung der osteopathischen Ketten s. „Atypische Symptome" im Kapitel Leber, S. 41f.):
- Periarthritis humeroscapularis, beidseits möglich
- Zervikalgien
- Schmerzen interskapulär oder am oberen Skapulawinkel rechts
- hyperästhetische Zone am Rücken: 12. BWK rechts paravertebral (Boas-Zeichen)
- Bauchlage wird nicht gut vertragen
- Schlafstörungen mit schweißnassem Aufwachen zwischen 23 und 1 Uhr
- Unverträglichkeit von bestimmten Nahrungsmitteln, z. B. Fett, Kaffee, Alkohol, Schokolade, Eier, Schweinefleisch, Zwiebeln

Barral führt, im Gegensatz zu anderen Autoren, u. a. die folgenden organspezifischen Symptome an:
- bei Frauen: Beschwerden verstärken sich in der zweiten Zyklushälfte (Progesteronwirkung)
- Kopfschmerzen, links frontal beginnend
- Augenschmerzen links
- hypersensible Kopfhaut linksseitig
- Bevorzugung bestimmter Nahrungsmittel, z. B. Essig, Pfeffer, Senf

Indikationen für eine osteopathische Behandlung

Störung der Gallensaftausscheidung mit Dyssynergie zwischen Gallenblase, Gallengängen und Oddi-Sphinkter. Ursachen hierfür können Adhäsionen, Spasmus oder bei Frauen zyklusbedingte Gründe sein (s. auch: „Atypische Symptome").

Kontraindikationen für eine osteopathische Behandlung

- Ikterus
- Gallenkolik
- Cholezystitis
- Tumoren der Leber, Gallenblase, Gallengänge, Pankreas

Gallensteine könnten ausgeschleust werden und eine Kolik auslösen, stellen aber an sich keine Kontraindikation dar.
Löst die Behandlung der Gallenblase deutliche vegetative Reaktionen aus, z. B. starke Übelkeit, Erbrechen, Schweißausbruch, Schwindel, Kollapsneigung und Tachykardie, wird die Behandlung abgebrochen.

6.5 Osteopathische Tests und Behandlung

Murphy-Zeichen

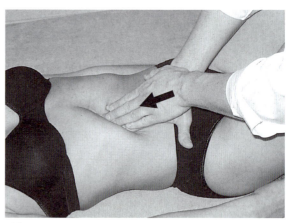

Abb. 6.3

Ausgangsstellung

Patient in Rückenlage.
Therapeut steht rechts neben dem Patienten.

Vorgehen

Der Therapeut drückt seine rechte Hand unter den rechten Rippenbogen in den Bereich der Gallenblase. Ist dort ein deutlicher Druckschmerz bei tiefer Inspiration (Mimik beachten) auslösbar und stoppt der Patient die Inspiration, so ist das Murphy-Zeichen positiv.
Dies ist ein Zeichen auf eine ärztlich abzuklärende Gallenblasenpathologie.

Behandlung des Oddi-Sphinkters (Papilla duodeni major) n. Barral

Will man den biliären Fluss verbessern, so sollte man mit der Behandlung des Oddi-Sphinkters beginnen, um den „Abfluss" frei zu machen.

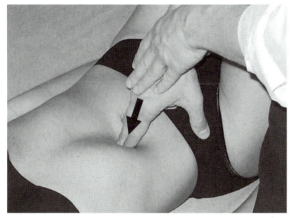

Abb. 6.4

Ausgangsstellung
Patient in Rückenlage, Beine angewinkelt.
Therapeut steht neben dem Patienten auf der rechten Seite.

Vorgehen
Um den Oddi-Sphinkter zu finden, muss seine ungefähre Projektion auf der Bauchwand bestimmt werden. Dazu geht man vom Bauchnabel ca. drei Fingerbreit nach kranial. Von dort wandert man so weit waagrecht nach lateral, bis man eine Linie schneidet, die den Bauchnabel und die rechte Brustwarze (oder: den Bauchnabel mit dem Schnittpunkt der rechten Medioklavikularlinie und dem rechten Rippenbogen) verbindet. An diesem Punkt gleitet man langsam nach dorsal ins Abdomen. Es ist wichtig, hierbei langsam vorzugehen, damit die oberflächlich liegenden Darmschlingen oder das Colon transversum Zeit haben, dem Druck auszuweichen und es zu einer faszialen Entspannung kommt.
Ist man tief genug mit der Palpation vorgedrungen, kann man in den meisten Fällen in 0,5–1 cm um diesen Palpationspunkt herum eine etwa erbsengroße elastische Verhärtung finden. Meist ist der Sphinkter palpationsempfindlich.
Auf diesem Punkt kann man nun kleine Zirkulationen, Vibrationen oder Inhibitionen ausführen, bis Tonus oder Schmerzhaftigkeit deutlich nachlassen.

Entleerung der Gallenblase im Sitz n. Barral

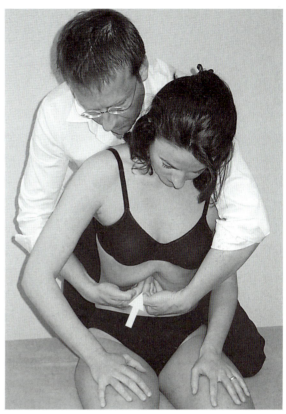

Abb. 6.5

Ausgangsstellung
Patient sitzt.
Therapeut steht hinter dem Patienten.

Vorgehen
Der Therapeut führt seine linke Hand über die linke Schulter des Patienten auf die Abdomenwand an den Palpationspunkt der Gallenblase (Murphy-Punkt) unterhalb des rechten Rippenbogens. Die rechte Hand wird unter der rechten Axilla des Patienten durchgeführt und neben die linke Hand gelegt.
Der Patient wird kyphosiert, dabei gleitet der Therapeut mit beiden Händen gleichzeitig nach posterior-kranial-links auf den Fundus der Gallenblase.
Das Organ wird nun vorsichtig nach kranial gegen die Leber gedrückt. Dann wandert man mit beiden Händen etwas weiter, gemäß der Achse der Gallenblase, nach posterior-kranial-links und wiederholt dies an einer anderen Stelle auf dem Corpus. So verfährt man bis zum Gallenblasenhals.

Variante

Statt den Druck auf der Gallenblase immer wieder zu lösen, kann man auch mit einem kontinuierlichen Zug zum Collum das Organ ausstreichen. Diese Technik ähnelt dem Ausdrücken einer Zahnpastatube von hinten nach vorn.

Ausstreichen und Dehnung der Gallenausführungsgänge n. Barral

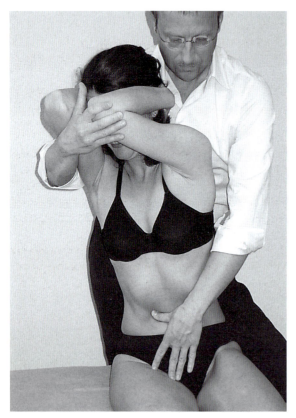

Abb. 6.6

Ausgangsstellung

Patient sitzt, Hände in Nacken verschränkt und die Ellbogen zeigen nach vorn.
Therapeut steht hinter dem Patienten.

Vorgehen

Die Technik wird, wie vorstehend beschrieben, durchgeführt. Am Collum angekommen, ersetzt man die Palpationsfinger durch beide Daumen und streicht entlang einer Linie parallel zur Medianlinie, aber etwas rechts davon, nach kaudal. Ab dem oberen Rand der Pars superior des Duodenums ändert man die Streichrichtung: Die Daumen werden in einem Rechtsbogen bis zur Papilla duodeni major geführt.

Nun fixiert der linke Daumen den Choledochus an der Papille, die rechte Hand fasst beide Ellbogen des Patienten und faszilitiert ihn in Extension-Rechtsrotation-Linkslateralflexion.

So setzt man einen Dehnimpuls auf die Ausführungsgänge.

Der Choledochus wird bei dieser Technik nicht direkt palpiert. Man erreicht vielmehr über die Kompression der weiter anterior liegenden Strukturen auf den Gängen den gewünschten Effekt.

Dehnung der Gallenausführungsgänge über ein Heben der Leber

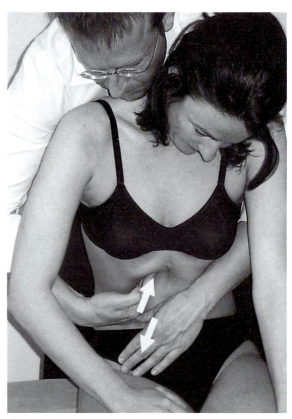

Abb. 6.7

Ausgangsstellung

Patient sitzt.
Therapeut steht hinter dem Patienten.

Vorgehen

Der Therapeut führt seine Hände unter den Achseln des Patienten zum Palpationspunkt der Gallenblase (Murphy-Punkt) unterhalb des rechten Rippenbogens.

Der Patient wird kyphosiert, dabei gleitet der Therapeut mit beiden Händen gleichzeitig nach posterior-kranial-links auf den Fundus der Gallenblase. Er palpiert sich bis zum Collum vor und fixiert mit der rechten Hand den Gallenblasenhals. Mit der linken Hand palpiert man nun entlang der Gallenausführungsgänge nach kaudal bis zum Oddi-Sphinkter (s. S. 57) und fixiert an diesem Punkt den Choledochus.

Die rechte Hand drückt den Gallenblasenhals jetzt nach kranial und hebt die Leber an, die linke Hand drückt den Fixpunkt nach kaudal. Es resultiert eine Dehnung der Gallenabflusswege.

Ausstreichen und Dehnung des Choledochus in Rückenlage n. Barral

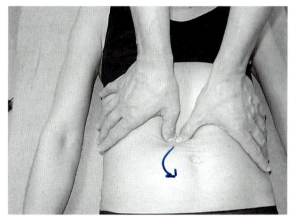

Abb. 6.8

Ausgangsstellung

Patient in Rückenlage.
Therapeut steht am Kopfende des Patienten.

Vorgehen

Der Therapeut setzt beide Daumen oder das Hypothenar einer Hand auf das Abdomen auf die Projektion des oberen Randes der Pars superior des Duodenums auf (etwas rechts neben dem Pylorus; s. S. 77). Die Gewebe werden auf dem Choledochus komprimiert und man streicht in einem Rechtsbogen zur Vater-Papille den Choledochus aus.

Despasmierung der Gallenblase n. Barral

Ausgangsstellung

Patient sitzt.
Therapeut steht hinter dem Patienten.

Vorgehen

(s. Abb. 6.5)

Der Therapeut führt seine linke Hand über die linke Schulter des Patienten auf die Abdomenwand an den Palpationspunkt der Gallenblase (Murphy-Punkt) unterhalb des rechten Rippenbogens. Die rechte Hand wird unter der rechten Axilla des Patienten durchgeführt und neben die linke Hand gelegt.

Der Patient wird kyphosiert, dabei gleitet der Therapeut mit beiden Händen gleichzeitig nach posterior-kranial-links auf den Fundus der Gallenblase.

Eine spasmierte Stelle ist zum einen schmerzhafter als der Rest der Gallenblase und zum anderen weist sie einen höheren Tonus auf. Hat man eine solche Stelle gefunden, so drückt man sie vorsichtig nach kranial gegen die Leber und löst diesen Druck plötzlich durch einen Rebound. Dies wiederholt man so lange, bis der Spasmus aufgelöst ist.

Dann wandert man mit beiden Händen etwas weiter, gemäß der Achse der Gallenblase, nach posterior-kranial-links und wiederholt das Manöver an einer anderen spasmierten Stelle auf dem Corpus.

Defibrosierung der Gallenblase n. Barral

Ausgangsstellung

Patient sitzt.
Therapeut steht hinter dem Patienten.

Vorgehen

(s. Abb. 6.5)

Eine fibrosierte Stelle ist deutlich verhärtet, z. B. als Folge von Operationen oder Entzündungen, aber nicht unbedingt schmerzhaft.

Der Therapeut führt seine linke Hand über die linke Schulter des Patienten auf die Abdomenwand an den Palpationspunkt der Gallenblase (Murphy-Punkt) unterhalb des rechten Rippenbogens. Die rechte Hand wird unter der rechten Axilla des Patienten durchgeführt und neben die linke Hand gelegt.

Der Patient wird kyphosiert, dabei gleitet der Therapeut mit beiden Händen gleichzeitig nach posterior-kranial-links auf den Fundus der Gallenblase.
Es wird die fibrosierte Stelle palpiert, gegen die Leber gedrückt und der Patient in eine Rotation um diese Fixstelle faszilitiert. Die Rotation mobilisiert die Fibrose, was als deutliche Gewebeentspannung wahrzunehmen ist. So verfährt man mit jedem fibrosierten Wandstück.

Oszillationen am Murphy-Punkt

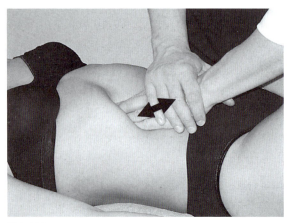

Abb. 6.9

Ausgangsstellung
Patient in Rückenlage, Beine angewinkelt.
Therapeut steht links neben dem Patienten.

Vorgehen
Die Finger der rechten Hand werden am Murphy-Punkt sanft unter den Rippenbogen geführt. Am Fundus der Gallenblase werden Oszillationen gesetzt, d.h. man drückt leicht und intermittierend auf den Fundus mit einer Frequenz von 150–180/min. Die Oszillationen werden ca. 2 Minuten lang ausgeführt.
Diese Technik führt zu einer guten Tonussenkung und unterstützt die Entleerung der Gallenblase. Sie sollte angewendet werden, wenn die direkte Behandlung unter dem Rippenbogen im Sitz nicht toleriert wird.

Test und Behandlung der Motilität des Choledochus n. Barral

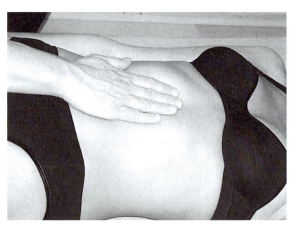

Abb. 6.10

Ausgangsstellung
Patient in Rückenlage, Beine gestreckt.
Therapeut sitzt rechts neben dem Patienten und schaut zum Kopfende.

Vorgehen
Der Therapeut legt das Thenar der rechten Hand ohne Druck auf das Abdomen des Patienten unmittelbar unterhalb des rechten Rippenbogens auf die umbiliko-medioklavikuläre Linie auf. Die Finger zeigen nach kranial, der Unterarm ruht auf dem Abdomen.

Testablauf
Der Therapeut erspürt die Motilitätsbewegung wie oben beschrieben und beurteilt die Amplitude und Richtung der Inspirations- und Exspirationsbewegung sowie den Rhythmus der Gesamtbewegung. Liegt eine Störung in einem oder beiden Aspekten der Motilitätsbewegung vor, wird behandelt.

Behandlung
Die Motilität wird indirekt behandelt, indem man der nicht eingeschränkten Bewegung folgt, am Endpunkt dieser Bewegung mehrere Zyklen verweilt und schließlich der eingeschränkten Bewegung zum neuen Endpunkt nachgeht.
Man kann auch versuchen, die freie Bewegung in ihrem Ausmaß zu erweitern (Induktion) und kontrolliert anschließend, ob sich die eingeschränkte Bewegungsrichtung verbessert hat.
Die Behandlung wird so lange wiederholt, bis die Motilität in Rhythmus, Richtung und Amplitude ihr normales Maß erreicht hat.

Fasziale Behandlung n. Finet und Williame

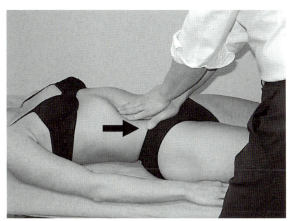

Abb. 6.11

Ausgangsstellung
Patient in Rückenlage, Beine gestreckt.
Therapeut steht links neben dem Patienten.

Vorgehen
Die Hände des Therapeuten werden übereinander auf das Abdomen unterhalb des rechten Rippenbogens im Bereich des Murphy-Punkts aufgelegt. Mit beiden Händen gibt der Therapeut soviel Druck nach posterior, dass er die Faszienebene erreicht.

Behandlung
In der Einatmungsphase ziehen beide Hände gleichzeitig nach kaudal. In der Ausatmung wird die erreichte Position gehalten. Diese Behandlung wird wiederholt, bis das fasziale Bewegungsende erreicht ist. Der Zug wird dann in der nächsten Exspiration gelöst.
Die ganze Behandlung wird 4–5-mal wiederholt.

Zirkulatorische Techniken n. Kuchera

Arterielle Stimulation
- Stimulation des Truncus coeliacus durch Arbeit an der Wirbelsäule
- Diaphragmatechniken

Venöse Stimulation
- Leberpumpe
- Dehnung des Lig. hepatoduodenale
- Diaphragmatechniken

Lymphatische Stimulation
- Lymphdrainage an Thorax und Abdomen
- Diaphragmatechniken

Vegetativer Ausgleich
Sympathikus
Stimulation des Grenzstrangs Th7–10 durch:
- Rib Raising
- Inhibition der Paravertebralmuskulatur
- Vibrationen
- Manipulationen
- Maitland
- Stimulation des Plexus coeliacus
- Diaphragmatechniken

Parasympathikus
Stimulation des N. vagus durch:
- Kraniosakraltherapie
- Kehlkopftechniken
- Thoraxtechniken (Recoil)
- Diaphragmatechniken

Reflexpunktbehandlung n. Chapman

Lage

Anterior. Interkostalraum zwischen 6. und 7. Rippe, von parasternal nach lateral etwa bis auf die Höhe der Mamillarlinie – nur auf der rechten Seite vorhanden!

Posterior. Zwischen den beiden Processus transversi des 6. und 7. BWK auf halbem Weg zwischen Processus spinosus und der Spitze des Processus transversus – nur auf der rechten Seite vorhanden!

Prinzip der Behandlung

Der Therapeut nimmt Kontakt auf mit dem Reflexpunkt. Er legt dafür einen Finger sehr sanft auf den Punkt und gibt nur leichten Druck. Die Reflexpunkte sind oft sehr empfindlich, behutsames Vorgehen ist daher Pflicht.
Der Finger bleibt auf dem Punkt und behandelt durch sanfte Rotationen.
Zuerst werden die anterioren Punkte behandelt, danach die posterioren. Es wird so lange behandelt, bis sich die Empfindlichkeit oder die Konsistenz des Punktes normalisiert hat.
Zum Abschluss werden die ventralen Punkte noch einmal kontrolliert. Sollten sie keine Veränderung zeigen, kann es sein, dass die Organpathologie zu ausgeprägt ist, um sie kurzfristig reflektorisch beeinflussen zu können, oder es liegen andere Dysfunktionen vor, die primär behandelt werden müssen.

Empfehlungen für den Patienten

- Behandlungen der Gallenblase können epigastrischen Schmerz oder Übelkeit bis hin zum Erbrechen auslösen. Die Symptome verschwinden normalerweise nach ein paar Tagen wieder. Weisen Sie Ihre Patienten darauf hin.
- Beschwerdeauslösende Nahrungsmittel vermeiden.
- Schwefelhaltige Lebensmittel, die Leber und Gallenblase in ihrer Funktion beeinflussen können, z. B. Kartoffelchips, Fast Food, Pilzkonserven, konservierte Lebensmittel vermeiden.
- Übergewicht erhöht das Risiko von Gallensteinen.
- Muscheln, Thunfisch und Lamm regelmäßig essen (reich an Taurin).

7 Magen

7.1 Anatomie

■ Anatomie des Ösophagus

Lage

Der Ösophagus liegt im posterioren Mediastinum.
Bis zur Bifurcatio tracheae (Th4) liegt er mittig vor der Wirbelsäule, dann weicht er auf die rechte Seite aus, um dem Herz Platz zu machen. Er durchquert das Zwerchfell schließlich links der Medianlinie. Auf Höhe Th7/8 schiebt sich die Aorta zwischen Wirbelsäule und Ösophagus. Der abdominale Teil ist nur ca. 2 cm lang.

Topografische Beziehungen

Thorax

- Trachea
- linker Hauptbronchus
- Pleura mediastinalis
- Perikard
- Wirbelsäule
- Aorta
- rechter Lungenflügel (im Bereich des Hiatus oesophageus)
- N. vagus rechts und links

Abdomen

- Peritoneum auf der Vorderseite
- Leber
- Crus links des Diaphragmas
- linke Seite: Lig. triangulare sinistrum
- rechte Seite: Omentum minus
- BWK 10 und 11

Befestigungen/Aufhängungen

- Druck der Organe
- Turgor
- mediastinales Bindegewebe
- Lig. phrenicooesophageum (ringförmige Platte im Hiatus)

Der Ösophagus bleibt in Längsrichtung beweglich.

Zirkulation

Zervikal

- A. thyreoidea inferior
- kleine Äste u. a. aus A. subclavia/carotis communis/vertebralis
- V. thyroidea inferior (aus V. cava superior)

Thorakal

- Aa. bronchiales
- Aorta
- V. azygos/hemiazygos/hemiazygos accessoria (aus V. cava superior)

Abdominal

- A. gastrica sinistra
- A. phrenica inferior
- Truncus coeliacus
- V. gastrica sinistra (Hauptabfluss) zur V. portae

Lymphabfluss

- tiefer zervikaler Strang (V. jugularis int. – Parotis – Klavikula)
- interkostale, wirbelsäulennahe thorakale Nodi
- paratracheale Nodi entlang des N. recurrens
- tracheobronchale Nodi

Diese Nodi drainieren alle in den Ductus lymphaticus dexter/thoracicus.

- Nodi um den Truncus coeliacus (Cisterna chyli – Ductus thoracicus)

Innervation

- Sympathikus aus Th4–6
- weiterer Weg der sympathischen Innervation: Plexus pharyngeus – Ganglion cervicale superius/stellatum – N. splanchnicus major – Plexus coeliacus
- Nn. vagi begleiten Ösophagus ins Abdomen

7 Magen

Anatomie des Magens

Lage

Einteilung in:
- Kardia (Mageneingang)
- Fundus (mit Luft gefüllter kranialer Bereich)
- Korpus
- Antrum
- Pylorus
- große Kurvatur
- kleine Kurvatur

Kardia und Pylorus sind relative Fixpunkte, dazwischen ist je nach Füllungszustand große Variabilität möglich.

Tab. 7.1: Projektion auf die Rumpfwand.

Große Tuberositas	5. ICR links
Kardia vorn	7. Kostochondralgelenk links
Kardia hinten	BWK 11 am linken Kostovertebralgelenk
Kleine Kurvatur	unter der Kardia in Höhe 7. Kostochondralgelenk links parallel zur Wirbelsäule bis L1 (BWK 10 – LWK1)
Pylorus	im Stehen ca. LWK 3, im Liegen LWK 1/2

Topografische Beziehungen

- Diaphragma
- indirekt: Pleura und linke Lunge, Herzbeutel und Herz

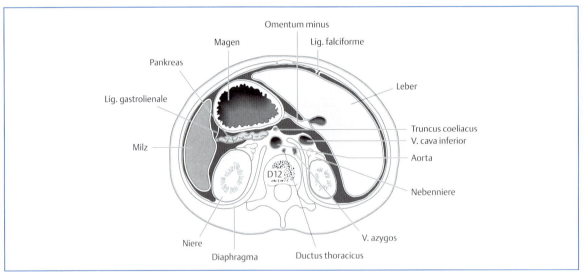

Abb. 7.1

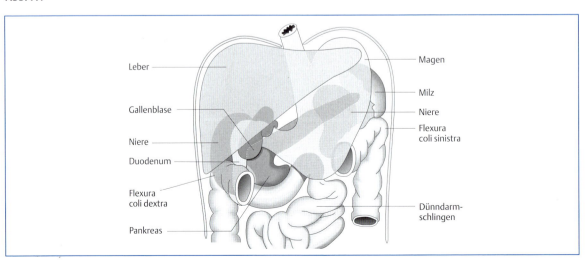

Abb. 7.2

- 5.–8. Rippe und 9. Rippenknorpel links
- Leber
- Truncus und Plexus coeliacus
- Bursa omentalis
- Crus links des Diaphragma
- linke Nebenniere
- linke Niere
- Pankreas
- Colon transversum
- Mesocolon transversum
- linke Kolonflexur
- Duodenum (Pars horizontalis und ascendens)
- Flexura duodenojejunalis und Beginn des Jejunums
- Milz

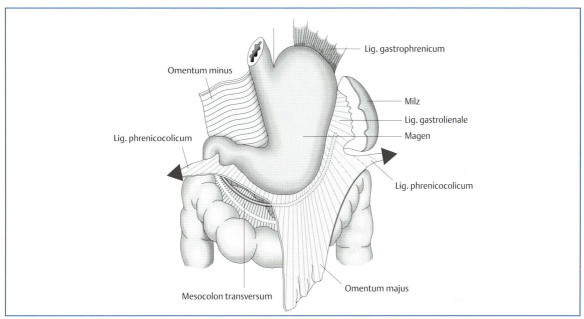

Abb. 7.3

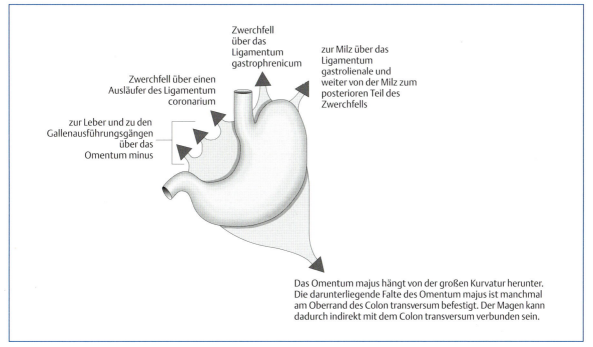

Abb. 7.4

Befestigungen/Aufhängungen

- Druck der Organe
- Turgor
- Lig. gastrophrenicum
- Omentum minus
- Omentum majus
- Lig. gastrocolicum
- Lig. gastrolienale
- Lig. phrenicocolicum links

Zirkulation

Arteriell

- A. gastrica dextra (aus A. hepatica propria)
- A. gastrica sinistra (aus Truncus coeliacus, anastomosiert mit A. gastrica dextra)
- A. gastroomentalis dextra (A. gastroduodenalis)
- A. gastroomentalis sinistra (A. splenica – Truncus coeliacus)
- A. gastroduodenalis (A. hepatica communis – Truncus coeliacus)

Venös

V. portae

Lymphabfluss

- parakardiale Lymphknoten
- Pankreaslymphknoten
- Milzknoten
- Nodi coeliaci – Ductus thoracicus (Hauptabfluss)

Innervation

- Sympathikus aus Th6–9 über N. splanchnicus major et minor
- weiterer Weg der sympathischen Innervation läuft zu Ganglion coeliacum und mesentericum superius
- N. vagus

Organuhr

Maximalzeit: 7–9 Uhr
Minimalzeit: 19–21 Uhr

Organ-Zahn-Wechselbeziehung

Grundsätzliches s. S. 36f.

- 2. Backenzahn im Unterkiefer beidseits
- 2. Mahlzahn im Oberkiefer beidseits

Bewegungsphysiologie n. Barral

Mobilität

Der Ösophagus besitzt Mobilität in Längsrichtung. Er muss sich bei Kopf-Hals-Bewegungen in seiner Länge anpassen können.
Peristaltische Wellen laufen zum Transport der Nahrung mit dem Schluckakt über die Speiseröhre.
Der Magen weist Mobilitäten in drei Ebenen auf:

Frontalebene

Das Diaphragma leitet in der Einatmungsphase die lateralen Anteile des Magenfundus nach inferior-medial. Der Abstand zwischen kleiner und großer Kurvatur wird geringer, wie auch zwischen Fundus und Antrum. Von vorn betrachtet rotiert der Magen im Uhrzeigersinn.
Die Bewegungsachse ist eine sagittotransversale Achse durch die Incisura angularis der kleinen Kurvatur.

Sagittalebene

In dieser Ebene vollzieht der Magen eine Kippung mit den kranialen Teilen des Fundus nach anterior mit gleichzeitig posteriorer Verlagerung im Antrumbereich. Die frontotransversale Bewegungsachse läuft in etwa durch die Mitte des Magens.

Transversalebene

Der Magen führt eine Rechtsrotation um eine frontosagittale Achse durch den inferioren Anteil des Ösophagus.

Motilität

Die Bewegungen der Motilität entsprechen in Richtung und Achse der Mobilität.

7.2 Physiologie

Proximaler und distaler Magen

Die Reliefstruktur der Magenwand dient dem Speisebrei als „Rutschbahn" in Richtung Pylorus.
Der proximale Magen wirkt wie ein Nahrungsspeicher und hat eine kontinuierliche Wandspannung.
Der distale Magen hat die Aufgabe der Durchmischung, Homogenierung und Emulgierung der Nahrung. Dazu laufen von einem Schrittmacherzentrum aus peristaltische Wellen durch den distalen Magen. Eine Dehnung des Magens stimuliert diese Wellen, eine Dehnung des Dünndarms hemmt die Aktivität des distalen Magens (enterogastrischer Reflex).
Der Pylorus schließt nicht so dicht, dass Flüssigkeiten nicht passieren können. Er erschlafft synchron mit jeder Kontraktionswelle des distalen Magens, aber nur so weit, dass die kleinen Nahrungsbestandteile hindurch treten können, die großen Teile werden zurückgeworfen.

Hauptaufgaben des Magens

- Zermahlen der festen Nahrung, Emulgierung von Fetten, Andauung der Proteine
- Sekretion des Magensafts

Magensaft

Schleim

Der Schleim wird vom Oberflächenepithel des Magens, den Nebenzellen der Fundus- und Korpusdrüsen und den Kardia- und Pylorusdrüsen sezerniert.

Bikarbonat

Das Bikarbonat wird von den Epithelzellen der Magenschleimhaut sezerniert.
Beide Bestandteile des Magensafts dienen dem Schutz der Magenwand vor der Salzsäure (HCL). Es besteht ein H+-Gradient quer durch die Schleimschicht, von stark sauer auf der Lumenseite bis leicht alkalisch auf der Epithelseite (Bikarbonat-Wirkung).

Pepsinogen

Das Pepsinogen wird von den Hauptzellen der Fundus-Korpus-Drüsen sezerniert. Es wird bei einem pH < 3 zu Pepsin aktiviert und spaltet Proteine.

Salzsäure (HCL)

Die Salzsäure wird von den Belegzellen der Fundus-Korpus-Drüsen sezerniert.

Intrinsic Factor

Der Intrinsic Factor wird für die Vitamin-B_{12}-Resorption im Dünndarm benötigt.

Steuerung der Magensaftsekretion

Die Sekretion des Magensaftes hat verschiedene Auslösemechanismen:

Kephalische Phase

Stimulation der Sekretion des Magensafts über N. vagus durch Geruch, Geschmack und Glukosemangel im Hirn

Gastrische Phase

Eine Dehnung der Magenwand, Aminosäuren (bes. Tryptophan und Phenylalanin) und Ca^{2+}-Ionen erhöhen die Magensaftsekretion.

Intestinale Phase

Stimulation durch Entleerung des Chymus ins Duodenum
Gehemmt wird die Magensaftsekretion durch stark sauren pH-Wert im Magen, weil dadurch die Gastrinausschüttung gehemmt wird, was wiederum die HCL-Sekretion der Belegzellen hemmt.

Hormone

Gastrin

Das Gastrin wird aus den Antrumdrüsen (⅔) und der Duodenalmukosa (⅓) sezerniert.

Ausschüttungsreiz

- Anwesenheit von Peptiden oder best. Aminosäuren
- vagale Efferenzen
- hohe Katecholaminkonzentration im Plasma

Hemmung der Ausschüttung

pH des Magensafts < 3

Aufgaben

- Stimulation der HCL-Sekretion der Belegzellen
- erhöht Kraft und Frequenz der Antrumperistaltik
- wachstumsfördernd auf Epithelien von Magen und Duodenum
- Stimulation der Acini des Pankreas, Gallensekretion und Gallenblasenkontraktion

Cholezystokinin (CCK)

Das Cholezystokinin wird aus duodenalem und jejunalem Epithel sezerniert.

Ausschüttungsreiz

Anwesenheit von freien Fettsäuren, Peptiden, aromatischen Aminosäuren oder Glukose im Duodenallumen

Hemmung der Ausschüttung

Trypsin im Darmlumen (proteinspaltendes Enzym aus dem Pankreas)

Aufgaben

- Stimulation der Azinuszellen des Pankreas (neutraler chloridreicher Saft mit Proenzymen)
- Stimulation der Sekretion des bikarbonatreichen, alkalischen Pankreassafts
- Freisetzung aller Pankreashormone
- wachstumsfördernd auf das Pankreas
- Stimulation der Hauptzellen des Magens ($\Rightarrow$ Pepsinogen $\uparrow$)
- hemmt HCL-Sekretion
- starker Stimulator der Gallenblasenkontraktion, öffnet Oddi-Sphinkter
- Sattheitshormon

Sekretin

Das Sekretin wird aus duodenalem und jejunalem Epithel sezerniert.

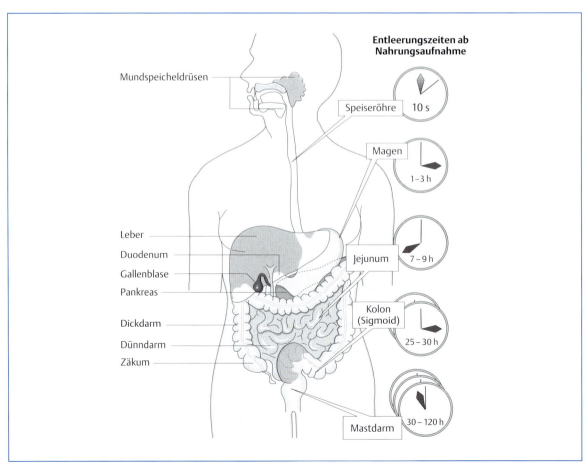

Abb. 7.5

Ausschüttungsreiz

Saurer Chymus

Aufgaben

- Stimulation der Sekretion des bikarbonatreichen, alkalischen Pankreassafts
- Alkalisierung der Galle im Gallengangssystem
- hemmt Wasser- und Salzresorption in der Gallenblase
- verlangsamt die Magenentleerung durch Hemmung der Magenmuskulatur
- antitrophische Wirkung auf die Magenschleimhaut

7.3 Pathologien

Symptome, die eine ärztliche Abklärung erfordern

> - Teerstuhl
> - Zeichen einer Peritonitis
> - Oberbauchschmerzen, die sich durch Nahrungsaufnahme verschlechtern oder verbessern
> - tastbarer Lymphknoten am medialen Ende der linken Klavikula (Virchow-Drüse)

Hiatushernie

Definition. Verlagerung von Magenanteilen oder des gesamten Magens (eventuell sogar anderer Organe) durch den Hiatus oesophageus in den Thorax.

Formen

Gleithernie

Verlagerung von Kardia und Magenfundus ins hintere Mediastinum mit Aufhebung des spitzen His-Winkels. Häufig asymptomatisch. Refluxsymptome entwickeln ca. 25 % der Patienten, Refluxösophagitis ist möglich (5 % der Fälle).

Paraösophageale Hernie oder Rollhernie

Verlagerung von Teilen des Magenfundus in den Thorax (am Ösophagus und an der an normaler Stelle fixierten Kardia vorbei) bei spitzem His-Winkel.
Der Sphinkter bleibt in Funktion, ein Reflux tritt in der Regel nicht auf. Leitsymptome sind Schmerzen im Epigastrium und Eisenmangelanämie.
Mischformen zwischen beiden sind möglich.

Funktionelle Hernie n. Barral

Die röntgenologischen Zeichen einer Hiatushernie fehlen bei ähnlicher Symptomatik.
Die Ursache können ein Spasmus im gastroösophagealen Übergang oder unphysiologische Gewebezüge des Peritoneums, der Ligamente oder Faszien sein.

Voraussetzungen für eine gute Sphinkterfunktion n. Barral

- physiologische Druckverhältnisse in Abdomen und Thorax
- Ursachen für pathologische Veränderungen: Schwangerschaft, Husten, Obstipation mit erschwertem Stuhlgang
- weiches anatomisches Umfeld, das frei von unphysiologischen Gewebezügen ist
- Ursachen für pathologische Veränderungen: Operationen oder Folgen von Entzündungen
- physiologische Längsspannung des Ösophagus
- Ursachen für pathologische Veränderungen: kyphosierte Haltungen oder Entzündungen
- funktionelle Diaphragmaspannung und -position
- Der His-Winkel muss für eine gute Sphinkterfunktion spitz sein.
- normotone Muskelspannung am gastroösophagealen Übergang

Klinik. Etwa 95 % aller Refluxpatienten besitzen eine Hiatushernie, dagegen tritt bei nur ca. 5 % der Patienten mit Hiatushernie eine Refluxkrankheit auf.

> *Merke*
> Leitsymptome der Refluxkrankheit:
> - Schmerzen im Epigastrium
> - Sodbrennen

Weitere Symptome:
- Nahrungsreflux
- retrosternales Brennen
- Schmerzen in der mittleren bis unteren BWS

Symptomverstärkung durch:
- Liegen
- schweres Heben
- Bücken
- Nahrungsaufnahme
- Stress
- Alkohol
- Nikotin

Akute Gastritis

Definition. Akute Magenschleimhautentzündung mit Verlust der protektiven Schleimhautbarriere und Verletzung der Mukosa durch die Magensalzsäure.

Ursachen
Exogene Noxen:
- Bakterien (Helicobacter pylori) oder Toxine (Staphylokokken)
- Alkohol
- Medikamente (Acetylsalicylsäure, NSAR, Zytostatika)

Endogene Noxen:
- Urämie
- portale Hypertension
- stressbedingte Ischämie (Trauma, Verbrennung, Schock, Leistungssport)
- Nahrungsmittelallergie

Klinik
- epigastrischer Schmerz
- Übelkeit
- Erbrechen
- Appetitlosigkeit
- Durchfall
- schlechter Mundgeruch

Chronische Gastritis

Definition. Magenschleimhautentzündung mit Infiltration der Lamina propria mucosae mit immunkompetenten Zellen (Lymphozyten, Plasmazellen, Granulozyten).

Ursachen
- Autoimmunprozess
- Helicobacter-pylori-Infektion
- Refluxgastritis

Klinik. Ulkusähnliche Symptome, z. B.:
- Nüchternschmerz
- Sodbrennen
- Völlegefühl
- Aufstoßen
- Blähungen

Magenulkus

Definition. Es handelt sich um einen Magenwanddefekt, der auch die tieferen Wandschichten betreffen kann und meist an der kleinen Kurvatur zu finden ist. Ulzera an der großen Kurvatur sind malignomverdächtig oder medikamenteninduziert.

Ursachen. Ein Ulcus ventriculi entsteht aufgrund eines Ungleichgewichts zwischen der Produktion des epithelschützenden Schleims und der Sekretion der Salzsäure. Die Salzsäure durchdringt die Schleimbarriere und zerstört die Magenwandschichten.

Prädisponierende Faktoren:
- Helicobacter-pylori-Infektion
- chronische Gastritis
- gesteigerter duodenogastraler Reflux
- Nikotin
- verzögerte Magenentleerung

Klinik
- epigastrischer Schmerz
- Schmerzverstärkung durch Nahrungsaufnahme

Magenkarzinom

Definition. Von den Epithelzellen des Magens ausgehender maligner Tumor.

Ursachen
- Menschen mit Blutgruppe A haben eine höhere Wahrscheinlichkeit, am Magenkarzinom zu erkranken
- Nitrosamine (Stoffwechselprodukte von Bakterien, die sich bei chronisch atrophischer Gastritis ansiedeln)
- Helicobacter-pylori-Infektion

Klinik
- unspezifische Oberbauchbeschwerden (Völlegefühl, Appetitlosigkeit, Übelkeit, Erbrechen, Nüchternschmerz)
- Ulkussymptome
- Gewichtsverlust
- Widerwillen gegen Fleisch
- Virchow-Drüse (in ca. 5 % der Fälle)
- tastbarer Tumor

7.4 Osteopathische Klinik

Kardinalsymptome

- Virchow-Drüse
- Schmerzen, die wenige Minuten nach dem Essen auftreten

Typische Dysfunktionen

Adhäsionen/Fixationen und Spasmus

Sie treten nach Operationen, Gastritis, Gastroenteritis oder stumpfen Bauchtraumen auf.

Ptose

Begünstigende Faktoren nach Barral:
- allgemeiner Tonusverlust mit dem Alter und Wirkung der Schwerkraft
- Astheniker
- kyphosierte Haltung
- Narben
- bei Frauen: nach Schwangerschaft und Geburt hormonell bedingt verminderte Elastizität des Bindegewebes
- Retroversion des Uterus

Hiatushernie

Assoziierte strukturelle Dysfunktionen

- HWK 4–7
- BWK 1 und 1. Rippe links
- BWK 6
- BWK 11 und 11. Rippe links hinten
- 7. Rippe anterior links
- BWK 12 – LWK 3
- Psoas links und Iliosakralgelenk links

Atypische Symptome

Es folgt eine Auflistung von Symptomen, die sich über osteopathische Ketten erklären lassen oder die sich aus der Patientenanamnese ergeben (Zur Erklärung der osteopathischen Ketten s. „Atypische Symptome" im Kapitel Leber, S. 41 f.):

- Periarthritis humeroscapularis, eher links
- Zervikobrachialgien, eher links
- Schmerzen interskapulär oder am oberen Skapulawinkel links
- Üppige Mahlzeiten zwischen 19 und 21 Uhr lösen die folgenden Beschwerden aus, die außerhalb dieser Zeiten bei großen Mahlzeiten nicht auftreten:
  - epigastrischer Schmerz
  - Übelkeit
  - Völlegefühl und Druckgefühl im rechten Oberbauch
  - Kloßgefühl im Hals
  - vermehrtes Aufstoßen
  - Boas-Druckpunkt: Hyperparästhesie paravertebral links auf Höhe von BWK 10–12 bei Ulcus ventriculi

Barral führt, im Gegensatz zu anderen Autoren, u. a. die folgenden organspezifischen Symptome an:
Hinweise auf Magenptose:
- konstantes Schweregefühl im Bauchraum, das sich nach den Mahlzeiten verschlimmert
- Überkopfarbeiten oder tiefe In- oder Exspiration erzeugen ein Unwohlsein im Abdomen
- Gürtel wird beim Essen geöffnet
- schnelle Sättigung beim Essen, aber auch relativ kurz nach dem Essen wieder Hungergefühl
- Kopfschmerzen, die am Ende einer größeren Mahlzeit auftreten
- Oberkörperflexion als Schonhaltung, um den gedehnten Magen anzunähern
- Bauchlage wird als Schlafstellung nicht toleriert

Anmerkung: Das Krankheitsbild der Magenptose oder des Angelhakenmagens ist in der Chirurgie sehr selten und verbunden mit größeren Pathologien, z. B. Anorexie. Es gilt darüber zu diskutieren, ob die von Barral geschilderten Symptome vielmehr Zeichen für eine funktionelle Darmstörung sind, die durch die beschriebenen Techniken gut behandelt werden kann.

Indikationen für eine osteopathische Behandlung

- Adhäsionen
- Ptose
- Spasmus
- Hiatushernie
- Periarthritis humeroscapularis, eher links
- Zervikobrachialgien, eher links
- Kopfschmerzen, eher links

Kontraindikationen für eine osteopathische Behandlung

- frische Narben
- Fieber
- tastbarer Lymphknoten am medialen Ende der linken Klavikula (Virchow-Drüse)
- Löst die viszerale Behandlung starke vegetative Reaktionen aus, muss sie abgebrochen werden. Diese Warnzeichen können u. a. sein:
  - Schweißausbruch
  - heftiger Schmerz mit aktiver Abwehrspannung
  - Übelkeit bis hin zum Erbrechen
  - Schwindel
  - Kollapsneigung
  - Tachykardie

Praxisrelevante Anmerkungen

Magenerkrankungen und -dysfunktionen können neben vielen anderen Ursachen auf das sog. Darmrohr zurückgehen. Hier soll nur auf diesen muskulären Schlauch, der vom Magen ausgehend nach kranial durch den Thorax und letztlich bis zur Schädelbasis verläuft, eingegangen werden. Sehen wir uns dazu die Entstehungsgeschichte des Darmrohrs genauer an: In der vierten Entwicklungswoche ist der Embryo noch gestreckt und das spätere Darmrohr liegt noch außerhalb des Embryos als Dottersack quasi auf der ventralen Körperseite. Innerhalb der nächsten Tage kommt es zu einer zweifachen Faltung des Embryos, an deren Ende der Dottersack größtenteils in den Embryo integriert und das Darmrohr entstanden ist. Zum einen faltet sich der Embryo von Kopf und Schwanz her zusammen, er flektiert sich quasi und umschließt dabei den Dottersack, zieht ihn in sich hinein. Gleichzeitig kommt es zu einer zweiten Faltungsbewegung, so als ob der Embryo einen Mantel um sich herum legte und diesen vor dem Bauch schließe: Durch diese Abfaltung in der Transversalebene wird der Dottersack in den Embryo inkorporiert. Jetzt ist das Darmrohr entstanden: Es reicht vom späteren Schädelbereich bis zum späteren Anus. Allerdings sind die Gewebe zu diesem Zeitpunkt noch sehr undifferenziert, das Darmrohr reicht also bis zur Schädelbasis. Eine Differenzierung in Pharynx, Larynx, Trachea und Ösophagus geschieht erst später. Das Entscheidende ist, dass es eine kontinuierliche muskuläre Verbindung vom Magen über Ösophagus, Larynx und Pharynx bis zur Schädelbasis gibt. Dadurch wird der Magen letztlich an der Schädelbasis aufgehängt, er beeinflusst also auch die für den kraniosakralen Rhythmus wichtige Synchondrosis sphenobasilaris (SSB). Kopfschmerzen, die im Zusammenhang mit Magenerkrankungen auftreten, ließen sich so erklären.

Diese sehnenartige Verbindung der Pharynxmuskulatur an der SSB wird als Raphe pharyngis bezeichnet.

Der soeben beschriebene muskuläre Schlauch vom Magen zur SSB ist noch aus einem weiteren Aspekt sehr interessant: Er ist ein Teil der Zentralsehne. Die Zentralsehne ist ein faszialer Strang, der sich von der Schädelbasis bis zum Beckenboden durch den Körper zieht und der funktionell zusammenarbeitet, eine funktionelle Einheit bildet. Ist im Körper eine Dysfunktion und soll sie in einer globalen Schonungskette geschützt werden, so kann dieses fasziale Kontinuum daran mitwirken. Die Fähigkeit zu einer faszialen Kontraktion ist dabei von großer Wichtigkeit: Die Faszien kontrahieren sich auf den Punkt der Dysfunktion zu und arbeiten so daran, dass dieser Bereich geschont wird. Der pharyngo-laryngo-ösophageale Muskelschlauch arbeitet in diesem Sinne. Deshalb wird er hier als Teil der Zentralsehne angesehen, obwohl er keine Faszie ist. Seine Entstehungs- und Entwicklungsgeschichte erlaubt es aber, ihn in enge Beziehung zu den tiefen Hals- und Mediastinumfaszien zu setzen.

Ist nun die Zentralsehne derart an einer Schonungskette beteiligt, dass es zu einer stärkeren Kyphosierung der BWS mit Protraktion der Schultern kommt, im Übrigen ein recht häufiges Muster, hat das auch Auswirkungen auf den Magen:

- Die Kyphosierung geht mit einer Verkürzung des Mediastinums einher.
- Das Diaphragma kann nicht so effektiv arbeiten, weil es gegen höheren Druck der abdominellen Organe in dieser Haltung arbeiten muss.
- Der Ösophagus verkürzt sich in seiner Länge.

Das alles führt zu einer veränderten Spannung im Hiatus ösophageus, der einen entscheidenden Teil des funktionellen Verschlusses des Mageneingangs bildet, da er auch die engste Stelle des Ösophagus erzeugt. Es gibt zwei weitere Engstellen: Die erste findet man am Anfang der Speiseröhre im Kehlkopfbereich und die zweite am Kreuzungspunkt mit Trachea und Aorta.

Für einen effektiven Verschluss der Kardia bedarf es also einer ausgeglichenen Diaphragma- und Ösophaguslängsspannung, eines spitzen His-Winkels, eines nicht zu großen Ösophagusdurchtritts durch das Diaphragma und einer guten Spannung des Lig. phrenicoösophageum. Ist dies alles, und sei es auch nur teilweise, nicht gewährleistet, so kann es zu einer echten oder funktionellen Hiatushernie kommen. Nach Ansicht des Verfassers liegt die funktionelle Hiatushernie deutlich häufiger vor als angenommen, schließlich sind ihre Symptome nahezu die gleichen wie bei einer echten Hernie. Die Behandlung einer Hiatushernie, ob nun echt oder funktionell, sollte die Zentralsehne von der SSB bis zum Diaphragma mit einbeziehen. Die funktionelle Hiatushernie ist dabei deutlich erfolgreicher zu behandeln als die echte.

Das Besondere an den Befestigungen des Magens
Der Magen funktioniert wie eine Art Mischmaschine: Durch die rhythmische Peristaltik wird die Nahrung mechanisch zerkleinert, indem sie immer wieder gegen den fast vollständig geschlossenen Pylorus „geschleudert" wird. Für eine gezielte Peristaltik im Magen ist seine Aufhängung im Bauchraum verantwortlich.

Embryologisch hat der Magen ein vorderes und hinteres Mesenterium, ausgerichtet ist er dabei mit der späteren kleinen Kurvatur nach anterior und der großen Kurvatur nach posterior. In der fünften bis siebten Entwicklungswoche wird der Magen durch eine 90°-Drehung im Uhrzeigersinn in seine Endstellung mit der kleinen Kurvatur nach rechts und der großen Kurvatur nach links zeigend gebracht. Die ursprünglichen Befestigungen bleiben dabei erhalten, sind allerdings nicht mehr so einfach als ein vorderes und hinteres Mesenterium zu erkennen, auch deswegen, weil noch andere Bauchorgane in den Mesenterien des Magens entstanden sind, wie z.B. Leber oder Milz.

Die endgültigen Befestigungen des Magens stellen sich nun wie folgt dar: Der Fundus gastricus ist am Diaphragma durch das Lig. gastrophrenicum befestigt. An der gesamten großen Kurvatur entlang zieht das ehemalige dorsale Mesenterium, das in verschiedene Ligamente unterteilt ist. Zunächst verbindet das Lig. gastrolienale den Magen mit der Milz. Ohne Unterbrechung geht dieses Ligament in das Lig. gastrocolicum über, das den Magen mit dem Colon transversum verbindet und den fixierten Teil des Omentum majus darstellt. Das Omentum majus, inklusive seines freien Anteils, ist im Übrigen der Rest des dorsalen Mesenteriums aus der Embryologie. An der gesamten kleinen Kurvatur entlang zieht das Omentum minus, das den Magen mit der Leber verbindet. Dies ist der Rest des ehemaligen vorderen embryologischen Mesenteriums des Magens.

Betrachtet man diese Befestigungen als Ganzes, so ist der Magen aufgehängt wie eine Waschtrommel in einer Waschmaschine. Gut gelagert und befestigt und dennoch zu großer Bewegung fähig, hängt der Magen im Oberbauch und kann seine peristaltischen Bewegungen so lange gut ausüben, solange das „Lager" nicht ausgeschlagen ist. Die Ligamente des Magens müssen die richtige Spannung haben und auch in die richtige Richtung ziehen, um dem Magen eine Befestigung, aber kein Zughindernis zu sein. Andernfalls arbeitet er mit seiner Peristaltik auch gegen diese Spannungen, was eine Tonuserhöhung der Magenwand mit Zirkulationseinschränkung zur Folge haben kann und häufig in einer Gastritis mündet. Deshalb erscheint es besonders wichtig, die Magenligamente auf Fehlspannungen zu testen und entsprechend zu behandeln, auch vor dem Hintergrund, dass sowohl an der kleinen als auch an der großen Kurvatur die Gefäße für den Magen entlanglaufen und eine hohe Spannung der Ligamente die Zirkulation noch zusätzlich einschränkt.

7.5 Osteopathische Tests und Behandlung

Mobilisation des Magens

■ **In Frontalebene n. Barral**

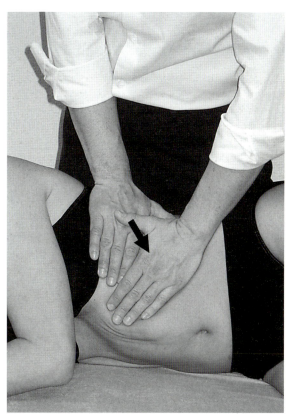

Abb. 7.6

Ausgangsstellung
Patient in Rechtsseitenlage.
Therapeut steht hinter dem Patienten.

Vorgehen
Der Therapeut legt die kraniale Hand auf den lateralen Rippenbogen unterhalb des Zwerchfells, etwa auf Höhe

der 6.–7. Rippe links. Die kaudale Hand wird darunter auf den ventrolateralen unteren Rippenbogen gelegt.

Beide Hände geben Druck nach medial, um die Rippen auf den Magen zu pressen. Nun mobilisiert man mit beiden Händen gleichzeitig die Rippen, und indirekt somit den Magen, nach kaudal-medial. Am Bewegungsende hält man die Position, führt einen Rebound oder Vibrationen durch.

Ebenso verfährt man mit der Mobilisierung der Gegenrichtung nach kranial-lateral. Auf einen guten Kontakt der Rippen auf dem Magen ist dabei besonders zu achten.

Variante

Eine Hand wird ventral, die andere dorsal auf den Rippenbogen aufgesetzt (Zangengriff).

Mobilisation des Magens

■ In Transversalebene n. Barral

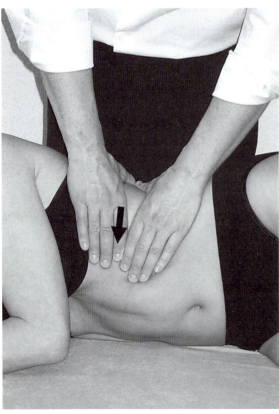

Abb. 7.7

Ausgangsstellung

Patient in Rechtsseitenlage.
Therapeut steht hinter dem Patienten.

Vorgehen

Der Therapeut legt die kraniale Hand auf den lateralen Rippenbogen unterhalb des Zwerchfells, etwa auf Höhe der 6.–7. Rippe links. Der Daumen greift nach dorsal und die Finger nach ventral auf die Rippen. Die kaudale Hand wird in gleicher Weise darunter auf den lateralen unteren Rippenbogen gelegt.

Beide Hände geben Druck nach medial, um die Rippen auf den Magen zu pressen. Nun mobilisiert man mit beiden Händen gleichzeitig die Rippen, und indirekt somit den Magen, nach medial und in Rechtsrotation. Am Bewegungsende hält man die Position, führt einen Rebound oder Vibrationen durch.

Ebenso verfährt man mit der Mobilisierung der Gegenrichtung nach lateral und in Linksrotation. Auf einen guten Kontakt der Rippen auf dem Magen ist dabei besonders zu achten.

Variante

Eine Hand wird ventral, die andere dorsal auf den Rippenbogen aufgesetzt (Zangengriff).

Mobilisation des Magens

■ In Sagittalebene n. Barral

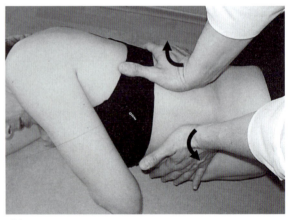

Abb. 7.8

Ausgangsstellung

Patient in Rechtsseitenlage.
Therapeut steht hinter dem Patienten.

Vorgehen

Der Therapeut legt die kraniale Hand auf den lateralen Rippenbogen unterhalb des Zwerchfells, etwa auf Höhe der 6.–7. Rippe links. Die kaudale Hand wird auf den lin-

ken Rippenbogen in Höhe des 7.–9. chondrokostalen Übergangs gelegt.
Die kraniale Hand übt einen Druck nach medial aus, um die Rippen auf den Magen zu pressen. Nun mobilisiert die kraniale Hand den Magen über die Rippen nach kranial-dorsal und die kaudale Hand nach kaudal-ventral. Die resultierende Bewegung ist ein Verwringen des Magens. Am Bewegungsende hält man die Position, führt einen Rebound oder Vibrationen durch.
Die Gegenrichtung kann ebenfalls mobilisiert werden.

Variante

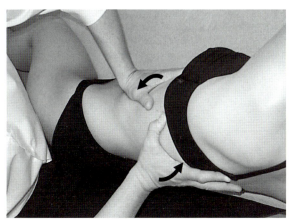

Abb. 7.9

Ausgangsstellung

Patient in Rechtsseitenlage, Beine angewinkelt.
Therapeut steht hinter dem Patienten.

Vorgehen

Die kraniale Hand des Therapeuten wird auf den linken Rippenbogen dorsal auf Höhe Rippe 6/7 aufgelegt, die kaudale Hand ventral auf den linken Rippenbogen mit der Kleinfingerseite am unteren Rand des Rippenbogens. In einem ersten Schritt werden die Rippen auf den Magen gedrückt. Beide Hände mobilisieren jetzt in der Sagittalebene, indem die kraniale Hand den Magen über die Rippen nach anterior-superior und die kaudale Hand sie nach posterior-inferior drückt. Am Bewegungsende hält man entweder die Position, initiiert Vibrationen oder mobilisiert durch kleine Rebounds.
Die Gegenrichtung wird ebenfalls mobilisiert, das Bewegungsausmaß ist allerdings deutlich geringer.
Diese Variante der Mobilisation in Sagittalebene ist die spiegelbildliche Technik zur „Mobilisation der Leber in Sagittalebene nach Barral" (s. Leber, S. 46).

Mobilisation des Magens

■ In Frontalebene mit langem „Armhebel" n. Barral

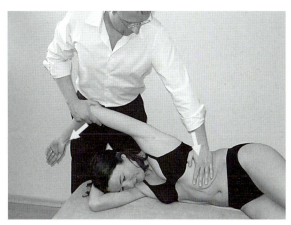

Abb. 7.10

Ausgangsstellung

Patient in Rechtsseitenlage.
Therapeut steht hinter dem Patienten.

Vorgehen

Die kaudale Hand des Therapeuten wird auf den linken unteren Rippenbogen lateral aufgesetzt. Die kraniale Hand fasst den linken Arm des Patienten und führt ihn in Abduktion bis es zur Mitbewegung der Rippen kommt.
Die kaudale Hand gibt Druck nach medial, um die Rippen auf den Magen zu pressen und mobilisiert den Magen über die Rippen nach kaudal-medial. Die kraniale Hand fixiert den Arm in Abduktion. Am Bewegungsende wird kontinuierlicher oder intermittierender Zug auf die Strukturen ausgeübt. Der mobilisierende Effekt betrifft die Gleitfläche „Magen-Zwerchfell".

Variante

Punctum fixum und Punctum mobile können auch getauscht werden, sodass die kaudale Hand fixiert und die kraniale mobilisiert. Es können auch beide Hände zum Punctum mobile werden.

Mobilisation des Magens

In Frontalebene mit langem „Beinhebel" n. Barral

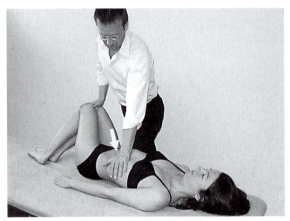

Abb. 7.11

Ausgangsstellung
Patient in Rückenlage, Beine angewinkelt.
Therapeut steht auf der rechten Seite des Patienten.

Vorgehen
Die kraniale Hand des Therapeuten wird mit dem Thenar unter den linken Rippenbogen auf dem Magen aufgelegt. Die kaudale Hand fasst an das linke Knie des Patienten. Die kraniale Hand mobilisiert den Magen nach kranial-lateral, während die kaudale Hand beide Knie nach rechts auf den Therapeuten zuzieht, bis die Bewegung an der kranialen Hand ankommt. Am Bewegungsende wird kontinuierlicher oder intermittierender Zug auf die Strukturen ausgeübt. Beide Hände sind Punctum mobile.
Der mobilisierende Effekt betrifft die Gleitflächen des Magen mit seinen kaudalen viszeralen Gelenken.

Variante
Es kann auch eine Hand Punctum fixum und die andere die mobilisierende Hand sein.

Oszillationen auf dem Magen

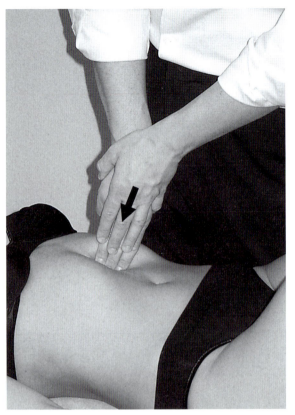

Abb. 7.12

Ausgangsstellung
Patient in Rückenlage, Beine angewinkelt.
Therapeut steht auf der linken Seite des Patienten.

Vorgehen
Der Therapeut legt die Finger beider Hände auf den Magen und übt Druck nach posterior aus, bis er deutlich auf der Magenwand Kontakt hat. Nun oszilliert er auf dem Magen, d.h. er drückt leicht und intermittierend auf den Magen mit einer Frequenz von 150–180/min. Diese Oszillationen werden für ca. 2 Minuten ausgeführt.
Diese Technik hat einen guten despasmierenden Effekt.

Dehnung des Omentum minus

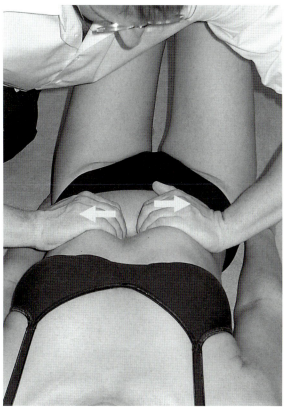

Abb. 7.13

Ausgangsstellung

Patient in Rückenlage, Beine angewinkelt.
Therapeut steht auf der linken Seite des Patienten.

Vorgehen

Die rechte Hand setzt der Therapeut etwas links der Medianlinie unterhalb des Processus xyphoideus mit vier Fingern nebeneinander auf die Bauchwand auf. Die linke Hand wird in gleicher Weise auf die Medianlinie neben die rechte Hand gelegt.

Mit beiden Händen wird vorsichtig Druck nach posterior in die Tiefe des Abdomens ausgeübt. Man muss langsam vorgehen, um die faszialen Spannungen in diesem Bereich zu senken. Nur so erreicht man das Omentum minus.

Ist man tief genug mit der Palpation vorgedrungen, zieht man beide Hände behutsam nach lateral auseinander und dehnt so das Omentum minus. Der Dehnungszug wird für maximal eine Minute konstant gehalten.

Diese Technik hat auch einen reflektorischen Effekt auf die zirkulatorischen Strukturen des Lig. hepatoduodenale.

Pylorusbehandlung n. Barral

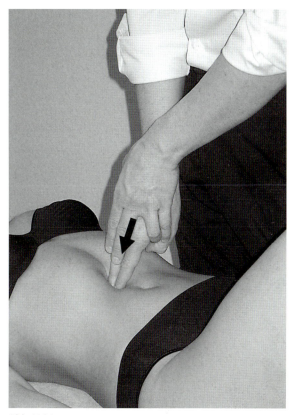

Abb. 7.14

Ausgangsstellung

Patient in Rückenlage, Beine angewinkelt.
Therapeut steht auf der linken Seite des Patienten.

Vorgehen

Um den Pylorus zu finden, muss man seine ungefähre Projektion auf der Bauchwand suchen. Dazu geht man vom Bauchnabel fünf Fingerbreit nach kranial. Von dort aus setzt man seine Finger etwas rechts neben die Medianlinie auf. An diesem Punkt lässt man sich langsam nach dorsal ins Abdomen gleiten. Es ist wichtig, dies langsam zu machen, damit die oberflächlichen Strukturen Zeit haben auszuweichen und es zu einer faszialen Entspannung kommt.

Ist man tief genug mit der Palpation vorgedrungen, kann man in den meisten Fällen in 0,5–1 cm um diesen Palpationspunkt herum eine etwa haselnussgroße elastische Verhärtung finden. Meist ist der Pylorus palpationsempfindlich.

Auf diesem Punkt kann man nun kleine Zirkulationen, Vibrationen oder Inhibitionen ausführen, bis der Tonus und die Schmerzhaftigkeit deutlich nachlassen.

Mediastinummobilisation zur Verbesserung der Ösophagusmobilität n. Barral

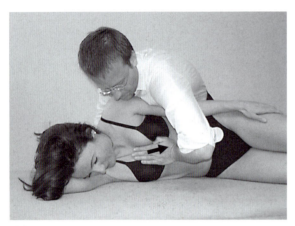

Abb. 7.15

Ausgangsstellung
Patient in Seitenlage.
Therapeut steht hinter dem Patienten.

Vorgehen
Die ventrale Hand liegt flach auf dem unteren Drittel des Sternums. Die dorsale Hand liegt auf den Dornfortsätzen der oberen BWS auf Höhe des Manubrium sterni.
Die ventrale Hand übt einen Druck nach kaudal-posterior aus, die dorsale Hand nach kranial-anterior. Der Druck wird mit einem Recoil gelöst. Dieses Vorgehen wird 8–10-mal wiederholt.
Danach werden die Hände so aufgelegt, dass die ventrale Hand auf dem Manubrium liegt und die dorsale Hand auf der mittleren BWS auf Höhe des unteren Sternumdrittels. Der Mobilisationsschub erfolgt ventral nun nach kranial-posterior und dorsal nach kaudal-anterior.

Verschlimmerungstest für eine Hiatushernie n. Barral

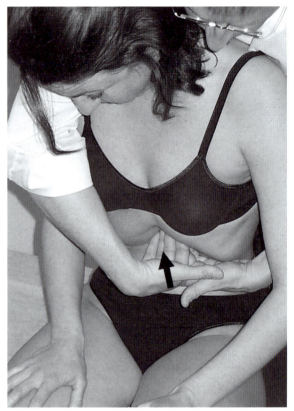

Abb. 7.16

Ausgangsstellung
Patient sitzt.
Therapeut steht hinter dem Patienten.

Vorgehen
Der Therapeut führt seine rechte Hand über die rechte Schulter des Patienten auf die Abdomenwand etwas links neben dem Processus xyphoideus und unterhalb des Rippenbogens. Die linke Hand wird unter der linken Axilla des Patienten durchgeführt und neben die rechte Hand gelegt.
Der Patient wird kyphosiert, dabei gleitet der Therapeut mit beiden Händen gleichzeitig nach posterior-kranial-rechts in Richtung Kardia. Dort angekommen drückt man die Kardia in Richtung ihrer Achse nach hinten-oben-rechts auf den gastroösophagealen Übergang zu.
Löst dieser Druck den für den Patienten typischen retrosternalen Schmerz eventuell mit Übelkeit und vegetativen Reaktionen aus, so ist dies ein Hinweis auf eine Hiatushernie und eine eventuelle Refluxösophagitis.

Am Ende des Tests löst man plötzlich den Druck. Erzeugt dies nun eine Missempfindung im Sinne eines unspezifischen Schmerzes, so sind die faszialen Strukturen des gastroösophagealen Übergangs meist die Ursache für die Magenproblematik.

Verbesserungstest für eine Hiatushernie n. Barral

Behandlung der Hiatushernie im Sitz n. Barral

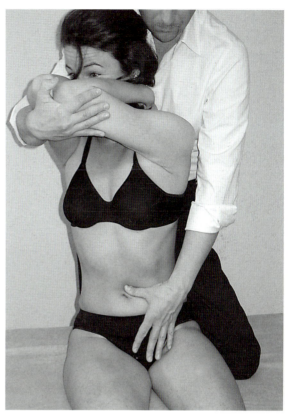

Abb. 7.18

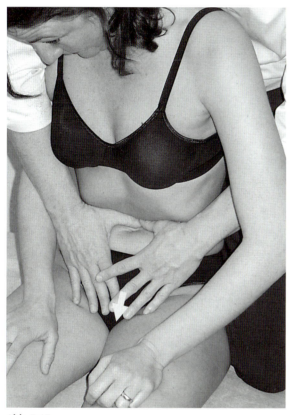

Abb. 7.17

Ausgangsstellung
Patient sitzt.
Therapeut steht hinter dem Patienten.

Vorgehen
Der Verschlimmerungstest wird durchgeführt und führt beim Druck auf die Kardia zum typischen Schmerz. Nun palpiert man mit beiden Händen entlang der kleinen Kurvatur nach kaudal bis zur Incisura angularis. Von dort drückt man den Magen etwas nach kaudal und entlastet den gastroösophagealen Übergang. Die typischen Symptome sollten jetzt deutlich abnehmen.
Eine Hiatushernie ist nun wahrscheinlich.

Ausgangsstellung
Patient sitzt, Hände im Nacken verschränkt und die Ellbogen zeigen nach vorn.
Therapeut steht hinter dem Patienten.

Vorgehen
Der Therapeut führt beide Hände unter den Achseln des Patienten hindurch und setzt sie nebeneinander etwas links der Medianlinie neben dem Processus xyphoideus und unterhalb des Rippenbogens auf die Bauchwand auf. Der Patient wird kyphosiert, dabei gleitet der Therapeut mit beiden Händen gleichzeitig nach posterior-kranial-rechts in Richtung Kardia. Nun palpiert man mit beiden Händen entlang der kleinen Kurvatur nach kaudal bis zur Incisura angularis.

Die linke Hand bleibt an diesem Punkt und fixiert ihn nach kaudal. Die rechte Hand fasst die beiden Ellbogen des Patienten und faszilitiert ihn in die Extension-Rechtsrotation. So wird die Kardia nach kaudal mobilisiert. Dieser Mobilisationsimpuls kann kontinuierlich für ca. 30 Sekunden gehalten oder intermittierend 5–6-mal hintereinander ausgeführt werden.

Behandlung der Hiatushernie in Rückenlage

Ausgangsstellung

Patient in Rückenlage, Beine angewinkelt.
Therapeut steht am Kopfende des Patienten.

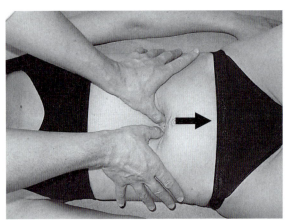

Abb. 7.19

Vorgehen

Beide Hände werden mit den Daumen etwas links neben der Medianlinie auf das Abdomen aufgesetzt und nach posterior in den Bauch eingelassen, bis die kleine Kurvatur als scharfe Kante palpiert wird. Entlang der Curvatura minor führt man die Daumen nach kaudal bis zur Incisura angularis. Von dort drückt man den Magen nach kaudal mit einem mobilisierenden Effekt auf den gastroösophagealen Übergang.

Mobilisation des gastroösophagealen Übergangs über die Leber n. Barral

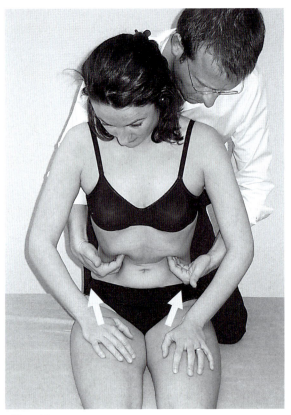

Abb. 7.20

Ausgangsstellung

Patient sitzt.
Therapeut steht hinter dem Patienten.

Vorgehen

Der Therapeut führt seine rechte Hand unter der Axilla des Patienten zum rechten Rippenbogen in den Bereich des Lig. triangulare dextrum. Die linke Hand wird in gleicher Weise unter den linken Rippenbogen etwas medial der Medioklavikularlinie aufgesetzt.
Der Patient wird kyphosiert, dabei gleitet der Therapeut mit seiner rechten Hand nach posterior-kranial, mit der linken bewegt er sich nach posterior-kranial-rechts in Richtung des Lig. triangulare sinistrum.
Im nächsten Schritt wird die Leber über beide Hände gleichzeitig nach kranial gehoben und plötzlich wieder fallen gelassen. Durch den Fall werden die faszialen Strukturen des gastroösophagealen Übergangs mobilisiert. Das Vorgehen wird 5–6-mal wiederholt.

Behandlung der Magenptose n. Barral

Ausgangsstellung

Patient sitzt.
Therapeut steht hinter dem Patienten.

Vorgehen

Ziel ist es, dem Magen auf seiner neuen Gleitfläche eine möglichst große Mobilität zu verleihen. Eine Rückführung an seine alte Stelle ist nicht zu erwarten.
Der Therapeut führt seine rechte Hand über die rechte Schulter des Patienten auf die Abdomenwand unterhalb des Magens. Die linke Hand wird unter der linken Axilla des Patienten durchgeführt und neben die rechte Hand gelegt.
Der Magen wird nun mit beiden Händen nach kranial und zur linken Schulter hin mobilisiert. Dies soll mit weichem Griff und intermittierend geschehen, bis man eine verbesserte Beweglichkeit wahrnimmt.

Variante

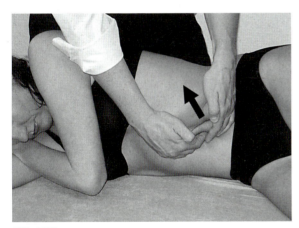

Abb. 7.21

Diese Technik kann auch gut in Rechtsseitenlage ausgeführt werden. Der Therapeut steht dazu hinter dem Patienten und legt beide Hände unter dem Magen auf die Bauchwand auf. Er mobilisiert wieder weich und intermittierend in Richtung linke Schulter.
Auch die Kopftieflage ist eine mögliche Ausgangsstellung: Der Vorteil ist, dass der Magen schon von der Schwerkraft nach kranial gleiten möchte. Die Kopftieflage ist auch für eine Eigenmobilisation geeignet.

Test und Behandlung der Motilität des Magens n. Barral

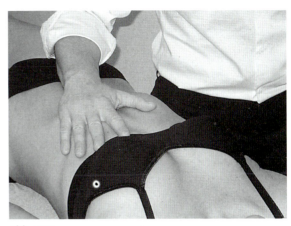

Abb. 7.22

Ausgangsstellung

Patient in Rückenlage, Beine gestreckt.
Therapeut sitzt rechts neben dem Patienten und schaut zum Kopfende.

Vorgehen

Der Therapeut legt seine rechte Hand ohne Druck auf das Abdomen des Patienten. Der Daumen liegt auf der Projektion des Pylorus, die Finger zeigen nach kranial-lateral zum Magenfundus und der Zeigefinger liegt auf der Projektion der kleinen Kurvatur. Der Unterarm ruht auf dem Abdomen.

Testablauf

Der Therapeut erspürt die Motilitätsbewegung wie oben beschrieben und beurteilt die Amplitude und Richtung der Inspirations- und Exspirationsbewegung sowie den Rhythmus der Gesamtbewegung. Liegt eine Störung in einem oder beiden Aspekten der Motilitätsbewegung vor, wird behandelt.

Behandlung

Die Motilität wird indirekt behandelt, indem man der nicht eingeschränkten Bewegung folgt, am Endpunkt dieser Bewegung mehrere Zyklen verweilt und schließlich der eingeschränkten Bewegung zum neuen Endpunkt nachgeht.
Man kann auch versuchen, die freie Bewegung in ihrem Ausmaß zu erweitern (Induktion) und kontrolliert anschließend, ob sich die eingeschränkte Bewegungsrichtung verbessert hat.

Die Behandlung wird so lange wiederholt, bis die Motilität in Rhythmus, Richtung und Amplitude ihr normales Maß erreicht hat.

Fasziale Behandlung n. Finet und Williame

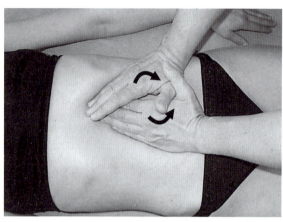

Abb. 7.23

Ausgangsstellung

Patient in Rückenlage, Beine gestreckt.
Therapeut steht links neben dem Patienten.

Vorgehen

Die rechte Hand des Therapeuten liegt mit der Kleinfingerseite unter dem linken Rippenbogen an, die Finger zeigen zur rechten Schulter. Die linke Hand liegt mit der Kleinfingerseite links der Medianlinie, die Fingerspitzen zeigen zur linken Schulter des Patienten und liegen etwas unter der rechten Hand.
Mit beiden Händen gibt der Therapeut soviel Druck nach posterior, dass er die Faszienebene erreicht.

Behandlung

In der Einatmungsphase ziehen beide Hände gleichzeitig nach kaudal. Die rechte Hand rotiert dabei zusätzlich im Uhrzeigersinn und die linke Hand gegen den Uhrzeigersinn. Es resultiert eine Streckung des Magens in Längsrichtung.
In der Ausatmung wird die erreichte Position gehalten. Diese Behandlung wird wiederholt, bis das fasziale Bewegungsende erreicht ist. Der Zug wird dann in der nächsten Exspiration gelöst.
Die ganze Behandlung wird 4–5-mal wiederholt.

Zirkulatorische Techniken n. Kuchera

Arterielle Stimulation

- Stimulation des Truncus coeliacus durch Arbeit an der Wirbelsäule
- Diaphragmatechniken

Venöse Stimulation

- Leberpumpe
- Dehnung des Lig. hepatoduodenale
- Diaphragmatechniken

Lymphatische Stimulation

- Lymphdrainage an Thorax und Abdomen
- Diaphragmatechniken

Vegetativer Ausgleich

Sympathikus
Stimulation des Grenzstrangs Th6–9 durch:
- Rib Raising
- Inhibition der Paravertebralmuskulatur
- Vibrationen
- Manipulationen
- Maitland
- Stimulation des Plexus coeliacus
- Diaphragmatechniken

Parasympathikus
Stimulation des N. vagus durch:
- Kraniosakraltherapie
- Kehlkopftechniken
- Thoraxtechniken (Recoil)
- Diaphragmatechniken

Reflexpunktbehandlung n. Chapman

Lage

Ösophagus

Anterior. Interkostalraum zwischen 2. und 3. Rippe, sternumnah (beidseits).

Posterior. Auf dem 2. BWK auf halbem Weg zwischen Processus spinosus und dem Ende des Processus transversus, zum kranialen Ende des Wirbelkörpers hin (beidseits).

Magensekretion (positiv bei Magenerkrankungen)

Anterior. Interkostalraum zwischen 5. und 6. Rippe, von parasternal nach lateral etwa bis auf die Höhe der Mamillarlinie – nur auf der linken Seite vorhanden!

Posterior. Zwischen den beiden Processus transversi des 5. und 6. BWK auf halbem Weg zwischen Processus spinosus und der Spitze des Processus transversus – nur auf der linken Seite vorhanden!

Magentonus

Anterior. Interkostalraum zwischen 6. und 7. Rippe, von parasternal nach lateral etwa bis auf die Höhe der Mamillarlinie – nur auf der linken Seite vorhanden!

Posterior. Zwischen den beiden Processus transversi des 6. und 7. BWK auf halbem Weg zwischen Processus spinosus und der Spitze des Processus transversus – nur auf der linken Seite vorhanden!

Pylorus

Anterior. Ventrale Fläche des Sternums, vom Manubrium bis zum Processus xyphoideus.

Posterior. Auf der 10. Rippe, auf Höhe des Kostotransversalgelenks – nur auf der rechten Seite vorhanden!

Prinzip der Behandlung

Der Therapeut nimmt Kontakt mit dem Reflexpunkt auf. Er legt dazu einen Finger sehr sanft auf den Punkt und übt nur einen leichten Druck aus. Die Reflexpunkte sind oft sehr empfindlich, behutsames Vorgehen ist daher wichtig.

Der Finger bleibt auf dem Punkt und behandelt durch sanfte Rotationen.

Zuerst werden die anterioren Punkte behandelt, danach die posterioren. Es wird so lange behandelt, bis sich die Empfindlichkeit oder die Konsistenz des Punktes normalisiert hat.

Zum Abschluss werden die ventralen Punkte noch einmal kontrolliert. Sollten sie keine Veränderung zeigen, kann es sein, dass die Organpathologie zu ausgeprägt ist, um sie kurzfristig reflektorisch beeinflussen zu können, oder es liegen andere Dysfunktionen vor, die primär behandelt werden müssen.

Empfehlungen für den Patienten

- Vor der Behandlung etwa 2–3 Stunden nichts essen.
- Vermeiden von engen Hosen oder Gürteln.
- Überkopfarbeiten möglichst vermeiden.

Patienten mit Hiatushernie

- Kleine Mahlzeiten zu sich nehmen.
- Abends nach 18 Uhr nichts mehr essen.
- Das Bett insgesamt etwas schräg stellen, sodass das Kopfteil erhöht ist.

Patienten mit Ulkus

- Zucker und industriell verarbeitete Kohlenhydrate können ein Magengeschwür begünstigen.
- Milchkonsum führt nur kurzfristig zu einer Hebung des pH-Werts im Magen, danach kann es zu einer stärkeren Säurebildung kommen.
- Alkohol und Tabak reizen den Magen.
- Kaffee und koffeinhaltige Getränke können ein Ulkus verschlimmern.
- S-Methylmethionin und Glutamin wirken heilungsfördernd – Saft aus rohem Kohl ist reich an diesen Aminosäuren.
- Immunsystem stärken, um Helicobacterinfektionen abzuwehren.

8 Duodenum

8.1 Anatomie

Allgemeines

Das Duodenum hat eine Gesamtlänge von 25–30 cm und annähernd die Form eines Hufeisens.
Es erstreckt sich von BWK 12 – LWK 3; von rechts subkostal bis zur umbilikalen Region.

Es ist unterteilt in die vier Abschnitte:
- Pars superior
- Pars descendens
- Pars horizontalis
- Pars ascendens

Das Duodenumlumen verjüngt sich von der Pars superior zur Flexura duodenojejunalis von ca. 4,7 cm auf 2,7 cm.

Lage

Pars superior

Dieser Teil liegt etwa 5 cm intraperitoneal. Es ist der beweglichste Teil des Duodenums. Seine Lage kann um 4–5 cm variieren – abhängig von Atmung, Füllungszustand des Magens und Haltung.
Es erstreckt sich von BWK 12 – LWK 1. Die Pars superior verläuft vom Pylorus aus nach kranial, dorsal und rechts.

Pars descendens

Ca. 10 cm lang liegt dieser Teil sekundär retroperitoneal. Dieser Teil verläuft senkrecht nach kaudal und zwar rechts neben der Wirbelsäule von LWK 1–3 (4).
Die Ausführungsgänge von Gallenblase und Pankreas münden von dorsal-medial in die Pars descendens auf der Papilla duodeni major (Vater). Neben dieser üblichen Anatomie gibt es zahlreiche Mündungsvarianten der beiden Gänge. Ein akzessorischer Pankreasausführungsgang kann etwa 2 cm kranial von der Papilla Vateri auf der Papilla duodeni minor (Santorini) münden.

Pars horizontalis

Dieser Teil liegt etwa 9 cm sekundär retroperitoneal.
Von der Höhe LWK 3(4) ausgehend zieht er über die Wirbelsäule etwas schräg nach links oben zum LWK 2.

Pars ascendens

Dieser Teil liegt etwa 6 cm sekundär retroperitoneal.
Die Pars ascendens steigt vom LWK 2 zum LWK 1 nach kranial und links auf. Sie endet mit einem scharfen Winkel in der Flexura duodenojejunalis, die wieder intraperitoneal liegt.

Topografische Beziehungen

Pars superior

- Wirbelsäule: im Stand mit LWK 2/3, in Rückenlage mit LWK 1/2
- Gallenblase
- Leber
- V. cava inferior
- Pankreaskopf
- Lig. hepatoduodenale
- Peritoneum

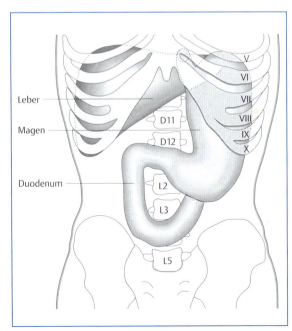

Abb. 8.1

Pars descendens

- LWK 1–3
- Colon transversum
- Mesocolon transversum
- Leber
- Colon ascendens
- Pankreaskopf und Pankreasausführungsgänge
- Ductus choledochus
- Treitz-Muskel (M. suspensorius duodeni)
- Niere rechts und Nierenhilus
- V. cava inferior
- rechter Ureter
- Vasa testicularia/ovarica
- Peritoneum

Pars horizontalis

- LWK 2/3
- Radix mesenterii
- A. und V. mesenterica superior
- Pankreaskopf
- Dünndarmschlingen
- Treitz-Muskel (M. suspensorius duodeni)
- M. psoas major
- Aorta
- V. cava inferior
- Peritoneum

Pars ascendens

- LWK 1/2
- Tuberositas minor des Magens und Pylorus
- Mesocolon transversum
- Dünndarmschlingen
- M. psoas major links
- Treitz-Muskel (M. suspensorius duodeni)
- linke Nierengefäße
- Aorta
- linke Niere
- Peritoneum
- Pankreas

Befestigungen/Aufhängungen

- Druck der Organe
- Turgor
- Bindegewebe des Retroperitonealraums
- Lig. hepatoduodenale
- Treitz-Muskel (M. suspensorius duodeni)

Der **Treitz-Muskel (M. suspensorius duodeni)** besteht aus glatten und quergestreiften Muskelfasern. Die glatten Muskelfasern haben ihren Ursprung an der A. mesenterica superior und ziehen fächerförmig zur Pars ascendens, horizontalis oder Flexura duodenojejunalis. Diese Fasern strahlen in die Längs- und Ringmuskulatur des Duodenums ein. Die quergestreiften Muskelfasern entspringen

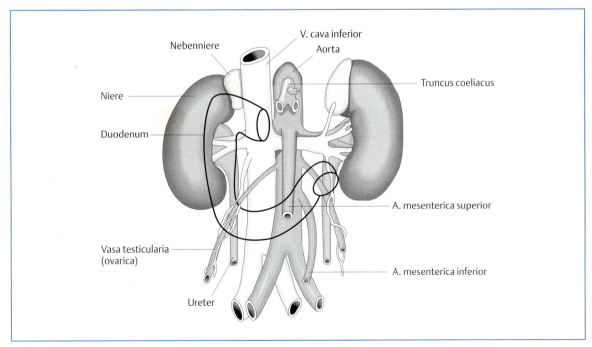

Abb. 8.2

am Crus des Diaphragmas und enden an der Flexura duodenojejunalis.

Zirkulation

Arteriell

- A. gastroduodenalis (Truncus coeliacus)
- A. pancreaticoduodenalis inferior (A. mesenterica superior)

Venös

- V. portae

Lymphabfluss

Entlang der Gefäße zu den Nodi lymphatici coeliaci

Innervation

Sympathikus aus Th9–12 über N. splanchnicus minor zum Plexus coeliacus und Plexus mesentericus superior N. vagus

Organuhr

Maximalzeit: 13–15 Uhr
Minimalzeit: 1–3 Uhr

Bewegungsphysiologie n. Barral

Mobilität

Durch die diaphragmatische Atembewegung, die veränderlichen Füllungszustände des Magens und Lageveränderungen des Körpers kann das Duodenum als Ganzes zusammen mit dem Pankreaskopf um bis zu eine Wirbelkörperhöhe nach kaudal verlagert werden, obwohl es im Retroperitonealraum gut befestigt ist. Mit zunehmendem Alter kann es ebenfalls zu einer Kaudalverschiebung von Duodenum und Pankreas kommen. Dabei kann die Pars horizontalis bis zum Promontorium reichen.

Nach Barral bewegt sich die Pars superior noch zusätzlich auf die Pars ascendens zu, sodass sich die beiden Schenkel des vom Duodenum gebildeten „C" einander annähern. Der Motor dieser Bewegung ist das Diaphragma.

Motilität

In der Exspirationsbewegung bewegt sich die Pars superior auf die Pars ascendens zu, sodass sich die beiden Schenkel des vom Duodenum gebildeten „C" einander annähern. In der Inspirationsphase findet man die umgekehrte Bewegung.

8.2 Physiologie

Der Aufbau der Duodenalschleimhaut entspricht dem Grundaufbau wie im Kapitel „Jejunum/Ileum" beschrieben. Die Plicae circulares (Kerckring-Falten) sind hier besonders ausgeprägt.

Eine Besonderheit des Duodenums sind die Brunner-Drüsen, die großen mukoiden Schleim produzieren und die Schleimhaut z.T. bis zur Ringmuskelschicht durchdringen. Das schleimige Sekret enthält u.a. Glykopeptide und Bikarbonat zur Neutralisierung des sauren Chymus.

Die Zellen der Duodenalschleimhaut haben eine kurze Lebensdauer (34–38 Stunden), d.h. man findet dort physiologisch eine schnelle Erneuerung der Schleimhaut. Dies lässt sich als Schutzmechanismus vor dem sauren Chymus auffassen, da geschädigte Zellen schnell ausgetauscht werden.

Somit ist die Duodenumschleimhaut gleich mehrfach vor der Säure des Magens und den Enzymen des Pankreas geschützt, durch den Schleim der Brunner-Drüsen, das Bikarbonat des Pankreassaftes und eine schnelle Verjüngung der Schleimhaut.

8.3 Pathologien

Symptome, die eine ärztliche Abklärung erfordern

- epigastrischer Schmerz
- Palpationsschmerz paraumbilikal rechts
- Beschwerden bessern sich signifikant nach Nahrungsaufnahme

Ulcus duodeni

Definition. Schleimhautdefekt, der bis in die Muskelschicht der Schleimhaut reichen kann.
95 % der Ulzera sind in der Pars superior und an der Vorderwand lokalisiert. Es tritt 3–4-mal häufiger auf als das Magengeschwür.

Ursachen
- 80 % der Erkrankten sind Raucher.
- Heliobacter-pylori-Infektion.
- Es besteht ein Säureüberschuss im Verhältnis zu protektiven Substanzen, wie z. B. Bikarbonat.

Klinik
- epigastrischer Schmerz
- Palpationsschmerz paraumbilikal rechts
- signifikante Besserung der Schmerzen nach Nahrungsaufnahme (Spät-, Nacht-, Nüchternschmerz)

8.4 Osteopathische Klinik

Kardinalsymptome

- Spät-, Nacht-, Nüchternschmerz (epigastrisch bis paraumbilikal)
- Schmerz bessert sich durch Nahrungsaufnahme

Typische Dysfunktionen

- Spasmus
- Adhäsionen/Fixationen
- Gallenabflussstörung durch Papillenspasmus oder -stenose

Assoziierte strukturelle Dysfunktionen

BWK 12/LWK 1

Atypische Symptome

Das Symptom lässt sich über osteopathische Ketten erklären oder ergibt sich aus der Patientenanamnese (Zur Erklärung der osteopathischen Ketten s. „Atypische Symptome" im Kapitel Leber, S 41f.).
Schmerzen im Bereich des thorakolumbalen Übergangs mit u.U. rezidivierenden strukturellen Dysfunktionen

Indikationen für eine osteopathische Behandlung

Adhäsionen/Fixationen

Mögliche Ursachen können diverse abdominelle Operationen sein, ebenso wie entzündliche Erkrankungen – auch der Nachbarorgane, z. B. Magenulkus.

Spasmus

Ein Spasmus tritt häufig im Zusammenhang mit einem Duodenalulkus auf.

Kontraindikationen für eine osteopathische Behandlung

- frische Narben
- akute Entzündungen, z. B. akuter Schub eines Ulkus oder Cholezystitis
- veränderte Symptomatik eines dem Patienten bekannten Ulkus, z. B. andere Schmerzcharakteristik
- Löst die Behandlung des Duodenums deutliche vegetative Reaktionen aus, z. B. starke Übelkeit, Erbrechen, Schweißausbruch, Schwindel und Kollapsneigung, Tachykardie, wird sie abgebrochen.

8.5 Osteopathische Tests und Behandlung

Behandlung des Oddi-Sphinkters (Papilla duodeni major) n. Barral

Ausgangsstellung

Patient in Rückenlage, Beine angewinkelt.
Therapeut steht neben dem Patienten auf der rechten Seite.

Vorgehen

Um den Oddi-Sphinkter zu finden, muss man seine ungefähre Projektion auf der Bauchwand suchen. Dazu geht man vom Bauchnabel ca. drei Fingerbreit nach kranial. Von dort aus wandert man so weit waagrecht nach lateral, bis man eine Linie schneidet, die den Bauchnabel und die rechte Brustwarze (oder: den Bauchnabel mit dem Schnittpunkt der rechten Medioklavikularlinie und dem rechten Rippenbogen) verbindet. An diesem Punkt lässt man sich langsam nach dorsal ins Abdomen gleiten. Es ist wichtig dies langsam zu machen, da die oberflächlich liegenden Darmschlingen oder das Colon transversum so Zeit haben zu weichen und es zu einer faszialen Entspannung kommt.

Ist man tief genug mit der Palpation vorgedrungen, kann man in den meisten Fällen in 0,5–1 cm um diesen Palpationspunkt herum eine etwa erbsengroße elastische Verhärtung finden. Meist ist der Sphinkter palpationsempfindlich.

Auf diesem Punkt kann man nun kleine Zirkulationen, Vibrationen oder Inhibitionen ausführen, bis der Tonus und die Schmerzhaftigkeit deutlich nachlassen.

Behandlung der Flexura duodenojejunalis n. Barral

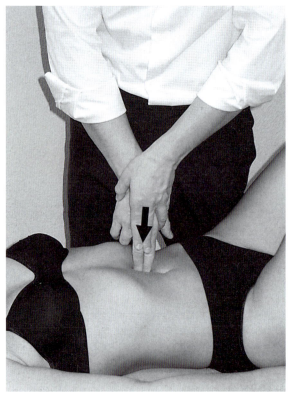

Abb. 8.3

Ausgangsstellung

Patient in Rückenlage, Beine angewinkelt.
Therapeut steht neben dem Patienten auf der linken Seite.

Vorgehen

Um die Flexura duodenojejunalis zu palpieren, geht man spiegelbildlich zum Oddi-Sphinkter vor:
Vom Bauchnabel aus palpiert man etwa drei Fingerbreit nach kranial. Von dort aus wandert man so weit waagrecht nach lateral, bis man eine Linie schneidet, die den Bauchnabel und die linke Brustwarze (oder: den Bauchnabel mit dem Schnittpunkt der linken Medioklavikularlinie und dem linken Rippenbogen) verbindet. An diesem Punkt lässt man sich langsam nach dorsal ins Abdomen gleiten. Es ist wichtig dies langsam zu machen, da die oberflächlich liegenden Darmschlingen oder das Colon transversum Gelegenheit bekommen, zur Seite zu weichen und es zu einer faszialen Entspannung kommt.

Ist man tief genug mit der Palpation vorgedrungen, kann man in 0,5–1 cm um diesen Palpationspunkt herum eine meist palpationsempfindliche Stelle finden.

Auf diesem Punkt kann man nun kleine Zirkulationen, Vibrationen oder Inhibitionen ausführen, bis der Tonus und die Schmerzhaftigkeit deutlich nachlassen.

Die Behandlung dieser beiden Reflexpunkte (Oddi-Sphinkter und Flexura duodenojejunalis) führt zu einer Tonussenkung im Duodenum und darüber hinaus auch zu einer generellen Entspannung im Abdomen. Diese Behandlungen können also auch unabhängig von duodenalen Indikationen als allgemeine viszerale Behandlung durchgeführt werden.

Mobilisierung der Pars superior im Sitzen über die Leber n. Barral

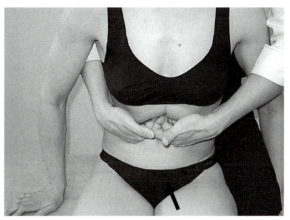

Abb. 8.4

Despasmierung der Pars descendens und horizontalis in Seitenlage n. Barral

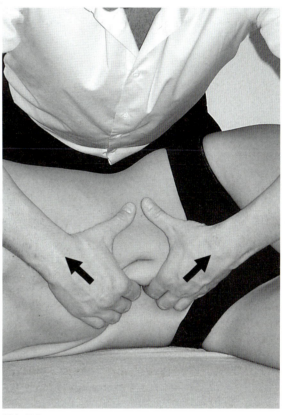

Abb. 8.5

Ausgangsstellung
Patient im Sitz am Rande der Behandlungsbank.
Therapeut steht hinter dem Patienten.

Vorgehen
Der Therapeut führt seinen linken Arm über die linke Schulter des Patienten an den rechten Rippenbogen medial des Punktes von Murphy. Seinen rechten Arm bringt der Therapeut unter der rechten Achsel des Patienten hindurch zur linken Hand.
Der Patient wird kyphosiert, dabei gleitet der Therapeut medial der Gallenblase nach posterior-kranial-lateral in Richtung Pars superior des Duodenums. Man sollte möglichst weit in diese Richtung palpieren und dann die Leber kontaktieren. Durch ein Heben der Leber nach kranial wird nun die Pars superior durch einen Zug am Lig. hepatoduodenale ebenfalls nach kranial mobilisiert. Die Leber wird in einem zweiten Schritt „fallen gelassen" und die Pars superior nach kaudal mobilisiert.

Ausgangsstellung
Patient in Rechtsseitenlage, Beine leicht angewinkelt.
Therapeut steht hinter dem Patienten.

Vorgehen
Der Therapeut legt beide Hände medial des Colon ascendens und lateral der Dünndarmschlingen auf das Abdomen auf. Die rechte Hand liegt dabei unter dem rechten Rippenbogen, die linke direkt daneben. Man palpiert nun in die Tiefe des Abdomens nach posterior-medial. Die Dünndarmschlingen liegen in den Handflächen. Die Fingerspitzen erreichen die Pars descendens von lateral und dehnen sie gleichzeitig nach medial und kraniokaudal aus. Dies hat auch einen Effekt auf die Pars horizontalis. Diese Position wird gehalten, bis man eine Entspannung im Gewebe wahrnimmt.

Variante

Der Therapeut kann sich auch vor den Patienten setzen und ansonsten in gleicher Weise vorgehen. Zu beachten ist lediglich, dass nun die linke Hand unter dem Rippenbogen liegt.

Behandlung des Winkels zwischen Pars superior und descendens in Rückenlage

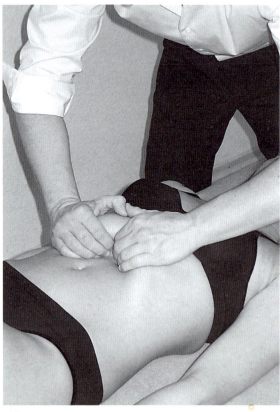

Abb. 8.6

Ausgangsstellung

Patient in Rückenlage, Beine angewinkelt.
Therapeut steht am Kopfende des Patienten an der rechten Schulter.

Vorgehen

Die linke Hand des Therapeuten wird etwas lateral der Pylorusprojektion und die rechte Hand an den medialen Rand der Pars-descendens-Projektion auf das Abdomen gelegt. Die Finger beider Hände liegen nebeneinander in Richtung der Achse der beiden Duodenumanteile.
Beide Hände gleiten langsam nach posterior ins Abdomen zu einer tiefen Palpation. Die über dem Duodenum liegenden Gewebe werden auf der Pars superior und descendens komprimiert und fixiert. Dies muss vorsichtig geschehen, da die Technik sonst sehr schmerzhaft ist.
Ist man weit genug nach posterior vorgedrungen, mobilisiert man den Winkel in zwei Richtungen:
1. Es wird ein stumpferer Winkel faszilitiert.
2. Es wird ein spitzerer Winkel faszilitiert.

Die Position wird so lange gehalten, bis man eine Tonussenkung wahrnimmt.
Da fast alle Ulcera duodeni in der Pars superior lokalisiert sind, sollte man diese Region im **nicht akuten** Zustand besonders intensiv behandeln.

Motilitätstest und Behandlung des Duodenums n. Barral

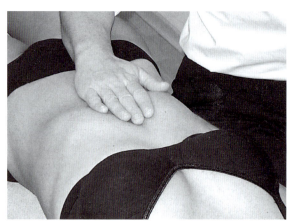

Abb. 8.7

Ausgangsstellung

Patient in Rückenlage, Beine gestreckt.
Therapeut sitzt rechts neben dem Patienten und schaut zum Kopfende.

Vorgehen

Der Therapeut legt seine rechte Hand ohne Druck auf das Abdomen des Patienten auf. Der Mittelfinger liegt auf der Medianlinie, die Finger zeigen nach kranial. Der Unterarm ruht auf dem Abdomen.

Testablauf

Der Therapeut erspürt die Motilitätsbewegung: In der Exspirationsphase bewegt sich die Pars superior auf die Pars ascendens zu, sodass sich die beiden Schenkel des vom Duodenum gebildeten „C" einander annähern. In der Inspirationsphase findet man die umgekehrte Bewegung.
Er beurteilt die Amplitude und Richtung der Inspirations- und Exspirationsbewegung sowie den Rhythmus der

Gesamtbewegung. Liegt eine Störung in einem oder beiden Aspekten der Motilitätsbewegung vor, wird behandelt.

Behandlung

Die Motilität wird indirekt behandelt, indem man der nicht eingeschränkten Bewegung folgt, am Endpunkt dieser Bewegung mehrere Zyklen verweilt und schließlich der eingeschränkten Bewegung zum neuen Endpunkt nachgeht.

Man kann auch versuchen, die freie Bewegung in ihrem Ausmaß zu erweitern (Induktion) und kontrolliert anschließend, ob sich die eingeschränkte Bewegungsrichtung verbessert hat.

Die Behandlung wird so lange wiederholt, bis die Motilität in Rhythmus, Richtung und Amplitude ihr normales Maß erreicht hat.

Fasziale Behandlung n. Finet und Williame

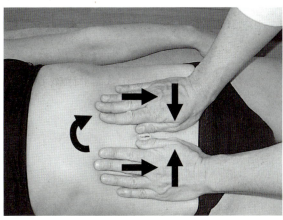

Abb. 8.8

Ausgangsstellung

Patient in Rückenlage, Beine gestreckt.
Therapeut steht rechts neben dem Patienten.

Vorgehen

Der Therapeut legt beide Hände beidseits der Medianlinie auf das Abdomen. Die Finger zeigen nach kranial, die Fingerspitzen liegen unter dem Rippenbogen. Mit beiden Händen gibt der Therapeut so viel Druck nach posterior, dass er die Faszienebene erreicht.

Behandlung

In der Einatmungsphase ziehen beide Hände gleichzeitig nach kaudal, medial und rotieren im Uhrzeigersinn. Bei der Ausatmung wird die erreichte Position gehalten. Dies wird wiederholt, bis das fasziale Bewegungsende erreicht ist. Der Zug wird dann in der nächsten Exspiration gelöst. Die ganze Behandlung wird 4–5-mal wiederholt.

Zirkulatorische Techniken n. Kuchera

Arterielle Stimulation

- Stimulation des Truncus coeliacus und der A. mesenterica superior durch Arbeit an der Wirbelsäule
- Diaphragmatechniken

Venöse Stimulation

- Leberpumpe
- Dehnung des Lig. hepatoduodenale
- Diaphragmatechniken

Lymphatische Stimulation

- Lymphdrainage an Thorax und Abdomen
- Diaphragmatechniken

Vegetativer Ausgleich

Sympathikus
Stimulation des Grenzstrangs Th9–12 durch:
- Rib Raising
- Inhibition der Paravertebralmuskulatur
- Vibrationen
- Manipulationen
- Maitland
- Stimulation des Plexus coeliacus und des Ganglion mesentericum superius
- Diaphragmatechniken

Parasympathikus
Stimulation des N. vagus durch:
- Kraniosakraltherapie
- Kehlkopftechniken
- Thoraxtechniken (Recoil)
- Diaphragmatechniken

Empfehlungen für den Patienten

- Nikotin vermeiden (80 % der Ulcus-duodeni-Patienten sind Raucher).
- Unverträgliche Lebensmittel vermeiden.

9 Milz

9.1 Anatomie

Allgemeines

Größe: 10–12 cm lang
6–7 cm breit
3–4 cm dick (etwa faustgroß)
Die Milz wiegt 150–200 g.
Synonyme Bezeichnung: Splen, Lien
Sie ist bei normaler Größe nicht palpabel.

Lage

Die Milz liegt intraperitoneal in der Regio hypochondriaca links auf Höhe der 9. bis 11. Rippe.
Ihre Längsachse verläuft etwa mit der 10. Rippe von oben nach unten, von hinten nach vorn und von außen nach innen.
Die Milzloge ist nach kaudal begrenzt durch das Lig. phrenicocolicum links.

Topografische Beziehungen

- Diaphragma
- Magen
- linke Niere und Nebenniere
- Colon transversum
- Lig. phrenicocolicum links (= Sustentaculum lienale)
- Pankreas
- Rippen 9–11 links

Befestigungen/Aufhängungen

- Druck der Organe
- Turgor
- Lig. phrenicocolicum links
- Lig. gastrosplenicum
- Lig. splenorenale (früher Lig. phrenicolienale)
- Lig. pancreaticosplenicum

Zirkulation

Arteriell

A. splenica (über Lig. splenorenale) *aus Truncus coeliacus*

Venös

V. splenica (über Lig. splenorenale)

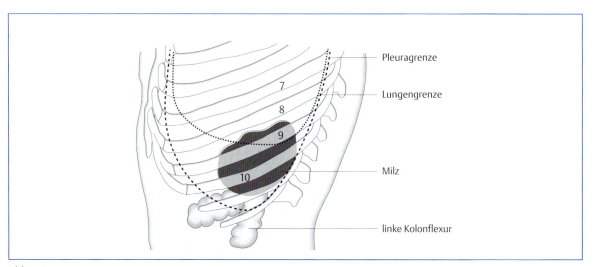

Abb. 9.1

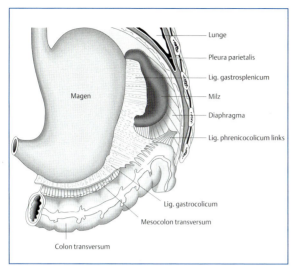

Abb. 9.2

Lymphabfluss

Pankreatikolienale Lymphknoten mit Verbindung zu zöliakalen, hepatischen und gastrischen Lymphbahnen

Innervation

- Sympathikus aus Th5–9 über N. splanchnicus major und Umschaltung im Plexus coeliacus
- N. vagus

Organuhr

Maximalzeit: 9–11 Uhr
Minimalzeit: 21–23 Uhr

Organ-Zahn-Wechselbeziehung

Grundsätzliches s. S. 36f.

- 1. Backenzahn im Unterkiefer links
- 1. Mahlzahn im Oberkiefer links

Bewegungsphysiologie n. Barral

Mobilität

Die Milz folgt den Bewegungen des Diaphragmas: Bei Inspiration kommt es zu einer Verlagerung nach kaudal-medial, in Exspiration umgekehrt.
Ihre Lage wird auch durch Wechsel der Körperhaltung und Änderung der Spannung und Länge des Lig. phrenicocolicum links und des Colon transversum verändert. Ebenso verdrängt ein voller Magen die Milz nach anterior-inferior.

9.2 Physiologie

- Abbau von alten oder geschädigten Blutzellen (vor allem Erythrozyten), Thrombozyten, Mikroorganismen oder Immunkomplexen (Blutmauserung)
- antigeninduzierte Differenzierung und Proliferation von B- und T-Lymphozyten
- Thrombozyten- und Erythrozytenspeicher

9.3 Pathologien

Symptome, die eine ärztliche Abklärung erfordern

- Splenomegalie

Splenomegalie

Definition. Es handelt sich um eine vergrößerte Milz. Die Größenzunahme kann so weit gehen, dass die Milz palpabel wird.

Ursachen. Die Splenomegalie ist ein mögliches Symptom bei verschiedenen Pathologien wie:
- Blut- und lymphatische Erkrankungen (Lymphome, Leukämien, hämolytische Anämien)
- Lebererkrankungen (Zirrhose, Hepatitis)
- Erkrankungen des rheumatischen Formenkreises
- portale Hypertension
- Speicherkrankheiten (z. B. Amyloidose)
- Infektionskrankheiten (z. B. Malaria, Typhus)
- Sarkom
- Abszess
- Echinokokkuszyste

Klinik. Milz ist palpabel oder per Gerätediagnostik als vergrößert diagnostizierbar.
Bei langsamer Vergrößerung der Milz entstehen Symptome durch Verdrängungserscheinungen. Bei relativ schneller Vergrößerung können kolikartige Schmerzen im linken Oberbauch mit Ausstrahlungen in die linke Schulter auftreten.
Da die Splenomegalie häufig ein Sekundärsymptom ist, ist auf andere Krankheitszeichen zu achten.

Hypersplenismus

Definition. Das Auftreten von Anämie, Granulozytopenie oder Thrombozytopenie als Folge einer Milzüberfunktion.
Die Überfunktion der Milz tritt häufig im Kombination mit einer Splenomegalie auf.

Ursachen. S. S. 93

Klinik. S. S. 93
Blutbildveränderungen

9.4 Osteopathische Klinik

Kardinalsymptom

- Splenomegalie

Typische Dysfunktionen

Eine typische Dysfunktion im Sinne einer Adhäsion/Fixation, Ptose oder eines Spasmus gibt es bei der Milz nicht.

Assoziierte strukturelle Dysfunktionen

Rippen 9 und 10 links

Atypische Symptome

Es folgt eine Auflistung von Symptomen, die sich über osteopathische Ketten erklären lassen oder die sich aus der Patientenanamnese ergeben (Zur Erklärung der osteopathischen Ketten s. „Atypische Symptome" im Kapitel Leber, S. 41f.):
- Seitenstechen links
- schwaches Immunsystem

Indikationen für eine osteopathische Behandlung

Eine Behandlung der Milz empfiehlt sich zur Stimulation des Immunsystems.

Kontraindikationen für eine osteopathische Behandlung

- Splenomegalie
- Hypersplenismus

Praxisrelevante Anmerkungen

Die Milz gehört neben der Leber, dem Dünndarm und dem Thymus zu den immunkompetenten Organen. Als immunkompetente Organe werden Organe verstanden, die eine Funktion in unserem Immunsystem, und sei es auch nur zeitweise (Thymus), übernehmen.
Das Immunsystem kann auf zwei Arten beeinträchtigt sein: Es kann sich um eine Schwächung des Immunsystems handeln. Die Patienten leiden unter häufigen Infektionen der Atemwege. Entzündungen der Nasennebenhöhlen, des Larynx, der Bronchien oder der Lunge sind dann keine Seltenheit. Davon betroffen können auch schon Kleinkinder sein. Selbst Kinder, die unter dem Immunschutz der Mutter (Stillen) stehen, können übermäßig häufig auch schwere Infektionen der Atemwege durchmachen müssen als Zeichen einer Schwäche ihrer Immunabwehr.
Ebenso sind häufige Infektionen des Urogenitaltrakts ein Hinweis auf ein geschwächtes Immunsystem. Besonders wenn rezidivierende Harnblasenentzündungen bei Patienten auftreten, die noch nie oder schon lange keine solchen Infektionen erlitten haben, lohnt sich ein Blick auf Leber, Dünndarm, Milz und, wenn noch aktiv, Thymus.
Das Immunsystem kann aber auch im Sinne einer Überreaktion gestört sein. Die Folgen davon sind dann Allergien auf Pollen, Tierhaare, Nahrungsmittel usw. Die überschießende Reaktion kann noch massiver sein, sodass es zu Neurodermitis, Asthma bronchiale oder etwa einer Autoimmunerkrankung kommt.
Immer dann, wenn sich diese allergischen Erkrankungen lebensabschnittsweise verstärken oder abschwächen, also „Bewegung" in diesen Allergien ist, und die allergieauslösenden Substanzen nicht in außergewöhnlichem Maße auf die Patienten einwirken, lohnt sich eine osteopathische Behandlung. Nicht selten findet man dann Dysfunktionen in der Leber, dem Dünndarm, der Milz oder dem Thymus, die die Immunabwehr stören. Man sollte sich diese Organe sowohl bei einer generellen Schwäche als auch bei einer Hyperreagibilität des Abwehrsystems genau anschauen (s. auch Kapitel „Leber", S. 42ff.).
Daneben sollte man natürlich die erkrankten Organe selbst befunden und ggf. behandeln. Gerade die Lungen oder die Harnblase sind Organe, die naturgemäß häufig mit Keimen in Kontakt kommen und die deshalb auch ein

gut entwickeltes eigenes Abwehrsystem besitzen. Ist dies geschwächt oder hyperreagibel, sollte man durch strukturelle oder zirkulatorische Behandlungen die Organe in ihrer eigenen Immunkompetenz stärken.

Auf eine besondere Stresssituation des Immunsystems soll noch näher eingegangen werden.

Jeder von uns kennt Lebensphasen, die als besonders stressig empfunden werden. Dies sind Lebensabschnitte, die stark negativ besetzt sind, der Stress wird also als belastend und nicht als motivierend wahrgenommen. Das können berufliche Ausnahmesituationen sein oder private Stresssituationen wie Trennung oder Krankheit. Leider betrifft dieser Stress auch Kinder: Sie leiden unter der Trennung der Eltern am meisten, auch wenn es nach außen nicht so erscheint. Auch immenser schulischer Druck kann auf ihnen lasten, ein Druck, der leider häufig von den Eltern ausgeht.

Unser Körper nutzt zur Stressbewältigung das Hormon Kortisol, das in der Nebenniere gebildet wird. Dies funktioniert gut, wenn die belastende Situation nicht zu lange anhält. Wird diese Phase aber zum Dauerzustand, so wirkt sich der hohe Kortisolspiegel im Körper immunsuppressiv aus. Dann treten häufig und rezidivierend Infektionen auf. Auch dann sind die Atemwege und der Urogenitaltrakt besonders betroffen, aber es kann auch zu eher seltenen viralen Erkrankungen wie Herpes zoster kommen.

Ist das Immunsystem massiv gestört, muss erst einmal der auslösende Stressfaktor erkannt und gebannt werden, um überhaupt eine Chance zu haben, die Abwehr wieder zu regenerieren.

9.5 Osteopathische Tests und Behandlung

Test und Dehnung des Lig. phrenicocolicum

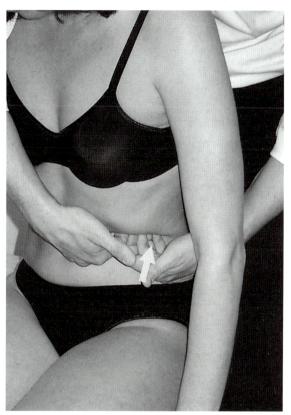

Abb. 9.3

Ausgangsstellung
Patient sitzt.
Therapeut steht hinter dem Patienten.

Vorgehen
Der Therapeut legt die Fingerspitzen beider Hände unter dem linken Rippenbogen auf dem Abdomen auf. Er palpiert das Colon transversum und folgt ihm nach linkslateral bis zur Flexura colica sinistra. Etwas lateral der Flexura ist das Ligament nach links zum Diaphragma ziehend palpabel.

Durch Lateralflexion links kann das Lig. phrenicocolicum entspannt werden, durch kontralaterale Lateralflexion wird es gespannt.

Testablauf

Die Spannung und Schmerzhaftigkeit des Bandes wird im ge- und entspannten Zustand beurteilt.

Behandlung

Zur Dehnung wird das Ligament nach kranial-lateral gedrückt. Gleichzeitig kann eine kontralaterale Lateralflexion die Dehnung verstärken.

Dehnung des Lig. gastrosplenicum

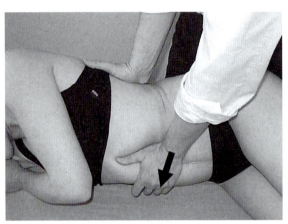

Abb. 9.4

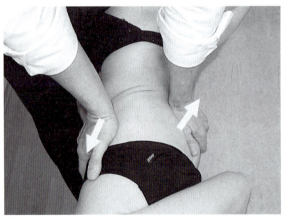

Abb. 9.5

Ausgangsstellung

Patient liegt in Rechtsseitenlage.
Therapeut steht hinter dem Patienten.

Vorgehen

Die kraniale Hand des Therapeuten wird auf die 10. Rippe rechts über die Milz gelegt. Die kaudale Hand sucht die große Kurvatur des Magens auf und palpiert sie mit dem Thenar.

Die kaudale Hand mobilisiert den Magen nach medial, während gleichzeitig die kraniale Hand die 10. Rippe auf der Milz fixiert und beide nach posterior und etwas nach kranial mobilisiert.

Dadurch wird das Ligament gedehnt. Die erreichte Position wird für bis zu 30 Sekunden gehalten. Die Technik kann mehrfach wiederholt werden.

Milzpumpe

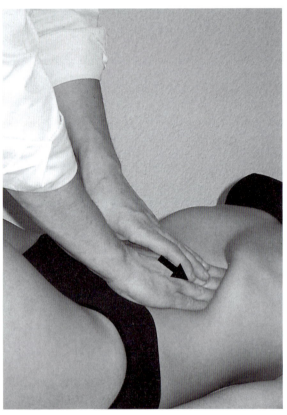

Abb. 9.6

Ausgangsstellung

Patient in Rückenlage, Beine angewinkelt.
Therapeut steht auf der rechten Seite des Patienten.

Vorgehen

Die Finger der rechten Hand werden mit der Kleinfingerseite unter den linken Rippenbogen angelegt. Die linke Hand wird auf die rechte gelegt. Beide Hände oszillieren in Richtung Milz, d.h. der Therapeut drückt leicht und intermittierend in Richtung kranial-lateral mit einer Frequenz von 150–180/min. Diese Oszillationen werden für ca. 2 Minuten ausgeführt.

Variante

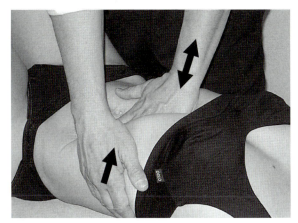

Abb. 9.7

Die linke Hand wird mit der Kleinfingerseite unter den linken Rippenbogen angelegt. Die rechte Hand legt der Therapeut auf den lateralen Rippenbogen links über der Milz auf (Leitstruktur: 10. Rippe).
Die rechte Hand zieht den Rippenbogen etwas nach kaudal-medial auf die linke Hand zu. Die linke Hand stimuliert die Milz durch leichte, rhythmische Oszillationen in Richtung rechte Hand.

Fasziale Behandlung n. Finet und Williame

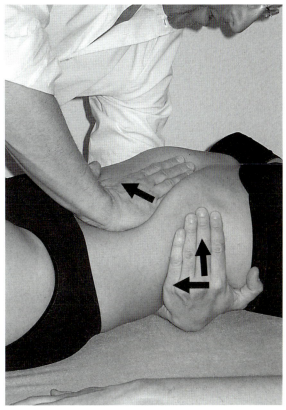

Abb. 9.8

Ausgangsstellung
Patient in Rückenlage, Beine gestreckt.
Therapeut steht auf der rechten Seite des Patienten.

Vorgehen
Der Therapeut führt die linke Hand unter dem Patienten hindurch und legt sie unter dem linken Rippenbogen posterolateral in Höhe der Milz auf. Die rechte Hand wird mit der Kleinfingerseite unter dem linken Rippenbogen aufgelegt, die Fingerspitzen zeigen zur rechten Axilla. Mit beiden Händen gibt der Therapeut soviel Druck (mit der rechten Hand nach posterior und mit der linken nach medial), dass er die Faszienebene erreicht.

Behandlung
In der Einatmung zieht man mit beiden Händen nach kaudal. Zusätzlich führt die rechte Hand einen Zug nach medial und die linke eine Bewegung zur Medianlinie aus. In der Ausatmung wird die erreichte Position gehalten. Dies wird wiederholt, bis das fasziale Bewegungsende

erreicht ist. Der Zug wird dann in der nächsten Exspiration gelöst.
Die ganze Behandlung wird 4–5-mal wiederholt.

Zirkulatorische Techniken n. Kuchera

Arterielle Stimulation

- Stimulation des Truncus coeliacus durch Arbeit an der Wirbelsäule
- Diaphragmatechniken

Venöse Stimulation

- Leberpumpe
- Dehnung des Lig. hepatoduodenale
- Diaphragmatechniken

Lymphatische Stimulation

- Lymphdrainage an Thorax und Abdomen
- Diaphragmatechniken

Vegetativer Ausgleich

Sympathikus
Stimulation des Grenzstrangs Th5–9 durch:
- Rib Raising
- Inhibition der Paravertebralmuskulatur
- Vibrationen
- Manipulationen
- Maitland
- Stimulation des Plexus coeliacus
- Diaphragmatechniken

Parasympathikus
Stimulation des N. vagus durch:
- Kraniosakraltherapie
- Kehlkopftechniken
- Thoraxtechniken (Recoil)
- Diaphragmatechniken

Reflexpunktbehandlung n. Chapman

Lage

Anterior. Interkostalraum zwischen 7. und 8. Rippe auf der linken Seite, nahe der Rippenknorpel.

Posterior. Zwischen den beiden Processus transversi des 7. und 8. BWK auf halbem Weg zwischen Processus spinosus und der Spitze des Processus transversus – nur auf der linken Seite vorhanden!

Prinzip der Behandlung

Der Therapeut nimmt Kontakt auf mit dem Reflexpunkt. Er legt dafür einen Finger sehr sanft auf den Punkt und übt nur leichten Druck aus. Die Reflexpunkte sind oft sehr empfindlich, behutsames Vorgehen ist daher sehr wichtig. Der Finger bleibt auf dem Punkt und behandelt durch sanfte Rotationen.
Zuerst werden die anterioren Punkte behandelt, danach die posterioren. Es wird so lange behandelt, bis die Empfindlichkeit oder die Konsistenz des Punktes sich normalisiert hat.
Zum Abschluss werden die ventralen Punkte noch einmal kontrolliert. Sollten sie keine Veränderung zeigen, kann es sein, dass die Organpathologie zu ausgeprägt ist, um sie kurzfristig reflektorisch beeinflussen zu können, oder es liegen andere Dysfunktionen vor, die primär behandelt werden müssen.

Empfehlungen für den Patienten

- Um das Immunsystem von Ernährungsseite zu unterstützen, sollte man industriell verarbeitete Kohlenhydrate, gesättigte Fette und Alkohol möglichst reduzieren.
- Folgende Nahrungsmittel stärken das Immunsystem:
  - mageres Fleisch
  - Magermilchprodukte
  - Vollkorngetreide
  - frisches Obst und Gemüse
  - Fisch
  - Nüsse
- Die aufgeführten Nahrungsmittel enthalten Mikronährstoffe, die die Immunabwehr stärken. Zu diesen Mikronährstoffen zählen:
  - Vitamin A
  - Vitamin B_6
  - Vitamin C
  - Vitamin E
  - Selen
  - Zink

10 Pankreas

10.1 Anatomie

Allgemeines

Die Bauchspeicheldrüse ist 14–18 cm lang und 70–80 g schwer. Sie ist eine Drüse mit exokrinen und endokrinen Anteilen.

Aufteilung

- Caput pancreatis mit Processus uncinatus
- Corpus pancreatis
- Cauda pancreatis
- Ductus pancreaticus (Wirsung)
- Ductus pancreaticus accessorius (Santorini)

Lage

Das Pankreas ist ein sekundär retroperitoneales Organ. Es liegt auf der Medianlinie etwa auf Höhe LWK 1/LWK 2, das Kaput liegt tiefer als die Kauda: Die Achse des Körpers ist ca. 30° zur Horizontallinie nach links oben geneigt.

Ein Ductus pancreaticus accessorius mündet, falls vorhanden, 2–3 cm oberhalb der Papilla duodeni major ins Duodenum.

Topografische Beziehungen

- Duodenum
- LWK 2/3 (Caput pancreatis), bedeckt vom rechten Crus des Diaphragmas
- Ductus choledochus
- Aorta
- V. cava inferior
- linke Nierenvene
- Pylorus
- A. und V. mesenterica superior
- Flexura duodenojejunalis
- Bursa omentalis
- Magen

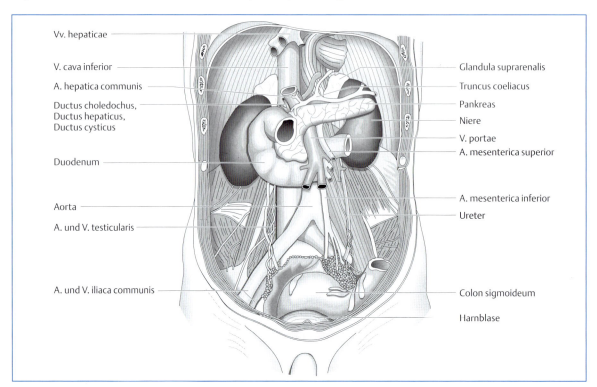

Abb. 10.1

- Niere
- Mesocolon transversum (teilt das Pankreas in einen sub- und einen supramesocolischen Teil)
- Colon transversum
- linke Kolonflexur
- V. splenica
- Peritoneum
- Milz
- Omentum minus
- V. portae

Befestigungen/Aufhängungen

- Druck der Organe
- Turgor
- bindegewebige Befestigung im Retroperitonealraum
- Lig. pancreaticosplenicum
- Fascia retropancreatica (Treitz)
- Mesocolon transversum
- Duodenum

Zirkulation

Arteriell

- A. mesenterica superior
- A. gastroduodenalis (aus A. hepatica communis)
- A. splenica

Venös

- V. mesenterica superior
- V. portae
  (aus V. splenica und Vv. pancreaticoduodenales)

Lymphabfluss

- direkte lymphatische Verbindungen zu eng benachbarten Organen (Duodenum)
- über zöliakale Lymphknoten zu linksseitigen gastrischen und hepatischen Lymphknoten
- mediastinale und zervikale Lymphknoten
- pankreatikolienale Lymphknoten und Pylorus
- mesenteriale und periaortale Lymphknoten

Innervation

- Sympathikus aus Th5–9 (manchmal auch Th10 und 11) über N. splanchnicus major mit Umschaltung im Plexus coeliacus
- N. vagus

Organuhr

Maximalzeit: 9–11 Uhr
Minimalzeit: 21–23 Uhr

Organ-Zahn-Wechselbeziehung

Grundsätzliches s. S. 36f.

> - 1. Backenzahn im Unterkiefer rechts
> - 1. Mahlzahn im Oberkiefer rechts

Bewegungsphysiologie n. Barral

Mobilität

Durch die gute fasziale Verankerung im Retroperitonealraum ist eine eigene Mobilität nicht festzustellen. Durch die Bewegung der umgebenden Organe und des Diaphragmas kommt es allerdings zu Druck und Zug am Pankreas.

Motilität

Die auf der Projektion des Pankreas auf dem Abdomen ruhende Hand (Finger zeigen zur Kauda, Thenar liegt über dem Caput) kann in der Exspirationsphase eine Welle vom Handballen zu den Fingerspitzen wahrnehmen. In Inspiration läuft diese Welle umgekehrt.

10.2 Physiologie

Die Bauchspeicheldrüse ist eine Drüse mit endokrinen und exokrinen Anteilen.
Die **endokrinen Anteile**, die Langerhans-Inseln, sind im gesamten Pankreas mit einer Häufung in Korpus und Kauda verteilt. In ihnen werden die Blutzucker regulierenden Hormone produziert: Insulin, Glukagon, Somatostatin.

Insulin

Es wird in den B-Zellen der Langerhans-Inseln synthetisiert (etwa 2 mg/d) und senkt den Blutzuckerspiegel, indem es die Zellwand jeder Körperzelle für Glukose durchlässig macht. Ebenso werden mit Hilfe des Insulins verschiedene Aminosäuren in die Zelle eingeschleust.

In der Leber initiiert es diverse Stoffwechselprozesse:
- Glykogensynthese und Hemmung der Glykogenolyse
- Fettsynthese und Hemmung der Lipolyse
- Hemmung des Proteinabbaus

Glukagon

Glukagon wird in den A-Zellen der Inseln produziert. Es ist der „Insulinantagonist": Der Blutzuckerspiegel wird erhöht durch Förderung der Glykogenolyse und der Glukoneogenese in der Leber.

Somatostatin

Die D-Zellen synthetisieren dieses Hormon. Es hemmt die Freisetzung von Insulin und Glukagon und vermindert die Verdauungsaktivität durch Senkung der Darmperistaltik und Hemmung der Sekretion von Verdauungssäften. Seine Aufgabe ist die weitestmögliche Aufrechterhaltung des Glukosespiegels.
Der **exokrine Drüsenteil** des Pankreas sezerniert in den Ductus pancreaticus. Täglich gelangen so ca. 1–1,5 l „Bauchspeichel" in das Duodenum.
Dieses Sekret besteht aus:
- Bikarbonat zur Neutralisierung des sauren Magenchymus
- Trypsinogen und Chymotrypsinogen (Enzyme zur Proteinverdauung)
- α-Amylase (auch im Mundspeichel) zur Kohlehydratspaltung
- Lipase (Enzym zur Fettspaltung)

Die Enzyme des „Bauchspeichels" sind im Pankreas noch nicht aktiviert. Erst durch den Kontakt mit der Gallenflüssigkeit oder den Enterokinasen des Duodenalsafts werden sie aktiv und beginnen ihre Arbeit. Erfolgt diese Aktivierung im Pankreas, kommt es zur Selbstverdauung und zum Krankheitsbild der akuten Pankreatitis.

10.3 Pathologien

Symptome, die eine ärztliche Abklärung erfordern

- Ikterus
- Schmerzen in der Tiefe des Oberbauchs mit Rückenschmerzen im Bereich der unteren BWS, gürtelförmig ausstrahlend vom Rücken nach vorn
- Gummibauch

Akute Pankreatitis

Definition. Entzündung der Bauchspeicheldrüse mit exokriner und endokriner Funktionsstörung.

Ursachen
- Gallenwegserkrankungen (40–50%)
- Alkoholabusus (30–40%)
- idiopathisch (10–30%)

Seltene Ursachen:
- Medikamente (Diuretika, Betablocker, Glukokortikoide, Antibiotika, NSAR)
- Trauma
- Infektionen (Mumps, Coxsackie-Viren)
- Hyperkalzämie (z. B. Hyperparathyreoidismus)
- Hyperlipoproteinämie
- Papillenstenose

Klinik
- Leitsymptom: starker, etwa 8–12 Stunden nach einer großen Mahlzeit oder einem Alkoholexzess einsetzender Oberbauchschmerz mit Schmerzausstrahlung in den Rücken und ringförmig nach links um den Rumpf
- Schocksymptomatik

Chronische Pankreatitis

Definition. Die chronische Entzündung der Bauchspeicheldrüse ist gekennzeichnet durch persistierende oder rezidivierende Schmerzen mit meist irreversiblen morphologischen Veränderungen des Pankreasparenchyms und Funktionsstörungen des Pankreas.

Ursachen
- Alkohol (70–90%)
- idiopathisch (10–25%)

Seltene Ursachen:
- Anomalien des Pankreasgangsystems
- Hyperparathyreoidismus
- Trauma
- Schmerzmittelabusus

Klinik
- Oberbauchschmerzen
- Übelkeit, Erbrechen
- Ikterus
- Depression
- Diabetes mellitus
- Obstipation
- Thrombophlebitis
- exkretorische Insuffizienz
- Gewichtsverlust
- Steatorrhö
- Diarrhö
- Meteorismus
- Ödeme

Sind etwa 90% des Pankreasgewebes zerfallen, kommt es zur Steatorrhö als Hinweis auf eine Maldigestion und zu Symptomen eines Mangels an fettlöslichen Vitaminen (Nachtblindheit, Gerinnungsstörungen, Osteomalazie).

Pankreaskarzinom

Definition. Bösartiger Tumor der Bauchspeicheldrüse, geht meist vom Epithel des Gangsystems aus.

Ursachen. Unbekannte Genese, diskutiert werden Alkohol-, Nikotin- und Kaffeekonsum als prädisponierende Faktoren.

Klinik. Keine Frühsymptome.
- Gewichtsverlust
- rezidivierende Thrombophlebitiden
- Rückenschmerzen
- Verschlussikterus

10.4 Osteopathische Klinik

Kardinalsymptome

- Schmerz im thorakolumbalen Übergang und gürtelförmig oberhalb des Bauchnabels
- Gummibauch

Typische Dysfunktionen

Gestörte endokrine oder exokrine Drüsenfunktion

Assoziierte strukturelle Dysfunktionen

- BWK 9
- Iliosakralgelenk links
- Levator-scapulae-Ansatzreiz links

Atypische Symptome

Es folgt eine Auflistung von Symptomen, die sich über osteopathische Ketten erklären lassen oder die sich aus der Patientenanamnese ergeben (Zur Erklärung der osteopathischen Ketten s. „Atypische Symptome" im Kapitel Leber, S. 41f.):
- epigastrische Beschwerden nach dem Essen (Übelkeit, Völlegefühl, Druckgefühl)
- Müdigkeit
- leicht vornüber gebeugte Schonhaltung
- entfärbter Stuhl

Barral führt, im Gegensatz zu anderen Autoren, u.a. die folgenden organspezifischen Symptome an:
- Hitzewallungen nach dem Essen
- Schmerz am medialen Skapulawinkel links (besonders nach üppiger Mahlzeit)
- flache Atmung am Ende eines Essens und der Anfangszeit der Verdauungsphase
- Geruchsempfindlichkeit, besonders gegenüber schweren Parfüms
- Bevorzugung von gut gewürzten oder sauren Speisen

Indikationen für eine osteopathische Behandlung

Die Indikationen ergeben sich aus den atypischen Symptomen und den assoziierten strukturellen Dysfunktionen.

Kontraindikationen für eine osteopathische Behandlung

- akute Pankreatitis
- Ikterus
- Tumoren
- Infektionen
- Fieber

Löst die Behandlung des Pankreas deutliche vegetative Reaktionen aus, z. B. starke Übelkeit, Erbrechen, Schweißausbruch, Schwindel, Tachykardie und Kollapsneigung, wird sie abgebrochen.

Die Bauchspeicheldrüse muss im funktionellen Zusammenhang mit Leber und Gallenblase betrachtet werden. Die Erkrankung des einen Organs kann eine Pathologie des anderen nach sich ziehen:
Ein die Vater-Papille verschließender Gallenstein kann durch Rückstau von Gallensaft ins Pankreas zu einer akuten Pankreatitis führen. Umgekehrt kann eine akute Pankreatitis durch die Schwellung des Organs eine Einengung des Ductus choledochus mit posthepatischem Ikterus hervorrufen.

Praxisrelevante Anmerkungen

Die Bauchspeicheldrüse kann in der Osteopathie nicht isoliert betrachtet werden, da sie in einem funktionellen Zusammenhang zu Leber, Gallenblase und Duodenum steht. Zur Verdeutlichung sei hier ein Abstecher in die Anatomie gemacht.
Der Ductus choledochus entsteht aus der Vereinigung des Ductus hepaticus und des Ductus cysticus auf der posterioren Seite der Leber. Zusammen mit der V. portae und der A. hepatica propria läuft er im Lig. hepatoduodenale nach kaudal. Dieser Teil des Choledochus liegt somit intraperitoneal. Das Ligament endet auf dem Oberrand des Anfangsteils des Duodenums. Der Choledochus zieht nun hinter die Pars superior des Duodenums weiter nach kaudal. Seine von nun an retroperitoneale Lage behält er bis zur Mündung in die Pars descendens des Duodenums bei. Auf dem Weg zur Papilla duodeni major tritt er durch den Pankreaskopf hindurch, erreicht auf der dorsalen Seite des absteigenden Teils des Duodenums seinen Mündungsbereich und läuft schräg durch die Darmwand hindurch. Dabei legen sich glatte Muskelfasern der Darmwand als Sphinktermuskulatur um den Choledochus und bilden nun gemeinsam mit ihm die Papilla duodeni major (Papilla Vateri, Sphinkter von Oddi). Der Ductus pancreaticus mündet ebenfalls hier, und zwar so, dass er papillennah sein Sekret in den Choledochus abgibt.

Der Ductus choledochus hat in seinem Anfangsteil einen etwa doppelt so großen Durchmesser wie im Papillenbereich. Dies ist von großer Bedeutung, da ein Gallenstein, der noch gut durch den kranialen Teil des Gangs passt, in seinem Endstück stecken bleiben kann. Das hat erstens einen retrograden Stau der Gallenflüssigkeit zurück zur Leber zur Folge, was zu einem Ikterus führen kann. Zweitens staut sich die Gallenflüssigkeit in den Ausführungsgang des Pankreas zurück, was eine akute Pankreatitis auslösen kann. Das sind zwei Beispiele, wie die Erkrankung eines Organs dieser funktionellen Reihe von Oberbauchorganen eine Erkrankung oder ein Symptom eines anderen Organs nach sich ziehen kann. Einige andere Beispiele seien noch angeführt.
Die Pars superior duodeni ist der Ort, der am häufigsten von Ulzera im Duodenum betroffen ist. Eine solche Erkrankung kann einen Hypertonus der Duodenalwandmuskulatur nach sich ziehen, in der Osteopathie spricht man hier von einem Spasmus des Organs. Eine spastische Pars superior übt auf ihre Umgebung einen höheren Druck aus als normal. Davon besonders betroffen ist der Choledochus hinter dem Anfangsteil des Duodenums, weil er diesem Druck im Retroperitonealraum nicht ausweichen kann. Eine, wenn auch nur diskrete Lumeneinengung des Gallenausführungsgangs hat einen Gallenrückstau in die Leber zur Folge, in extremen Fällen mit einem posthepatischen Ikterus.
Ein solcher Spasmus kann sich auch bis in den absteigenden Teil des Duodenums erstrecken und dort die Papille mit einbeziehen. Ein Papillenspasmus hat ebenfalls einen Gallenrückstau in die Leber zur Folge. Ein anderer Grund für einen Papillenspasmus ist eine psychosomatische Stresssituation. Dies kann so weit gehen, dass es zu typischen Anzeichen einer Steinerkrankung der Gallenblase kommen kann mit Unverträglichkeiten von Fett, Kaffee usw., ohne dass eine Entzündung der Gallenblase oder Steine nachweisbar sind. Ein Papillenspasmus ist übrigens durch seine starke Druckdolenz charakterisiert.
Auch eine Pankreaserkrankung hat Auswirkungen auf den Choledochus: Eine Schwellung des Kopfteils des Pankreas, wie sie bei einer akuten oder chronischen Pankreatitis oder bei einem Pankreaskopfkarzinom vorkommt, kann den Ductus choledochus einengen und den schon erwähnten Stau der Gallenflüssigkeit in die Leber nach sich ziehen.
Es gibt also eine Menge guter Gründe, warum Leber, Gallenblase, Duodenum und Pankreas eine funktionelle Einheit darstellen. Die Frage ist nun: Wie kann der Osteopath dem Rechnung tragen? Das Organ, das in dieser Reihe sicher am häufigsten Dysfunktionen aufweist, ist die Leber (s. auch Kapitel „Leber", S. 42ff.). Mit dem Wissen, dass Erkrankungen der anderen drei Organe die Leber in Mitleidenschaft ziehen können, sollte sich die osteopa-

thische Befundung und ggf. Therapie auch auf diese Organe ausdehnen.

Für die Behandlung der Bauchspeicheldrüse selbst stehen nur wenige Techniken zur Verfügung. Umso wichtiger ist es, die Umgebung zu betrachten: In erster Linie sind da Duodenum und Magen zu nennen. Verschafft man diesen Organen eine gute Mobilität, so ist eine Menge auch für die Bauchspeicheldrüse getan. Gerade für das Pankreas bieten die zirkulatorischen Techniken nach Kuchera gute Therapiemöglichkeiten.

Kurz soll hier noch auf eine sehr häufige Dysfunktion des Pankreas, die relative exokrine Pankreasinsuffizienz, eingegangen werden. Gemeint sind eine vorübergehende enzymatische Schwäche des Bauchspeichels und eine sich daraus ergebende Verdauungsstörung, die sich in zeitweiligem Durchfall und Unverträglichkeit von Nahrungsmitteln äußert. Am besten charakterisieren lässt sich diese Störung etwa so: Es sind Patienten, die scheinbar jede Magen-Darm-Erkrankung mitmachen. Zehn- bis zwölfmal im Jahr eine Durchfallerkrankung ist keine Seltenheit. Mal wird fettes Essen vertragen, dann wieder nicht. Eigene Erklärungen der Patienten gehen dahin, dass sie sich schon wieder einen Virus gefangen hätten oder dass das Essen gestern Abend schlecht gewesen sein müsse.

Diese exkretorische Schwäche des Pankreas lässt sich osteopathisch gut angehen, angewendet werden sollten hauptsächlich zirkulatorische Techniken.

10.5 Osteopathische Tests und Behandlung

Fasziale Dehnung des Pankreas in Längsachse n. Barral

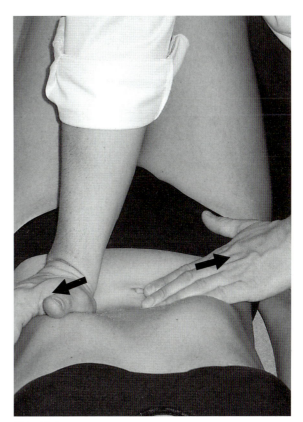

Abb. 10.2

Ausgangsstellung
Patient in Rückenlage, Beine angewinkelt.
Therapeut steht auf der rechten Seite des Patienten auf Beckenhöhe.

Vorgehen
Der Therapeut platziert die linke Hand mit den Fingern auf die Projektion des Caput pancreatis auf das Abdomen. Die rechte Hand legt er mit dem Thenar auf die Projektion der Cauda pancreatis auf das Abdomen. Mit beiden Händen wird sanft Druck nach posterior gegeben, die oberflächlichen Gewebe werden auf der Bauchspeicheldrüse komprimiert. Hat man die fasziale Ebene des Pankreas erreicht, dehnt man mit beiden Händen gleichzeitig entlang der Längsachse der Bauchspeicheldrüse und hält diesen Zug, bis man eine fasziale Entspannung wahrnimmt.

Test und Behandlung der Motilität des Pankreas n. Barral

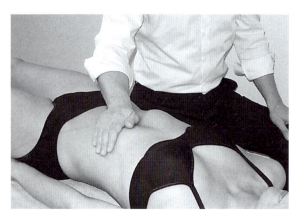

Abb. 10.3

Ausgangsstellung
Patient in Rückenlage, Beine gestreckt.
Therapeut sitzt auf der rechten Seite des Patienten.

Vorgehen
Die rechte Hand des Therapeuten ruht ohne Druck auf der Pankreasprojektion auf dem Abdomen: das Thenar auf dem Kaput, die Fingerspitzen auf dem Pankreasschwanz.
Der Unterarm ruht ebenfalls auf dem Abdomen.
In Exspiration ist eine wellenförmige Bewegung von dem Handballen zu den Fingerspitzen wahrzunehmen, in Inspiration in umgekehrter Richtung.

Testablauf
Der Therapeut erspürt die Motilitätsbewegung und beurteilt Amplitude und Richtung der Inspirations- und Exspirationsbewegung sowie den Rhythmus der Gesamtbewegung. Liegt eine Störung in einem oder beiden Aspekten der Motilitätsbewegung vor, wird behandelt.

Behandlung
Die Motilität wird indirekt behandelt, indem man der nicht eingeschränkten Bewegung folgt, am Endpunkt dieser Bewegung mehrere Zyklen verweilt und schließlich der eingeschränkten Bewegung zum neuen Endpunkt nachgeht.
Man kann auch versuchen, die freie Bewegung in ihrem Ausmaß zu erweitern (Induktion) und kontrolliert anschließend, ob sich die eingeschränkte Bewegungsrichtung verbessert hat.
Die Behandlung wird so lange wiederholt, bis die Motilität in Rhythmus, Richtung und Amplitude ihr normales Maß erreicht hat.

Fasziale Technik n. Finet und Williame

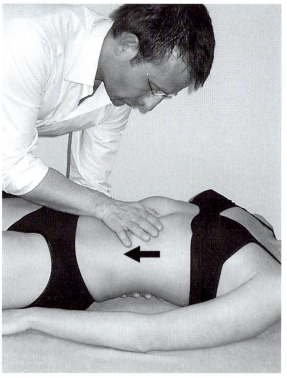

Abb. 10.4

Ausgangsstellung
Patient in Rückenlage, Beine gestreckt.
Therapeut steht auf der rechten Seite des Patienten.

Vorgehen
Die rechte Hand des Therapeuten liegt auf der Projektion der Bauchspeicheldrüse mit dem Handballen auf dem Kaput und den Fingerspitzen auf Kauda. Die linke Hand legt der Therapeut auf die dorsale Projektion des Pankreas mit dem Handballen auf dem Kaput und den Fingerspitzen auf der Kauda.

Behandlung
In der Einatmungsphase ziehen beide Hände gleichzeitig nach kaudal, in der Ausatmung wird die erreichte Position gehalten. Dies wird wiederholt, bis das fasziale Bewegungsende erreicht ist. Der Zug wird dann in der nächsten Exspiration gelöst.
Die ganze Behandlung wird 4–5-mal wiederholt.

Zirkulatorische Techniken n. Kuchera

Arterielle Stimulation

- Stimulation des Truncus coeliacus und der A. mesenterica superior durch Arbeit an der Wirbelsäule
- Diaphragmatechniken

Venöse Stimulation

- Leberpumpe
- Dehnung des Lig. hepatoduodenale
- Diaphragmatechniken

Lymphatische Stimulation

- Lymphdrainage an Thorax und Abdomen
- Diaphragmatechniken

Vegetativer Ausgleich

Sympathikus
Stimulation des Grenzstrangs Th5–9 durch:
- Rib Raising
- Inhibition der Paravertebralmuskulatur
- Vibrationen
- Manipulationen
- Maitland
- Stimulation des Plexus coeliacus
- Diaphragmatechniken

Parasympathikus
Stimulation des N. vagus durch:
- Kraniosakraltherapie
- Kehlkopftechniken
- Thoraxtechniken (Recoil)
- Diaphragmatechniken

Reflexpunktbehandlung n. Chapman

Lage

Anterior. Interkostalraum zwischen 7. und 8. Rippe auf der rechten Seite, nahe der Rippenknorpel.

Posterior. Zwischen den beiden Processus transversi des 7. und 8. BWK auf halbem Weg zwischen Processus spinosus und der Spitze des Processus transversus – nur auf der rechten Seite vorhanden!

Prinzip der Behandlung

Der Therapeut nimmt Kontakt mit dem Reflexpunkt auf. Er legt dazu einen Finger sehr sanft auf den Punkt und übt nur einen leichten Druck aus. Die Reflexpunkte sind oft sehr empfindlich, behutsames Vorgehen ist daher wichtig.
Der Finger bleibt auf dem Punkt und behandelt durch sanfte Rotationen.
Zuerst werden die anterioren Punkte behandelt, danach die posterioren. Es wird so lange behandelt, bis die Empfindlichkeit oder die Konsistenz des Punktes sich normalisiert hat.
Zum Abschluss werden die ventralen Punkte noch einmal kontrolliert. Sollten sie keine Veränderung zeigen, kann es sein, dass die Organpathologie zu ausgeprägt ist, um sie kurzfristig reflektorisch beeinflussen zu können, oder es liegen andere Dysfunktionen vor, die primär behandelt werden müssen.

Empfehlungen für den Patienten

Ernährungstipps bei Diabetes mellitus
- Übergewicht vermeiden.
- Raffinierten Zucker reduzieren.
- Komplexe Kohlehydrate bevorzugen.
- Vitamin C, E und Chrom (in Bierhefe) substituieren.

11 Peritoneum

11.1 Anatomie

Allgemeines

Funktion

- mechanischer Schutz durch das stoßdämpfende Fett
- vaskuläre Funktion
- Immunabwehr

Lage

Peritoneum parietale

- Pars diaphragmatica – Unterseite des Zwerchfells
- Pars posterior – überzieht die Fascia transversalis und ist von der Abdominalwand durch den Retroperitonealraum getrennt.
  - Im Retroperitonealraum liegen Aorta, V. cava inferior, Nieren, Ureter und die Nebennieren. Der Ureter ist über seine bindegewebige Hülle am Peritoneum befestigt.
- Pars anterior – überzieht die vordere-seitliche Bauchwand und bildet
  - Fossa supravesicalis
  - Fossa inguinalis medialis
  - Fossa inguinalis lateralis (= Schwachstellen in Bauchwand – Leistenbruchpforten)
- Pars inferior – kleidet Seitenwände des Beckenraums aus und liegt entlang der Mittellinie auf dem subperitonealen Bindegewebsraum. Im weiblichen Becken bildet das Peritoneum zwei tiefreichende Aussackungen:
  - Excavatio vesicouterina
  - Excavatio rectouterina (Douglas-Raum)

Peritoneum viscerale

Das Peritoneum viscerale legt sich der Innenseite des Peritoneum parietale und den Oberflächen der Baucheingeweide (fest) an.

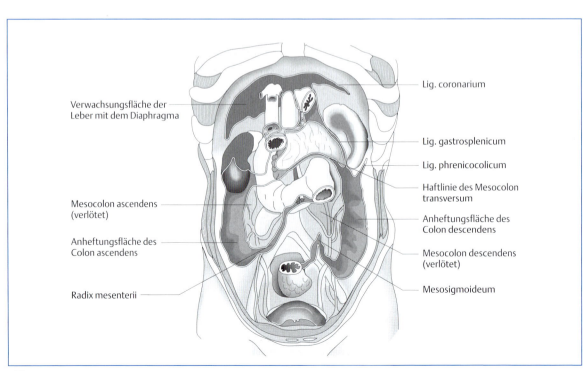

Abb. 11.1

Anatomie

Topografische Beziehungen

Das Peritoneum hat zu allen intraperitonealen Organen und zu den meisten retro- und extraperitonealen Organen und Strukturen eine topografische Beziehung.

Befestigungen/Aufhängungen

Mesos

Durch Mesos werden die Organe an der Rumpfwand befestigt und mit Gefäßen und Nerven versorgt.

Meso des Magens

Plica gastropancreatica (mit A. gastrica sinistra) mit dem Lig. duodenopancreaticum (mit A. hepatica communis)

Mesenterium

- 12–15 cm lang und 18 mm breit
- überquert LWK 2–5
- Auf Höhe L3/4 dringen Vasa mesenterica superioria ins Mesenterium ein.
- Zwischen L4/5 überquert das Mesenterium den rechten Ureter.

Der Mesoappendix entspringt aus dem Mesenterium und setzt sich ins Lig. appendicoovaricum fort.

Mesocolon transversum

Das Mesocolon transversum teilt den Peritonealraum in Oberbauch und Unterbauch.

Mesocolon sigmoideum

- Von der A. mesenterica inferior zieht ein Ursprung senkrecht nach unten zum SWK 3.
- Von der A. mesenterica inferior verläuft die zweite Wurzel des Mesocolon sigmoideum schräg zum Innenrand des linken Psoas.
- Zusätzliche Verbindungen bestehen zur linken Iliakalarterie, zum linken Eileiter und zum Mesenterium.

Der **Treitz-Muskel (M. suspensorius duodeni)** zieht vom Crus des Zwerchfells, dem rechten Ösophagusrand und dem Hiatus aorticus zur Flexura duodenojejunalis.
Die **Treitz-Faszie** stellt die Verbindung von Duodenum und Pankreas dar. Sie fixiert das Pankreas außerdem nach dorsal auf der Fascia transversalis.
Die **Toldt-Faszie** verbindet das Colon ascendens mit dem Colon descendens.
Beide Faszien sind die rudimentären embryonalen Mesenterien dieser Organe und deuten auf die embryonal intraperitoneale Lage hin.

Ligamente

Ligamente verbinden zwei Organe untereinander oder ein Organ mit der Rumpfwand, führen aber keine wichtigen Gefäße.
- Lig. teres hepatis (obliterierte V. umbilicalis)
- Lig. coronarium mit Lig. triangulare sinistrum und dextrum
- Lig. gastrophrenicum (Umschlagfalte der beiden Peritonealblätter, die den Magen umgeben) – setzt sich fort in das Omentum minus und Lig. gastrosplenicum
- Lig. latum uteri (fixiert Peritoneum fest an Uterus und Adnexen)
- Ligg. phrenicocolica (laterale Ausläufer des Omentum majus)

Omenta

Omenta sind Bauchfellduplikaturen, die teilweise Gefäße führen und von einem Organ zum anderen verlaufen.
- Omentum minus
- Omentum majus (ein Teil des Omentum majus bildet das Lig. gastrocolicum)
- Lig. gastrosplenicum (Fortsetzung des Lig. gastrocolicum nach links-lateral) – setzt sich auf die Innenseite der Milz und als vorderes Blatt des Lig. pancreaticosplenicum fort.
- Lig. pancreaticosplenicum (hinteres kurzes Blatt geht in posteriores Peritoneum parietale über)

Bursa omentalis

Begrenzungen:
hinten: posteriores Peritoneum parietale
vorn: Omentum minus, Magen, Colon transversum
unten: Mesocolon transversum
links: Ligg. gastrosplenicum und pancreaticosplenicum

Zirkulation

Die arterielle, venöse und lymphatische Zirkulation des Peritoneum viscerale entspricht den Versorgungen des Organs. Das Peritoneum parietale wird segmental versorgt.

Innervation

Das Peritoneum wird mit sensiblen und vasomotorischen Fasern aus dem N. phrenicus und aus thorakalen und lumbalen segmentalen Nerven versorgt.

Bewegungsphysiologie n. Barral

Motrizität

Da das Peritoneum parietale an der Rumpfwand befestigt ist (s.o.), erfährt es durch Bewegungen des Rumpfes auch Bewegung im Sinne einer Dehnung oder Annäherung von Teilbezirken.
Neigt man beispielsweise den Oberkörper nach hinten, wird der ventrale Teil des Peritoneums, das der Bauchwand anliegt, gedehnt. Befinden sich dort postoperative Verklebungen, kann dies zu einer Schmerzauslösung führen.
Bei einer Lateralflexion des Rumpfes nach rechts, wird der rechtslaterale Anteil angenähert und der linkslaterale gedehnt.

Mobilität

Für diese Bewegungsform ist die Atembewegung des Abdomens und des Diaphragmas der Motor:
Durch die diaphragmatische Atembewegung kommt es in der Einatmungsphase zu einer Verlagerung des gesamten peritonealen Sacks nach kaudal. Die subdiaphragmatischen Anteile erfahren dabei an den seitlichen Bereichen eine zusätzliche Verschiebung nach medial.
Die Bauchwand wird durch die abdominellen Organe in der Inspiration nach ventral gedrückt, das Peritoneum folgt gleichsinnig. In der Exspiration erfolgt die umgekehrte Bewegung.

Motilität

Ist das Peritoneum frei von Dysfunktionen, führt es eine Rotation um eine longitudinale Achse aus. Die rechte Seite rotiert nach rechts und die linke vollzieht eine Rotation nach links.

11.2 Physiologie

Funktion des Peritoneums und des Omentum majus
- mechanischer Schutz der ventralen Bauchwand
- immunologische Funktion durch die Einlagerung zahlreicher lymphatischer Zellen und Gefäße besonders im Omentum majus
- Fettspeicher: Das Omentum majus kann beachtliche Mengen Fett einlagern, die sogar zu einer bedeutsamen Druckerhöhung im Abdomen führen können mit Dysfunktionen der abdominellen Organe oder des Diaphragmas.

11.3 Pathologien

Symptome, die eine ärztliche Abklärung erfordern

- Peritonitiszeichen

Peritonitis

Definition. Akute oder chronische Entzündung des Peritoneums als lokale oder diffuse/generalisierte Form.

Ursachen
- Infektiös
  - ca. 95% der Fälle
  - Perforation eines Hohlorgans
  - iatrogen-postoperativ
  - aufsteigend über die Eileiter
- Chemisch-toxisch
  - Gallenflüssigkeit
  - Pankreassekret
  - Urin
  - Bariumbrei
  - Fremdkörper (Nahtmaterial)
- Strahleninduziert

Klinik. Sehr starker somatischer Dauerschmerz, der sich progredient innerhalb von Sekunden bis Stunden spontan oder aus Koliken entwickelt.
- Loslassschmerz
- Abwehrspannung oder Rigidität
- zuerst vermehrte, später fehlende Darmgeräusche (paralytischer Ileus)
- Auftreibung des Bauchs
- Dehydratation
- Schock

11.4 Osteopathische Klinik

Kardinalsymptom

- Peritonitiszeichen

Typische Dysfunktionen

Adhäsionen/Fixationen

- Operationen
- stumpfe Traumata
- Entzündungen, z. B. Appendizitis

Indikationen für eine osteopathische Behandlung

Da das Peritoneum den gesamten Bauchraum auskleidet und zu allen intraperitonealen Organen sowie zu fast allen retro- und extraperitonealen Organen topografische Beziehung besitzt, sind die Indikationen für eine Behandlung außergewöhnlich zahlreich.
Da es außerdem zum System der „Zentralsehne" gehört, sind fasziale Reaktionen im Peritoneum auf weiter kranial oder kaudal lokalisierte Dysfunktionen wahrscheinlich. Eine genaue osteopathische Analyse und die gute Kenntnis der Topografie führen im Einzelfall zur Indikationsstellung.

Kontraindikationen für eine osteopathische Behandlung

Akute Entzündung des Peritoneums

Sie kann lokal als Begleitreaktion einer Organentzündung, z. B. Appendizitis, oder auch generalisiert, z. B. bei einer Perforation eines Appendix auftreten.
Symptome einer Peritonitis s. S. 110

Praxisrelevante Anmerkungen

Wie im Kapitel über den Thorax beschrieben (s. S. 197ff.), gehört das Peritoneum schon embryologisch zur Zentralsehne. Es unterstützt in dieser Funktion den Körper beim Aufbau von Kompensationsmustern zur Schonung für gestresste Strukturen. Für diese Aufgabe steht in erster Linie das parietale Peritoneum zur Verfügung. Wie ein prall aufgeblasener Luftballon kleidet es die Wände des Abdomens nach allen Seiten aus. Es ist in der Lage, fasziale Spannungen über alle Seiten weiter zu leiten: Mal wird dafür mehr das ventrale parietale Peritoneum benutzt, z. B. wenn eine Sectionarbe geschont werden soll, ein anderes Mal werden Faszienspannungen vom Diaphragma ausgehend über das dorsale Peritoneum nach kaudal weitergeleitet. Zwei Besonderheiten sind in diesem Zusammenhang zu erwähnen:

- Das dorsale parietale Peritoneum läuft tief in das kleine Becken hinein und stellt über das Rektum bzw. den Uterus einen Kontakt zu dem kaudalsten Abschnitt der Zentralsehne her, der Lamina von Delbet (s. S. 164).
- Ventral gibt es Verdickungen im Peritoneum, die sich aus der Embryologie erklären lassen und die nach der Geburt als Ligamente rudimentieren. Gemeint sind die Ligg. umbilicalia medialia et lateralia, die Reste der A. umbilicalis sind, und das Lig. umbilicale medianum, das von der Harnblasenspitze bis zum Bauchnabel verläuft. Die anderen beiden Ligamente kommen aus der Tiefe des kleinen Beckens, laufen rechts und links an der Harnblase vorbei und enden ebenfalls am Bauchnabel. Von dort zieht das Lig. teres hepatis nach kranial. Es stellt den obliterierten Rest der V. umbilicalis dar und bildet den kaudalen Rand des Lig. falciforme, das in das Lig. coronarium der Leber übergeht und am Diaphragma endet. So wird auch über ventrale Strukturen eine Kontinuität vom Diaphragma ins kleine Becken gewährleistet.

Nicht unerwähnt sollte bleiben, dass das Peritoneum mit allen intra-, retro- und extraperitonealen Organen direkt oder über andere Faszien in Verbindung steht. Es kann auf Dysfunktionen der Organe reagieren, indem es sich als Teil der Zentralsehne so faszial kontrahiert, dass das Organ geschont wird (s. S. 8). Durch seine Verbindung zu allen abdominellen Organen, lassen sich recht häufig abnorme Spannungen im Peritoneum feststellen.
Umgekehrt kann es aber auch sein, dass peritoneale Spannungen, die im Sinne des Zentralsehnenmechanismus im Peritoneum entstanden sind, sich auf andere Organe übertragen und so eine osteopathische Dysfunktion dieser Organe hervorrufen.
Eine genaue Untersuchung der Organe und der peritonealen Spannung ist also unerlässlich, um zu entscheiden, ob eher das Organ oder die Zentralsehne behandelt werden sollte.

11.5 Osteopathische Tests und Behandlung

Test und Behandlung der Mobiltät n. Barral

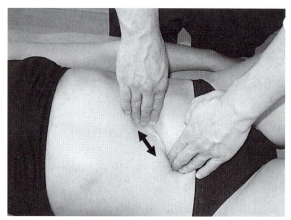

Abb. 11.2

Ausgangsstellung
Patient in Rückenlage, Beine gestreckt.
Therapeut steht neben dem Patienten.

Vorgehen
Der Therapeut legt beide Hände auf das Abdomen auf und drückt sie nach posterior, bis er in der richtigen Palpationsebene für das Peritoneum angekommen ist.
(Die richtige Ebene: Fühlt man die Organe, ist man zu tief. Man geht wieder etwas mit der Palpation aus dem Bauch heraus, bis man z.B. die Darmschlingen gerade nicht mehr fühlt.)

Testablauf
Eine Hand wird nun zum Punctum fixum, die andere ist Punctum mobile. Die mobile Hand dehnt um die Fixhand herum das Peritoneum. Beurteilt werden lokale Spannungsunterschiede und Schmerzsensationen auf Zug im Seitenvergleich. Man wandert in dieser Art und Weise über den gesamten Bauch und befundet das gesamte ventrale Peritoneum. Dabei kann die Fixhand auch wechseln.

Behandlung
Die Orte erhöhter Spannung oder die schmerzhaften Bereiche werden direkt (mit Dehnung der Gewebe) oder indirekt (mit Annäherung der Gewebe) behandelt. Die Fixhand kann dabei wechseln, es können auch beide Hände zur mobilen Hand werden.

Variante
Als Ausgangsstellung kann auch eine sitzende Position gewählt werden.

Test und Behandlung der Motilität n. Barral

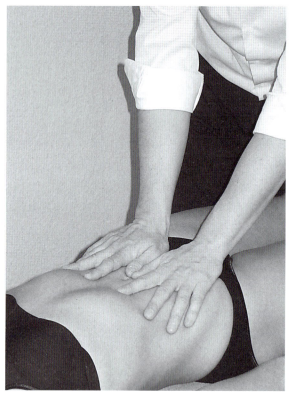

Abb. 11.3

Ausgangsstellung
Patient in Rückenlage, Beine gestreckt.
Therapeut steht neben dem Patienten.

Vorgehen
Der Therapeut legt beide Hände mit gespreizten Fingern ohne Druck rechts und links der Medianlinie auf das Abdomen. Sind keine Störungen vorhanden, kann man eine Supinationsbewegung der Hände wahrnehmen.

Testablauf
Der Therapeut erspürt die Motilitätsbewegung und beurteilt die Amplitude und Richtung der Inspirations- und Exspirationsbewegung sowie den Rhythmus der Gesamtbewegung. Liegt eine Störung in einem oder beiden Aspekten der Motilitätsbewegung vor, wird behandelt.

Behandlung

Die Motilität wird indirekt behandelt, indem man der nicht eingeschränkten Bewegung folgt, am Endpunkt dieser Bewegung mehrere Zyklen verweilt und schließlich der eingeschränkten Bewegung zum neuen Endpunkt nachgeht.

Man kann auch versuchen, die freie Bewegung in ihrem Ausmaß zu erweitern (Induktion) und kontrolliert anschließend, ob sich die eingeschränkte Bewegungsrichtung verbessert hat.

Die Behandlung wird so lange wiederholt, bis die Motilität in Rhythmus, Richtung und Amplitude ihr normales Maß erreicht hat.

Lokaler Listening-Test

Ausgangsstellung

Patient in Rückenlage, Beine gestreckt.
Therapeut steht neben dem Patienten.

Vorgehen

Der Therapeut legt eine Hand über dem Bauchnabel auf das Abdomen. Es wird gerade so viel Druck nach posterior ausgeübt, dass die richtige Palpationsebene erreicht wird (s.o.). Nun erspürt man die fasziale Bewegung und folgt ihr. Der Bereich, in den die Hand gezogen wird, ist der Ort erhöhter Spannung (diagnostische Zone). Man kann in diesen Bereich die Hand wiederum auflegen, und den genauen Ort noch ausdifferenzieren: Ist man genau über dem Ort größter Spannung, erfühlt man keine Faszienbewegung mehr – dort behandelt man.

Indirekte Mobilisation des Peritoneums mit langem Hebelarm n. Barral

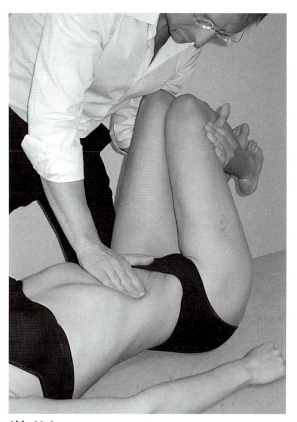

Abb. 11.4

Ausgangsstellung

Patient in Rückenlage, Beine gestreckt.
Therapeut steht neben dem Patienten.

Vorgehen

Die kraniale Hand fixiert des Peritoneum. Die kaudale Hand fasst die Beine in den Kniebeugen und führt sie so, dass der fixierte peritoneale Bereich gedehnt wird.
Die Dehnung kann als Dauerzug oder auch dynamisch ausgeführt werden.

Variante

In sitzender Ausgangsstellung fixiert die kaudale Hand einen Bereich des Peritoneums. Der Patient verschränkt die Arme im Nacken, die kraniale Hand des Therapeuten fasst die Ellbogen des Patienten und führt ihn so in Extension und Rotation, dass der fixierte peritoneale Bereich gedehnt wird.

Allgemeine Entlastungstechnik n. Barral

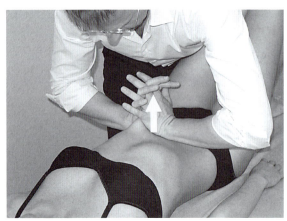

Abb. 11.5

Ausgangsstellung
Patient in Rückenlage, Beine angewinkelt.
Therapeut steht neben dem Patienten.

Vorgehen
Der Therapeut fasst mit Zangengriff die gesamte Bauchwand inklusive Peritoneum und dehnt die gesamten Strukturen nach anterior vorsichtig aus. Dabei kann ein Zuggefühl bis zur Wirbelsäule entstehen. Der Zug wird bis zu einer Minute gehalten. Der Griff kann auch über einzelne Bereiche des Peritoneums angesetzt werden.
Diese Technik ist sehr effektiv, muss aber vorsichtig durchgeführt werden, da sie sonst sehr schmerzhaft ist.

Variante

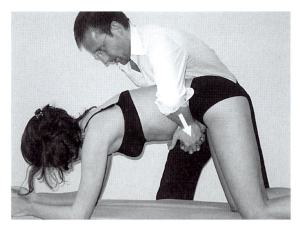

Abb. 11.6

Als alternative Ausgangsstellung kann man den „Knie-Ellbogen-Stand" wählen. Der Vorteil ist die gute Entspannung der Bauchdecke. Der Zangengriff wird in gleicher Weise angesetzt und ausgeführt.

Mobilisation des posterioren Peritoneums n. Roussé

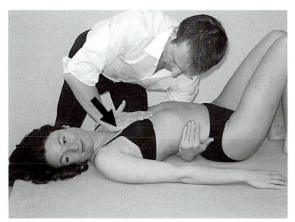

Abb. 11.7

Ausgangsstellung
Patient in Rückenlage, Beine ausgestreckt.
Therapeut steht neben dem Patienten.

Vorgehen
Die kraniale Hand des Therapeuten liegt auf dem unteren Drittel des Sternums, der Unterarm ruht auf dem Sternum. Die kaudale Hand umfasst das Abdomen von dorsal in Höhe der Lws, sodass die Hand in der kontralateralen Flanke des Patienten liegt und der Oberarm auf der gleichseitigen Flanke.
Der kraniale Arm übt einen Druck nach kaudal-posterior aus, während gleichzeitig die Hand und der Oberarm des kaudalen Arms aufeinander zugedrückt werden. Kombiniert werden diese Bewegungen mit der Atmung: In der Ausatmung wird der Druck verstärkt, in der Einatmung wird der erreichte Druck gehalten. Dies wiederholt man 3–4-mal, bis man zu Beginn einer Einatmungsphase plötzlich den Druck löst.

Mobilisation des kaudalen Peritoneums n. Roussé

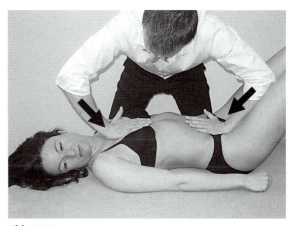

Abb. 11.8

Ausgangsstellung
Patient in Rückenlage, Beine angewinkelt.
Therapeut steht neben dem Patienten.

Vorgehen
Die kraniale Hand wird aufgelegt wie unter Abb. 11.7 beschrieben. Die kaudale Hand wird suprapubisch aufgelegt.
In der Ausatmungsphase wird Druck mit dem kranialen Arm in Richtung kaudal-posterior ausgeübt. Mit der kaudalen Hand wird ein Schub nach kranial gegeben. In der Einatmung wird die erreichte Position gehalten und in der nächsten Ausatmung wieder verstärkt. Dies wiederholt man 3–4-mal, bis man zu Beginn einer Einatmungsphase plötzlich den Druck löst.
Die kaudale Hand kann auch an den Innenrand der Beckenschaufel angelegt werden. Der mobilisierende Schub geht dann nach kranial-medial.

12 Jejunum und Ileum

12.1 Anatomie

Allgemeines

Die Gesamtlänge des Jejunums/Ileums beträgt 5–6 m, 2/5 entfallen auf das Jejunum und 3/5 auf das Ileum. Dieser Dünndarmabschnitt beginnt an der Flexura duodenojejunalis und endet an der Ileozäkalklappe, wo er in das Zäkum mündet.

Lage

Anordnung des Dünndarms in 15–16 Schlingen, das Jejunum eher horizontal und das Ileum mehr vertikal. Außerdem liegt das Jejunum mehr um den Bauchnabel herum, das Ileum findet man im rechten Unterbauch. Insgesamt liegen Jejunum und Ileum weiter auf der linken Seite: Die Schlingen bedecken das Colon descendens, das Colon ascendens dagegen bleibt unbedeckt.

Radix mesenterii

Die Radix mesenterii ist ca. 12–15 cm lang und 18 mm breit. Sie erstreckt sich von der Flexura duodenojejunalis bis zur Ileozäkalklappe und überquert dabei in einem schrägen Verlauf LWK 2–5.

Auf Höhe LWK 3/4 dringen die Vasa mesenterica superioria ins Mesenterium ein. Zwischen LWK 4/5 überquert die Radix rechts den Ureter. Die Mesoappendix entspringt aus dem Mesenterium und setzt sich ins Lig. appendicoovaricum fort. An ihrem distalen Ende überquert die Radix die Vasa testicularia/ovarica.

Topografische Beziehungen

Ventral und Kranial

- Colon transversum
- Mesocolon transversum
- Omentum majus
- vordere Bauchwand

Dorsal

- dorsales parietales Peritoneum
- Nieren
- Ureter
- Aorta
- V. cava inferior
- Vasa iliaca communia
- Duodenum
- Colon descendens und ascendens

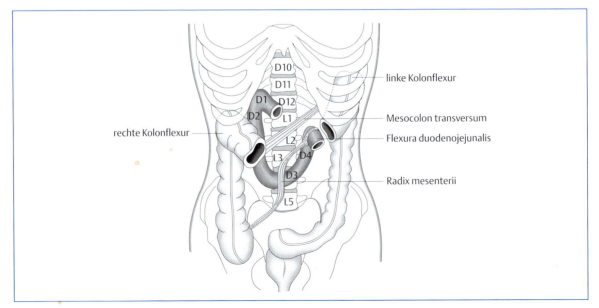

Abb. 12.1

Kaudal

- Blase
- Uterus
- Rektum

Lateral

- Colon ascendens
- Bauchwand
- Zäkum
- Colon sigmoideum

Befestigungen/Aufhängungen

- Druck der Organe
- Turgor
- Radix mesenterii

Zirkulation

Arteriell

A. mesenterica superior

Venös

V. portae

Lymphabfluss

Entlang der Gefäße zu den Nodi lymphatici mesenteriales superiores – Nodi lymphoidei coeliaci und lumbales

Innervation

- Sympathikus aus Th10–12 über N. splanchnicus minor zum Ganglion mesentericum superior
- N. vagus

Organuhr

Maximalzeit: 13–15 Uhr
Minimalzeit: 1–3 Uhr

Organ-Zahn-Wechselbeziehung

Grundsätzliches s. S. 36f.

- Weisheitszahn im Unterkiefer beidseits

Bewegungsphysiologie n. Barral

Mobilität

Das Diaphragma hat nur einen geringen Einfluss auf diesen Bereich des Dünndarms. Trotzdem kann man aus der Art der Aufhängung schließen, dass eine große Bewegung im Jejunum und Ileum stattfinden muss. Es sind dies die intrinsischen Bewegungen, die für die Durchmischung des Nahrungsbreis und das Vorwärtstreiben des Chymus (Peristaltik) notwendig sind.

Motilität

In der Exspirationsphase vollzieht das gesamte Dünndarmkonvolut eine Drehung im Uhrzeigersinn, in der Inspirationsphase wieder in umgekehrter Richtung zurück.

12.2 Physiologie

Mikroskopischer Wandaufbau

In diesen Darmabschnitten findet man den für den gesamten Verdauungstrakt (Ösophagus bis Rektum) typischen Wandaufbau.

Die Schichten sind:
- Schleimhaut
- Tela submucosa
- Tunica muscularis
- Tunica adventitia
- Tunica serosa

Schleimhaut (Mukosa)

- Epithelschicht
- Lamina propria mucosae (retikuläres Bindegewebe)
- Lamina muscularis mucosae (glatte Muskulatur)

Die innere Oberfläche des Darms fühlt sich samtartig an. Dies ist die Folge der 0,5–1 mm hohen regelmäßig angeordneten, dicht nebeneinander stehenden, fingerförmigen Schleimhauterhebungen (Zotten). An der Basis der Zotten münden die schlauchförmigen, schleimproduzierenden Drüsen des Darms (Krypten), die sich von der Basis aus in die Tiefe einsenken.
Die Epithelzellen der Zotten zeichnen sich des Weiteren durch Zellmembranausstülpungen aus (Bürstensaum, Mikrovilli), die die Oberfläche des Darms, wie auch die Zotten und Krypten, um ein Vielfaches vergrößern: Die

innere Oberfläche des Darms erreicht somit nahezu das Doppelte der Hautoberfläche (4 m²).

Die Zotten sind die Orte der Resorption, die Krypten die Orte der Regeneration und Sekretion. Die diversen Nahrungsbetandteile werden durch die stark vergrößerte Oberfläche der Zotten aufgenommen, während die Kryptenzellen für eine Erneuerung der abgestorbenen Epithelzellen und den Schleim sorgen, der die innere Oberfläche des Darms überzieht.

Tela submucosa

Die Tela submucosa besteht aus Bindegewebe.
Sie enthält:
- Meissner-Plexus (Plexus submucosus), der die Lamina muscularis mucosae und die Drüsen versorgt
- Zirkulation für die Mukosa
- Peyer-Plaques (Lymphfollikel, die nach distal zahlreicher werden)

Mukosa und Submukosa bilden die bereits schon mit bloßem Auge sichtbaren Querfalten des Darms (Kerckring-Falten = Plicae circulares). Sie dienen der Oberflächenvergrößerung und nehmen zahlenmäßig nach distal hin ab.

Tunica muscularis

Die Tunica muscularis besteht aus glatten Muskelzellen, die als eine innere Ring- und eine äußere Längsmuskelschicht angeordnet sind. Die peristaltischen und den Nahrungsbrei durchmischenden Bewegungen werden durch diese Muskulatur hervorgerufen.

Zwischen den beiden Schichten liegt in einer Bindegewebsschicht der Auerbach-Plexus (Plexus myentericus), der beide Muskelschichten vegetativ versorgt.

Tunica adventitia

Die Tunica adventitia ist eine Bindegewebsschicht, die an jenen Darmabschnitten deutlich ausgeprägt ist, die nicht mit Peritoneum überzogen sind. Im Bereich von Jejunum und Ileum ist diese Schicht entsprechend nur sehr dünn und heißt Tela subserosa.

Tunica serosa

= viszerales Peritoneum

Regionale Unterschiede im Wandaufbau zwischen Jejunum und Ileum

Jejunum: In den proximalen Teilen des Jejunums stehen die Kerckring-Falten und Zotten sehr dicht, der Bürstensaum enthält besonders viele Enzyme: In den ersten 100 cm des Jejunums finden die meisten Resorptionsvorgänge für Kohlenhydrate, Fette und Eiweiße statt. Nach distal hin werden die Kerckring-Falten weniger und niedriger und es finden sich nun vermehrt lymphatische Follikel.

Ileum: Nach distal hin verschwinden die Kerckring-Falten vollständig, es treten zahlreiche Peyer-Plaques auf, die im Dienste der Immunabwehr stehen.

Resorptionsvorgänge von Jejunum und Ileum

Diese beiden Darmabschnitte sind die Hauptorte für die Verdauung und Resorption von Fetten, Kohlenhydraten, Eiweißen, Vitaminen, anorganischen Salzen und Wasser. Die vom Dünndarm produzierten Verdauungsenzyme sitzen z.T. im Bürstensaum auf der Lumenseite, andere sind im Zytoplasma der Epithelzellen gelöst und werden erst nach dem Absterben der Zellen freigesetzt. Die kurze Lebensdauer der Darmschleimhautzellen von 2–3 Tagen kommt dieser Physiologie entgegen.

Pro Tag werden täglich 8–9 Liter Wasser mit 50–100 g Elektrolyten aus dem Dünndarm resorbiert, aber nur 1,5 Liter davon stammen aus der Nahrung, der Rest wird als Verdauungssekret vom Darm sezerniert.

Verdauung der Kohlenhydrate

Die α-Amylase des Speichels und des Pankreas spaltet Stärke in Oligosaccharide. Zusammen mit Disacchariden aus der Nahrung werden sie von Enzymen des Bürstensaums zu Monosacchariden weiter gespalten und in dieser Form von der Membran aufgenommen.

Verdauung der Fette

Lipasen aus Speichel und Pankreas spalten unter Mitwirkung von Gallensalzen die Triglyzeride der Nahrung in Monoglyzeride und freie Fettsäuren. Die Gallensalze bilden zusammen mit diesen Spaltprodukten und fettlöslichen Vitaminen Mizellen. Mizellen lagern sich dem Dünndarmepithel an und vermitteln die Absorption der Spaltprodukte in die Schleimhaut. Die Gallensalze selbst werden im terminalen Ileum einem enterohepatischen Kreislauf zugeführt.

Verdauung der Eiweiße

Der saure Magensaft denaturiert die Nahrungsproteine – die dreidimensionale Struktur der Eiweiße wird aufgelöst. Pepsine des Magensaftes spalten dann die Proteine zu mittellangen und kurzen Peptiden. Die Enzyme des Pankreas (Trypsin und Chymotrypsin) spalten die Eiweiße weiter zu Oligopeptiden, die dann von Bürstensaumenzymen zu Aminosäuren, Di- oder Tripeptiden abgebaut und von der Dünndarmschleimhaut resorbiert werden.

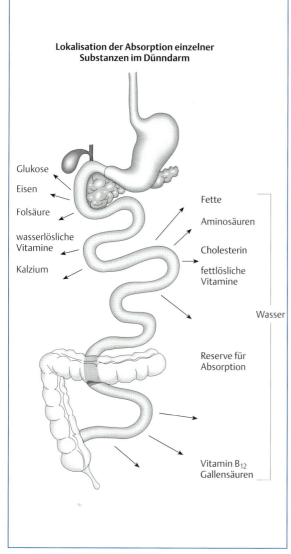

Abb. 12.2

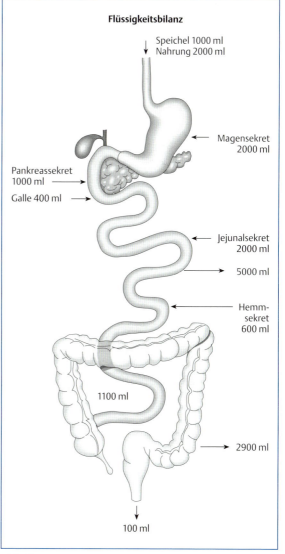

Abb. 12.3

12.3 Pathologien

Symptome, die eine ärztliche Abklärung erfordern

- Blutstuhl
- Diarrhö, die länger als 5 Tage andauert
- Peritonitiszeichen

Morbus Crohn

Definition. Chronische Entzündung der Darmwand. Die Entzündung kann alle Wandschichten betreffen. Am häufigsten betroffen sind das terminale Ileum und das Kolon, ein Befall des gesamten Gastrointestinaltrakts ist möglich.

Ursachen. Die Ursache ist unbekannt, eine familiäre Häufung ist zu beobachten.

Klinik. Die Symptome treten periodisch auf und in Abhängigkeit von der Aktivität des Entzündungsprozesses auf.
- uncharakteristische Bauchschmerzen
- 3–6 weiche Stühle pro Tag, auch in der Nacht
- Gewichtsverlust
- Fieber
- erhöhte Blutsenkungsgeschwindigkeit
- Perinanalfisteln als Vorboten eines Morbus Crohn
- häufigste Komplikationen:
  - Fisteln
  - Abzesse
  - Stenosen

Der Morbus Crohn kann die Symptome einer akuten Appendizitis vortäuschen.

Zöliakie/Sprue

Definition. Allergie gegen das Klebereiweiß (Gluten) der europäischen Getreidesorten, die zur Zottenatrophie und Malabsorption führen.

Ursachen. Unverträglichkeitsreaktion gegen Gluten.

Klinik
- erhöhtes Stuhlgewicht, 1–4 Entleerungen pro Tag, Steatorrhö
- Laktoseintoleranz
- Malabsorption mit Mangel an Spurenelementen und Vitaminen sowie Wachstums- und Gedeihstörungen, z. B.:
  - Osteomalazie
  - Tetanie
  - Blutungsneigung
  - Haar- und Hautdystrophien
  - Eiweißmangelödeme
  - Untergewicht

12.4 Osteopathische Klinik

Kardinalsymptome

- Schmerzen und Krämpfe periumbilikal
- Blutstuhl

Typische Dysfunktionen

- Adhäsionen/Fixationen
- Ptose
- Spasmus

Assoziierte strukturelle Dysfunktionen

BWK 10 – LWK 2

Atypische Symptome

Es folgt eine Auflistung von Symptomen, die sich über osteopathische Ketten erklären lassen oder die sich aus der Patientenanamnese ergeben (Zur Erklärung der osteopathischen Ketten s. „Atypische Symptome" im Kapitel Leber, S. 41 f.):
- Störendes und ziehendes Gefühl unterhalb des Bauchnabels etwa 3–4 Stunden nach dem Essen
- Unwohlsein beim Tragen von engen Hosen oder Gürteln
- Lumbalgie nach längerem Stehen
- Atembeschwerden, besonders in Exspiration, nach längerem Stehen
- sichtbare Ptose oft kombiniert mit hypomobilem zervikothorakalem Übergang („Witwenbuckel")
- Astheniker neigen eher zu Dünndarmproblemen (Ptose)

Indikationen für eine osteopathische Behandlung

Adhäsionen/Fixationen

Sie treten potenziell nach allen operativen Eingriffen im Bauchraum auf. Es können die Dünndarmschlingen untereinander, mit anderen Organen oder einzelne Schlingen mit der ventralen Bauchwand verwachsen.
Eine andere Ursache können entzündliche Erkrankungen sein: Morbus Crohn, akute Gastroenteritis oder Appendizitis sind einige der möglichen Pathologien, deren Abheilung man abwarten muss, bevor man eine Behandlung durchführt.
Eine Ptose des gesamten Dünndarmpakets unter dem Einfluss der Schwerkraft kann man entlang der Radix mesenterii in den linken Unterbauch beobachten. Ebenso verlagern sich Dünndarmschlingen ins kleine Becken, wenn sie dort genügend Platz finden, z. B. nach Entfernung des Uterus.
Verklebungen können eine Ursache für die Dünndarmptose sein. So können sich bei rezidivierender Divertikulitis Adhäsionen/Fixationen im linken Unterbauch ausbilden, die zu bindegewebigen Zügen an den Darmschlingen führen, die das Konvolut nach links-unten trahieren.

Andere Gründe für eine Ptose von Jejunum und Ileum:
- Operationsnarben
- Retroversion des Uterus
- Unterleibsoperationen mit Organentfernungen
- Entbindungen
- hormonelle Relaxation des Bindegewebes nach Schwangerschaften
- altersbedingter Spannungsverlust der Gewebe
- Astheniker

Kontraindikationen für eine osteopathische Behandlung

- akute Entzündungen
- Fieber
- frische Narben
- Blutstuhl
- Peritonitiszeichen

Praxisrelevante Anmerkungen

Im gesamten Magen-Darm-Trakt gibt es mehr Nervenzellen als im Rückenmark. Die Autonomie dieses Nervensystems läuft weitestgehend ohne bewusste Wahrnehmung von unserer Seite ab: Wir spüren im Normalfall keine Peristaltik des Magens oder des Darms, obwohl ständig Bewegung in unserem Bauch vorhanden ist; ein Automatismus, der für uns arbeitet, ohne von uns bemerkt zu werden.
Obwohl der Darm seine Tätigkeit also unbemerkt verrichtet, haben die Menschen doch ein besonderes Verhältnis zu ihrem „Bauchhirn". Es gibt zahlreiche umgangssprachliche Formulierungen, die dies thematisieren, z. B.:
- „Das liegt mir im Magen."
- „Ich entscheide das aus dem Bauch heraus."
- „Ich fühle mich schlecht."
- „Es kribbelt im Bauch."

Diese emotionalen Äußerungen zum Magen- und Darm-Trakt tragen der Tatsache Rechnung, dass eine Erkrankung des Darms oder des Magens als sehr belastend und erdrückend wahrgenommen wird. Oft fühlt man sich sogar kränker als bei einer wirklich lebensbedrohenden Erkrankung, wie z. B. bei einem Herzinfarkt, bei dem man sich nach ein paar Tagen Rekonvaleszenz wieder fast fit fühlen kann, obwohl immer noch akute Lebensgefahr besteht.
Wir Menschen haben also eine besondere Beziehung zu unserem Bauch und seinen Innereien. Dass diese Beziehung auch von unserem Körper benutzt werden kann, um psychische Stresssituationen ins Somatische zu verlagern, kann man daran sehen, dass der Darm oder der Magen vor Prüfungen häufig verrückt spielt; Reizdarm oder Reizmagen sind die Fachausdrücke dafür.
Der Darm ist aber ein Abwehrorgan. Im Ileum findet man sehr viele lymphatische Zellen, die sich im Appendix zu dichten Lymphfollikeln zusammenlagern und ihm den Beinamen „Darmtonsille" eingetragen haben. Diese Peyer-Plaques haben eine wichtige immunologische Aufgabe zu erfüllen, haben wir es bei der Nahrung doch mit einer Vielzahl von Eiweißmolekülen zu tun, die auch als Antigene wirken können. Daneben nehmen wir mit der Nahrung natürlich auch eine Vielzahl von virulenten Keimen auf, die hier schon abgefangen werden können.
Einerseits ist unser Darm also Abwehrorgan, andererseits haben wir eine außerordentliche psychische Beziehung zu unserem Bauch. Beide Aspekte können ungünstigerweise zusammenfallen: Es gibt eine Vielzahl von Patienten, deren Immunabwehr im Darm gestört ist, sodass es zu zahlreichen Lebensmittelallergien kommt. Diese hyperallergenen Perioden sind nicht von Dauer, sondern an belastende Lebensabschnitte geknüpft. Danach verliert sich die Hyperreagibilität wieder.

12.5 Osteopathische Tests und Behandlung

Test und Behandlung der Darmschlingen in Rückenlage n. Barral

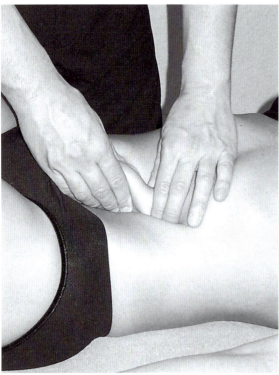

Abb. 12.4

Ausgangsstellung

Patient in Rückenlage, Beine angewinkelt.
Therapeut steht neben dem Patienten.

Vorgehen

Der Therapeut sinkt mit beiden Händen in das Abdomen auf Höhe des Bauchnabels ein und palpiert die Dünndarmschlingen auf Tonusunterschiede (Spasmus) und Schmerzhaftigkeiten. Dabei wandert er über den gesamten Bereich, in dem die Schlingen liegen: um den Bauchnabel herum, nach lateral (besonders nach links) und in die gesamte Unterbauchregion.

Behandlung

Die schmerzhaften oder im Tonus erhöhten Schlingen werden gedehnt, inhibiert oder weich gegeneinander verwrungen, bis der Tonus normalisiert ist oder der Schmerz nachgelassen hat.

Test auf Dünndarmptose im Sitz oder Stand n. Barral

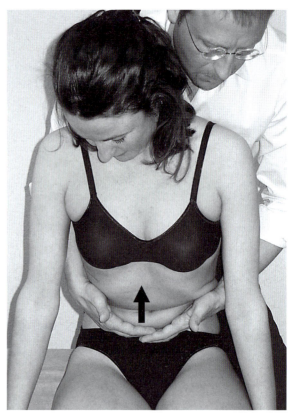

Abb. 12.5

Ausgangsstellung

Patient sitzt oder steht.
Therapeut steht vor oder hinter dem Patienten.

Vorgehen

Man hebt das gesamte Dünndarmpaket mit beiden Händen, so weit es geht, an und lässt es dann plötzlich wieder fallen.

Beurteilung

Ist das Fallenlassen schmerzhaft bzw. löst es den charakteristischen Schmerz des Patienten aus, so ist dies ein Hinweis auf eine Mitbeteiligung des Jejunums/Ileums.

Osteopathische Tests und Behandlung

Test und Behandlung der Radix mesenterii in Seitenlage n. Barral

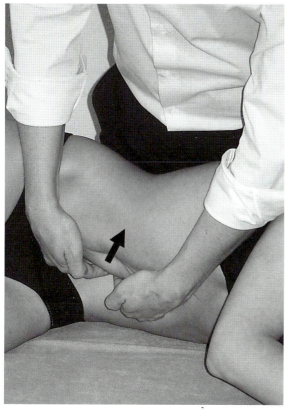

Abb. 12.6

Ausgangsstellung
Patient in Linksseitenlage, Beine angewinkelt. Therapeut steht hinter dem Patienten.

Vorgehen
Mit beiden Händen nebeneinander greift der Therapeut lateral der Dünndarmschlingen und medial des Colon descendens ins Abdomen ein. Die Schlingen liegen nun in den Handflächen des Therapeuten, die Palpationsrichtung ist posterior-medial. So erreicht man die Radix mesenterii in der Tiefe in ihrem schrägen Verlauf von links-oben nach rechts-unten. Über ihre gesamte Länge palpiert man nun auf Spannungsunterschiede und Schmerzhaftigkeiten und dehnt sie dazu in Richtung rechte Schulter des Patienten.

Behandlung
Die Radix wird bei Spannungsunterschieden oder Schmerzhaftigkeiten in Richtung rechte Schulter des Patienten mit konstantem Zug gedehnt, bis die Symptome deutlich nachlassen oder ganz verschwinden. Dies kann global über die gesamte Länge der Radix ausgeführt werden oder an einzelnen Stellen isoliert.

Variante
Der Bereich um die Ileozäkalklappe kann auch folgendermaßen angegangen werden:
Man visualisiert sich den Verlauf der Radix und greift bei gleicher Ausgangsstellung von medial des Zäkums ins Abdomen ein. Beide Hände liegen nebeneinander, die Darmschlingen auf den Fingerrücken. Erreicht man die Radix nun von rechts, so mobilisiert man sie in Richtung linke Fossa iliaca.
Die Region um die Ileozäkalklappe ist meist sehr schmerzhaft, sodass besondere Vorsicht geboten ist.

Allgemeine Entlastungstechnik des Peritoneums und der Darmschlingen in Rückenlage n. Barral

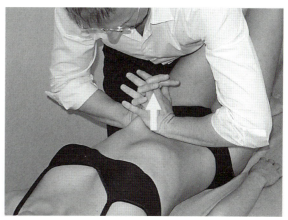

Abb. 12.7

Ausgangsstellung
Patient in Rückenlage, Beine angewinkelt. Therapeut steht neben dem Patienten.

Vorgehen
Der Therapeut fasst mit Zangengriff die gesamte Bauchwand inklusive Peritoneum und dehnt die gesamten Strukturen nach anterior vorsichtig aus. Dabei kann ein Zuggefühl bis zur Wirbelsäule entstehen. Der Zug wird bis zu einer Minute gehalten. Der Griff kann auch über einzelne Bereiche des Peritoneums angesetzt werden.
Diese Technik ist sehr effektiv bei Adhäsionen/Fixationen, muss aber vorsichtig durchgeführt werden, da sie sonst sehr schmerzhaft ist.
Setzt man den Griff etwas weiter nach posterior im Abdomen an, erfasst man zusätzlich einen Teil der Dünn-

darmschlingen. Der Ventralzug kann so die Radix mesenterii mit einbeziehen.

Variante

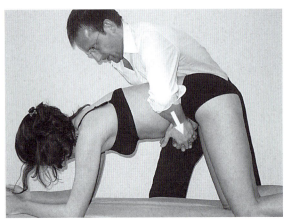

Abb. 12.8

Als alternative Ausgangsstellung kann man den „Knie-Ellbogen-Stand" wählen. Der Vorteil ist die gute Entspannung der Bauchdecke. Der Zangengriff wird in gleicher Weise angesetzt und ausgeführt.

Behandlung der Darmptose

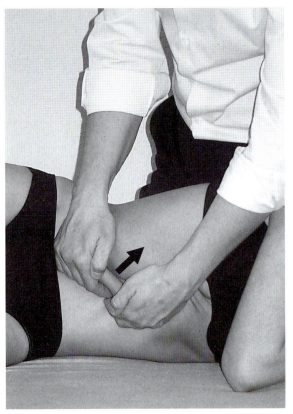

Abb. 12.9

Ausgangsstellung

Patient in Linksseitenlage, Beine angewinkelt.
Therapeut steht hinter dem Patienten.

Vorgehen

Der Therapeut fasst mit beiden Händen das gesamte Darmkonvolut und mobilisiert es in Richtung rechte Schulter des Patienten mit kontinuierlichem Zug oder intermittierend.
Ziel ist es nicht, den ptosierten Darm wieder an seine alte Stelle zu bringen, sondern ihm auf seiner neuen Gleitfläche möglichst viel Bewegungsfreiheit zu geben.

Variante

Andere Ausgangsstellungen sind möglich. Zur Eigenmobilisierung eignet sich besonders die Rückenlage mit erhöhtem Becken.

Osteopathische Tests und Behandlung 125

Behandlung der Ileozäkalklappe n. Barral

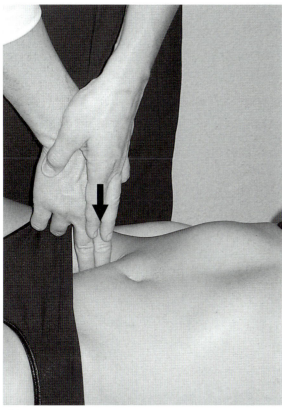

Abb. 12.10

Test und Behandlung der Motilität n. Barral

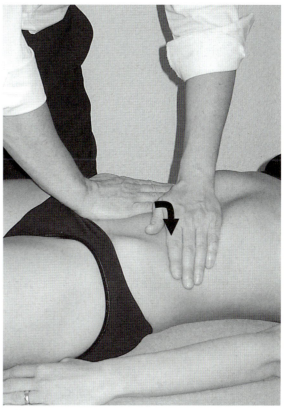

Abb. 12.11

Ausgangsstellung
Patient in Rückenlage, Beine ausgestreckt.
Therapeut steht auf der rechten Seite des Patienten.

Vorgehen
Um die Ileozäkalklappe zu finden, muss man ihre ungefähre Projektion auf der Bauchwand suchen. Dazu zieht man eine Linie von der rechten Spina iliaca anterior superior (SIAS) zum Bauchnabel und drittelt diese Linie. Am Übergang vom lateralen zum mittleren Drittel setzt man die Finger auf die abdominelle Wand auf. Nun lässt man sich langsam nach dorsal ins Abdomen gleiten. Man sollte hier langsam vorgehen, damit die oberflächlich liegenden Strukturen ausweichen können und es zu einer faszialen Entspannung kommt.
Ist man tief genug mit der Palpation vorgedrungen, kann man in 0,5–1 cm um diesen Palpationspunkt herum eine etwa haselnussgroße elastische Verhärtung finden. Meist ist die Ileozäkalklappe palpationsempfindlich.
Auf diesem Punkt kann man nun kleine Zirkulationen, Vibrationen oder Inhibitionen ausführen, bis Tonus und Schmerzhaftigkeit deutlich nachlassen.

Ausgangsstellung
Patient in Rückenlage, Beine ausgestreckt.
Therapeut steht auf der rechten Seite des Patienten.

Vorgehen
Die kraniale Hand wird links der Medianlinie auf den Bereich der horizontalen Dünndarmschlingen ohne Druck aufgelegt, die Fingerspitzen zeigen nach links-lateral. Die kaudale Hand wird rechts neben der Medianlinie auf den Bereich der vertikalen Schlingen ebenfalls ohne Druck aufgesetzt, die Fingerspitzen zeigen nach kranial.

Testablauf
Der Therapeut erspürt die Motilitätsbewegung: In der Exspirationsphase vollzieht des gesamte Dünndarmkonvolut eine Drehung im Uhrzeigersinn, in der Inspirationsphase wieder in umgekehrter Richtung zurück. Man beurteilt die Amplitude und Richtung der Inspirations- und Exspirationsbewegung sowie den Rhythmus der Gesamtbewegung. Liegt eine Störung in einem oder beiden Aspekten der Motilitätsbewegung vor, wird behandelt.

Behandlung

Die Motilität wird indirekt behandelt, indem man der nicht eingeschränkten Bewegung folgt, am Endpunkt dieser Bewegung mehrere Zyklen verweilt und schließlich der eingeschränkten Bewegung zum neuen Endpunkt nachgeht.

Man kann auch versuchen, die freie Bewegung in ihrem Ausmaß zu erweitern (Induktion) und kontrolliert anschließend, ob sich die eingeschränkte Bewegungsrichtung verbessert hat.

Die Behandlung wird so lange wiederholt, bis die Motilität in Rhythmus, Richtung und Amplitude ihr normales Maß erreicht hat.

Fasziale Behandlung n. Finet und Williame

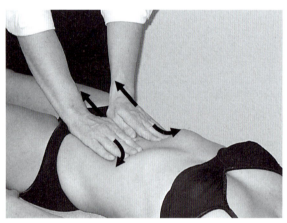

Abb. 12.12

Ausgangsstellung

Patient in Rückenlage, Beine gestreckt.
Therapeut steht rechts neben dem Patienten.

Vorgehen

Der Therapeut legt beide Hände auf das Abdomen, eine Hand rechts und die andere Hand links der Medianlinie. Die Fingerspitzen zeigen nach kranial. Mit beiden Händen gibt der Therapeut soviel Druck nach posterior, bis er die Faszienebene erreicht.

Behandlung

In der Einatmungsphase ziehen beide Hände gleichzeitig nach kaudal und rotieren mit den Fingerspitzen auseinander (die rechte Hand im Uhrzeigersinn, die linke gegen den Uhrzeigersinn). In der Ausatmung wird die erreichte Position gehalten. Dies wird wiederholt, bis das fasziale Bewegungsende erreicht ist. Der Zug wird dann in der nächsten Exspiration gelöst.

Die ganze Behandlung wird 4- bis 5-mal wiederholt.

Zirkulatorische Techniken n. Kuchera

Arterielle Stimulation

- Stimulation der A. mesenterica superior durch Arbeit an der Wirbelsäule
- Diaphragmatechniken

Venöse Stimulation

- Leberpumpe
- Dehnung des Lig. hepatoduodenale
- Diaphragmatechniken

Lymphatische Stimulation

- Lymphdrainage an Thorax und Abdomen
- Diaphragmatechniken

Vegetativer Ausgleich

Sympathikus
Stimulation des Grenzstrangs Th10–12 durch:
- Rib Raising
- Inhibition der Paravertebralmuskulatur
- Vibrationen
- Manipulationen
- Maitland
- Stimulation des Ganglion mesentericum superius
- Diaphragmatechniken

Parasympathikus
Stimulation des N. vagus durch:
- Kraniosakraltherapie
- Kehlkopftechniken
- Thoraxtechniken (Recoil)
- Diaphragmatechniken

Reflexpunktbehandlung n. Chapman

Lage

Anterior. Interkostalräume zwischen den Rippen 8/9, 9/10 und 10/11 nahe den Rippenknorpeln (beidseits).

Posterior. Zwischen den beiden Processus transversi des 8./9., 9./10. und 10./11. BWK auf halbem Weg zwischen Processus spinosus und der Spitze des Processus transversus (beidseits).

Prinzip

Der Therapeut nimmt Kontakt mit dem Reflexpunkt auf. Er legt dazu einen Finger sehr sanft auf den Punkt und übt nur einen leichten Druck aus. Die Reflexpunkte sind oft sehr empfindlich, behutsames Vorgehen ist daher wichtig.
Der Finger bleibt auf dem Punkt und behandelt durch sanfte Rotationen.
Zuerst werden die anterioren Punkte behandelt, danach die posterioren. Es wird so lange behandelt, bis sich die Empfindlichkeit oder die Konsistenz des Punktes normalisiert hat.
Zum Abschluss werden die ventralen Punkte noch einmal kontrolliert. Sollten sie keine Veränderung zeigen, kann es sein, dass die Organpathologie zu ausgeprägt ist, um sie kurzfristig reflektorisch beeinflussen zu können, oder es liegen andere Dysfunktionen vor, die primär behandelt werden müssen.

Empfehlungen für den Patienten

- Wenig industriell verarbeitete Kohlenhydrate zu sich nehmen.
- Faserreiche Nahrung bevorzugen.
- Proteinreiche Nahrung (Fleisch, Käse) abends möglichst vermeiden.

Eigenbehandlung einer Ptose
Kopftieflage in Rückenlage und Eigenmobilisation des Darmkonvoluts nach kranial

13 Kolon

13.1 Anatomie

Allgemeines

Länge: ca. 1,5 m
Durchmesser: Colon ascendens   7–8 cm
　　　　　　　Colon transversum   5 cm
　　　　　　　Colon descendens   3–5 cm
　　　　　　　Colon sigmoideum   3–5 cm

Bedeutsame Winkel:
- hepatische Flexur (Flexura colica dextra)
- splenische Flexur (Flexura colica sinistra)
- Ileozäkalklappe
- Winkel des Sigmoids

Besonderheiten:
- keine Zotten und Schleimhautfalten, nur Krypten
- Plicae semilunares (kontrahierte Ringmuskulatur, nicht konstant)
- Haustren (nicht kontrahierte Darmteile)
- Taenien (starke Längsmuskelbänder, laufen am Appendix und Sigmoid zu einer durchgehenden Muskelschicht zusammen)
- Appendices epiploicae (mit Fett gefüllte Serosaläppchen)

Lage

Zäkum

- intraperitoneal
- Verläuft nach schräg nach kaudal-medial-anterior und legt sich der rechten Fossa iliaca an
- etwa 7 cm lang
- Die Ileozäkalklappe findet man auf seiner linken Seite (superior und etwas posterior).

Appendix vermiformis

- 5–10 cm lang
- diverse Lagevariabilitäten
- Projektion auf die Rumpfwand: ca. 2 cm superior von McBurneys Punkt

Colon ascendens

- retroperitoneal
- Verlauf: auf der rechten Seite in der Regio lateralis nach superior und etwas posterior

Flexura colica dextra

- Winkel von 70–80°
- sagittal ausgerichtet mit der Öffnung nach anterior-kaudal-medial
- Projektion auf die Rumpfwand: 10. Rippe ventral rechts

Colon transversum

- intraperitoneal
- Das linke Ende steht höher als das rechte.
- Es ist nach posterior konkav geformt.
- Seine Lage ist veränderlich. Normalerweise findet man es zwischen zwei Waagerechten: Eine geht durch den 9. Rippenknorpel und die andere durch den Bauchnabel. Es kann allerdings auch bis ins kleine Becken reichen.

Flexura colica sinistra

- größere Mobilität als die rechte Flexur
- Winkel von 50°
- frontosagittale Ausrichtung mit der Öffnung nach anterior-medial
- Projektion: 8. Rippe ventral links

Colon descendens

- retroperitoneal
- Es liegt weiter posterior als das Colon ascendens in der Regio lateralis links.

Colon sigmoideum

- intraperitoneal
- Es verläuft vom posterior-superioren Teil der Fossa iliaca am Außenrand des linken Psoas entlang, überkreuzt ihn 3–4 cm vor dem Lig. inguinale, betritt das kleine Becken und endet auf Höhe SWK 3 im Rektum.

- Der Mittelteil kann einen Durchmesser von 15 cm haben.
- Der Beckenteil des Sigmoids kann von einer vollen Blase, dem Rektum, dem eigenen Füllungszustand oder vom Uterus nach oben verdrängt werden.

Proximales Rektum

Retroperitoneal

Distales Rektum

Extraperitoneal

Topografische Beziehungen

Zäkum

- Bauchwand
- dorsales Peritoneum
- Fascia iliaca
- M. iliacus
- Hülle von A. und V. iliaca externa
- Lig. inguinale
- M. psoas major
- N. cutaneus femoris lateralis
- N. femoralis
- N. genitofemoralis
- Dünndarmschlingen

Appendix vermiformis

- rechtes Ovar
- möglicher Kontakt mit Blase, Rektum und Uterus

Colon ascendens

- Fossa iliaca
- bedeckt von Peritoneum
- rechte Niere
- Toldt-Faszie
- N. subcostalis
- N. iliohypogastricus
- N. ilioinguinalis
- Aponeurosis des M. quadratus lumborum, Nierenfaszie, Fascia iliaca
- Bauchwand lateral und anterior
- Diaphragma
- Dünndarmschlingen
- Duodenum (Pars descendens)
- Leber
- 11. Rippe

Flexura colica dextra

- Leber
- Duodenum (Pars descendens)
- Diaphragma
- rechte Niere
- Lig. phrenicocolicum rechts

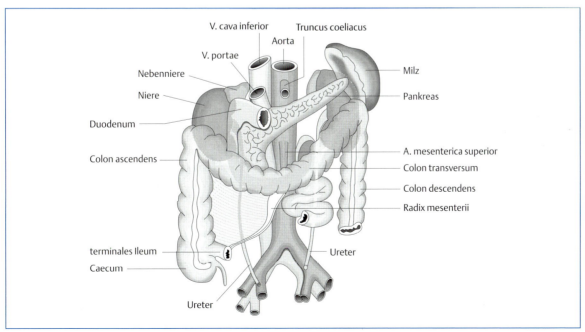

Abb. 13.1

Colon transversum

- Leber
- Gallenblase
- Bauchwand indirekt über Omentum majus
- große Kurvatur des Magens

Mesocolon transversum

- Pankreas
- Duodenum
- Jejunum
- linke Niere
- Milz

Flexura colica sinistra

- große Kurvatur des Magens
- Milz
- Lig. phrenicocolicum links
- Diaphragma
- laterale Bauchwand
- 8./9. Rippe

Colon descendens

- bedeckt von Peritoneum
- linke Niere
- Dünndarmschlingen
- Toldt-Faszie
- Bauchwand dorsal
- N. subcostalis
- N. iliohypogastricus
- N. ilioinguinalis
- 10./11. Rippe

Colon sigmoideum

- Fascia iliaca
- Toldt-Faszie
- M. iliacus
- Dünndarmschlingen
- N. cutaneus femoris lateralis
- Rektum
- Uterus
- Ovar und Eileiter links

Mesocolon sigmoideum

- linker Ureter
- Vasa testicularia/ovarica links
- Vasa iliaca externa

Befestigungen/Aufhängungen

- Turgor
- Druck der Organe

Zäkum

- dorsales Peritoneum (superiorer Teil)
- Mesenterium (inferiorer Teil)

Colon ascendens

- Peritoneum
- Toldt-Faszie

Flexura colica dextra

- Peritoneum
- Lig. phrenicocolicum
- Lig. hepatocolicum (von der Leber über die Flexur zur rechten Niere)
- Lig. cystoduodenale (Verlängerung des Lig. hepatoduodenale)

Colon transversum

- Mesocolon transversum
- Omentum majus (endet in den Ligg. phrenicocolica)
- Lig. gastrocolicum (Teil des Omentum majus): Aufgrund dieses Bandes hat der rechte Teil des Colon transversum eine größere Beweglichkeit

Flexura colica sinistra

Lig. phrenicocolicum

Colon descendens

Toldt-Faszie

Colon sigmoideum

Mesocolon sigmoideum

Zirkulation

Arteriell

- A. mesenterica superior
- A. mesenterica inferior

Venös

V. portae

Lymphabfluss

- Nodi lymphoidei mesenterici superiores
- Nodi lymphoidei coeliaci
- Nodi lymphoidei lumbales
- Nodi lymphoidei mesenterici inferiores
- Truncus lymphaticus lumbalis sinister

Innervation

- Sympathikus aus Th10–L2 über N. splanchnicus major und minor
- Th10–11 über Ganglion mesentericum superius
- Th12–L2 über Ganglion mesentericum inferius
- Parasympathikus
- N. vagus (endet im Ganglion mesentericum superius)

Sakrale parasympathische Innervation aus S2–4 über
- N. splanchnici pelvici – Plexus hypogastrici inferior – Nn. hypogastrici
- Plexus hypogastricus superior – Plexus mesentericus inferior

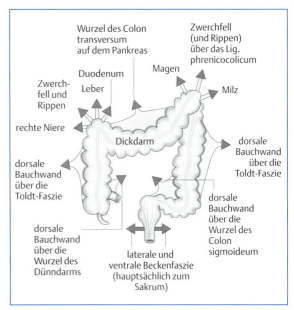

Abb. 13.2

Organuhr

Maximalzeit: 5–7 Uhr
Minimalzeit: 17–19 Uhr

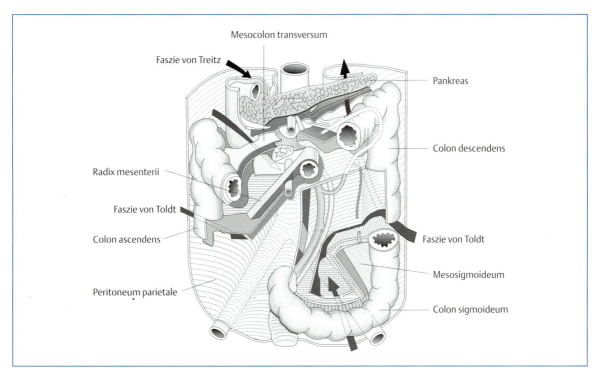

Abb. 13.3

Organ-Zahn-Wechselbeziehung

Grundsätzliches s. S. 36f.

- 1. Mahlzahn im Unterkiefer rechts für das rechte Kolon
- 1. Mahlzahn im Unterkiefer links für das linke Kolon
- 1. Backenzahn im Oberkiefer links für das linke Kolon
- 1. Backenzahn im Oberkiefer rechts für das rechte Kolon

Bewegungsphysiologie n. Barral

Mobilität

Die größte Bewegung findet in den Flexuren und im Colon transversum statt.
Das Diaphragma ist die treibende Kraft für die Bewegung der Kolonflexuren: In der Frontalebene ist die diaphragmatische Bewegung lateral größer als medial – die Flexuren bewegen sich nach inferior und medial (ca. 3 cm bei normaler Inspiration, bis zu 10 cm bei maximaler Einatmung).
In der Sagittalebene bewegen sich die Flexuren anterior-inferior.
Das Colon transversum bewegt sich ebenfalls nach inferior in der Frontalebene, dabei gilt: Je voller es ist, desto höher steht es.

Motilität

Jeder Teil des Kolons vollzieht eine transversale Bewegung auf seiner parietalen Befestigung (Faszie von Toldt, Mesokolon). Es resultiert eine mediolaterale bzw. eine superior-inferiore (für das Colon transversum) konkave Verformung in der Frontalebene.
Ebenso findet eine Rotation um die Längsachse des Kolons statt.

13.2 Physiologie

Im Kolon werden dem Nahrungsbrei Wasser und Elektrolyte entzogen – der Stuhl wird eingedickt.
Außerdem können die Fäzes mehrere Tage in Sigmoid und Rektum gespeichert werden.

13.3 Pathologien

Symptome, die eine ärztliche Abklärung erfordern

- Appendizitiszeichen rechts oder links (Divertikulitis)
- Blutstuhl
- Änderung der Stuhlgewohnheiten (länger als 3 Wochen)

Appendizitis

Definition. Akute Entzündung des Appendix vermiformis mit den Zeichen eines akuten Abdomens.

Ursachen. Die Ursache ist unbekannt.

Klinik
- Schmerzen, die im Epigastrium mitunter kolikartig beginnen und im Verlauf von Stunden in den rechten Unterbauch ziehen.
- rektal-axilläre Temperaturdifferenz von über 0,5°C bei Temperaturen von ca. 38°C
- Schmerzen am McBurney-Punkt und Lanz-Punkt
- Loslassschmerz
- Blumberg-Zeichen (gekreuzter Loslassschmerz)
- Rovsing-Zeichen (retrograde Kolonkompression)
- positiver Psoastest rechts
- Douglas-Schmerz

Colitis ulcerosa

Definition. Chronische Entzündung der Dickdarmschleimhaut mit Ulzerationen. Die Entzündung ist beschränkt auf die Mukosa und Submukosa und breitet sich vom Rektum ausgehend nach proximal aus.

Ursachen. Die Ursache ist unbekannt. Als mögliche Ursachen werden Infektionen, Ernährungsfaktoren, psychische und immunologische Faktoren erörtert.
Es tritt eine familiäre Häufung auf.

Klinik
- blutig-schleimige Durchfälle (Leitsymptom)
- Die Erkrankung verläuft in Schüben mit symptomfreien Intervallen.
- Je nach Schweregrad der Erkrankung kann es im Schub zu Fieber, abdominellen Krämpfen und deutlichem Krankheitsgefühl kommen.

Colon irritabile (Reizkolon)

Definition. Funktionelle Darmstörung.

Ursachen. Psychogene Auslösung.
Die Patienten weisen folgende Merkmale auf:
- erniedrigte Schmerzschwelle auf Dehnreize
- Motoriksteigerung im Colon sigmoideum
- veränderte Transitzeit der Nahrung
- erhöhter Gasreflux in den Magen

Klinik
- Schafkot- oder Bleistiftstuhl
- Schleimbeimengungen (ohne Blut)
- morgendliche Durchfälle (der erste Stuhl ist fest, der zweite breiig, der dritte wässrig)
- wechselnde, meist linksseitige Bauchschmerzen
- Nahrungsmittelunverträglichkeiten ohne Allergienachweis
- vegetative Symptome (Kopfschmerzen, Schlaflosigkeit, Dysurie)
- Überängstlichkeit
- Dysmenorrhö
- Karzinophobie
- Besserung der Beschwerden im Urlaub

Divertikulitis

Definition. Entzündung eines bestehenden Divertikels (= Ausstülpungen von Mukosa und Submukosa durch die Lamina muscularis propria) nach Drucknekrose durch einen Kotstein.

Ursachen. Divertikel entstehen durch große Druckunterschiede im Colon sigmoideum bei bestehender Bindegewebsschwäche und chronischer Obstipation.

Klinik
- „Linksseitenappendizitis"
- Fieber
- linksseitige Unterbauchbeschwerden mit Druckschmerz und Abwehrspannung

Kolorektales Karzinom

Definition. Adenokarzinom des Kolons.
Es ist nach dem Bronchialkarzinom die zweithäufigste Krebserkrankung des Menschen.

Ursachen
- Adenome (Dickdarmpolypen)
- hoher Eiweiß- und Fettkonsum
- Übergewicht
- niedrige Ballaststoffzufuhr
- familiäre Häufung
- Colitis ulcerosa totalis

Klinik
- Blutstuhl (okkult oder sichtbar)
- Veränderung der Stuhlgewohnheiten (länger als 3 Wochen)
- Ileuszeichen
- Gewichtsverlust
- Fieber
- Anämie

13.4 Osteopathische Klinik

Kardinalsymptome

- Symptome einer Appendizitis rechts oder links
- Stuhlunregelmäßigkeiten
  (Wechsel von Obstipation und Diarrhö)
- Blutstuhl

Typische Dysfunktionen

- Adhäsionen/Fixationen
- Spasmus mit Transitproblem

Assoziierte strukturelle Dysfunktionen

- lumbosakraler Übergang
- Iliosakralgelenk

Atypische Symptome

Es folgt eine Auflistung von Symptomen, die sich über osteopathische Ketten erklären lassen oder die sich aus der Patientenanamnese ergeben (Zur Erklärung der osteopathischen Ketten s. „Atypische Symptome" im Kapitel Leber, S. 41f.):
- Schweregefühl oder Krämpfe im Abdomen
- Blähungen
- Bauchlage ist unangenehm

Barral führt, im Gegensatz zu anderen Autoren, u.a. die folgenden organspezifischen Symptome an:
- belegte Zunge und Mundgeruch
- Müdigkeit am späten Nachmittag oder Müdigkeit mit Schlaflosigkeit
- schmerzende und lichtempfindliche Augen 3–4 Stunden nach dem Essen
- morgendliches Schweregefühl in den Beinen
- flache Atmung

Indikationen für eine osteopathische Behandlung

- PHS
- Obstipation
- rezidivierender Iliosakralgelenk-Schmerz
- rezidivierende Blockaden des lumbosakralen Übergangs
- irritables Kolon (Reizkolon)

Kontraindikationen für eine osteopathische Behandlung

- Entzündungen
- Tumoren
- frische Narben

13.5 Osteopathische Tests und Behandlung

Mobilisation des Zäkums n. Barral

Ausgangsstellung

Patient in Rückenlage, Beine angewinkelt.
Therapeut steht rechts vom Patienten.

■ Verschieblichkeit nach medial

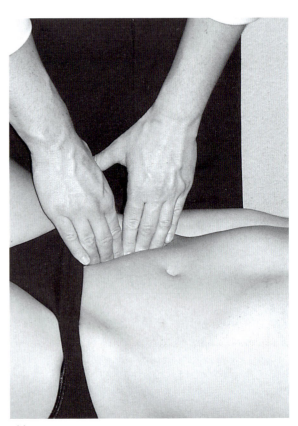

Abb. 13.4

Testablauf

Beide Hände des Therapeuten gleiten medial des rechten Ileums auf dem M. iliacus nach posterior. Das Zäkum wird nach medial und schräg zur linken Schulter hin verschoben, um die lateralen Befestigungen zu testen. Dabei wird auf Schmerzhaftigkeit und atypische Spannungen geachtet.

Behandlung

Durchführung der Behandlung wie beim Test beschrieben.
Dabei können zur Verbesserung der Mobilität kontinuierlicher Zug, Vibrationen oder Rebounds eingesetzt werden.

■ Verschieblichkeit nach lateral

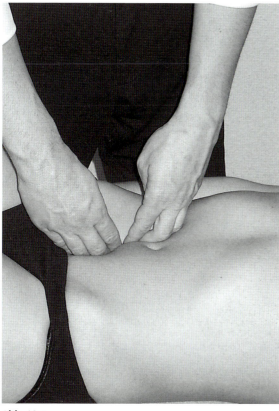

Abb. 13.5

■ Verschieblichkeit nach kranial

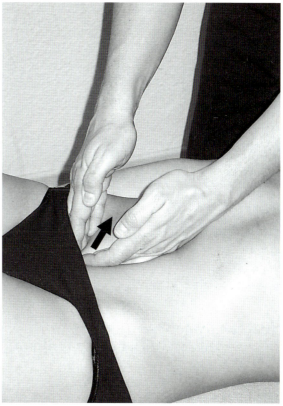

Abb. 13.6

Testablauf

Beide Hände des Therapeuten setzen medial des Zäkums auf der Bauchwand auf und lassen sich nach posterior ins Abdomen gleiten. Das Zäkum wird nach lateral und schräg zur rechten Hüfte hin verschoben. So werden die medialen Befestigungen getestet. Hier wird ebenfalls auf Schmerzhaftigkeit und atypische Spannungen geachtet.

Behandlung

Durchführung der Behandlung wie beim Test beschrieben.
Dabei können zur Verbesserung der Mobilität kontinuierlicher Zug, Vibrationen oder Rebounds eingesetzt werden.

Testablauf

Beide Hände des Therapeuten setzen kaudal des Zäkums auf der Bauchwand auf und gleiten nach posterior. Das Zäkum wird nach kranial und etwas schräg zur rechten Schulter hin verschoben, um die inferioren Befestigungen zu testen. Auch hier wird auf Schmerzhaftigkeit und atypische Spannungen geachtet.

Variante

Alle drei Techniken können auch in anderen Ausgangsstellungen durchgeführt werden:
- Linksseitenlage
- Knie-Ellbogen-Stand

Kombinierte Behandlung des Zäkums mit „Beinhebel" n. Barral

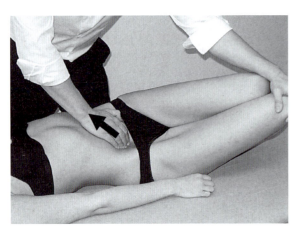

Abb. 13.7

Ausgangsstellung
Patient in Rückenlage, Beine angewinkelt.
Therapeut steht auf der linken Seite des Patienten.

Vorgehen
Die kraniale Hand gleitet lateral des Zäkums auf dem M. iliacus in die Tiefe und zieht es nach kranial-medial in Richtung Bauchnabel. Die kaudale Hand fasst die Beine an den Knien.

Behandlung
Während die kraniale Hand das Zäkum fixiert, bewegt die kaudale Hand die Beine nach rechts-unten auf die Behandlungsbank. Die Position kann gehalten werden oder es kann rhythmisch mobilisiert werden.
Diese Technik kann auch für das Colon ascendens angewendet werden.

60 sec. halten
Wechsel zw. Arbeit mit Bauchnabel und Hand

Mobilisation des Colon sigmoideum n. Barral

Ausgangsstellung
Patient in Rückenlage, Beine angewinkelt.
Therapeut steht auf der linken Seite des Patienten.

■ Verschieblichkeit nach medial

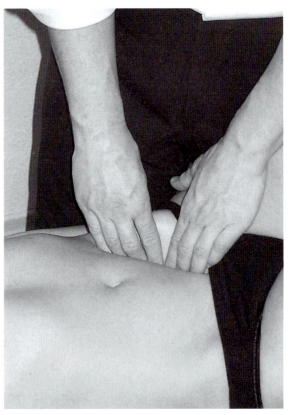

Abb. 13.8

Testablauf
Beide Hände des Therapeuten gleiten medial des linken Ileums auf dem M. iliacus nach posterior. Das Sigmoid wird nach medial und schräg zum Bauchnabel hin verschoben, um die lateralen Befestigungen zu testen. Dabei wird auf Schmerzhaftigkeit und atypische Spannungen geachtet.

Behandlung
Durchführung der Behandlung wie beim Test beschrieben.
Dabei können zur Verbesserung der Mobilität kontinuierlicher Zug, Vibrationen oder Rebounds eingesetzt werden.

Verschieblichkeit nach lateral

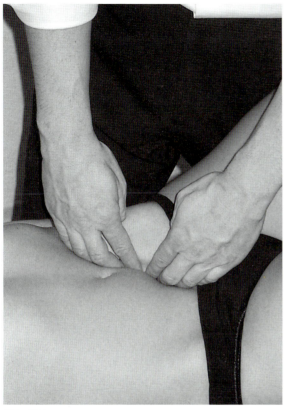

Abb. 13.9

Testablauf
Der Therapeut setzt beide Hände medial des Sigmoids auf der Bauchwand auf und gleitet nach posterior ins Abdomen. Das Sigmoid wird nach lateral und schräg zur linken Hüfte hin verschoben. So werden die medialen Befestigungen getestet. Dabei wird auf Schmerzhaftigkeit und atypische Spannungen geachtet.

Behandlung
Durchführung der Behandlung wie beim Test beschrieben.
Dabei können zur Verbesserung der Mobilität kontinuierlicher Zug, Vibrationen oder Rebounds eingesetzt werden.

Variante
Alle drei Tests können auch in anderer Ausgangsstellung durchgeführt werden:
- Rechtsseitenlage
- Knie-Ellbogen-Stand

Behandlung des Mesocolon sigmoideum

Ausgangsstellung
Patient in Rückenlage, Beine angewinkelt.
Therapeut steht auf der linken Seite des Patienten.

Behandlung des schrägverlaufenden Anteils des Mesokolons

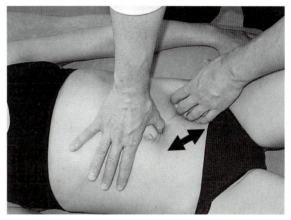

Abb. 13.10

Vorgehen
Die kaudale Hand des Therapeuten greift medial des Sigmoids im Bereich der Fossa iliaca flächig auf die Bauchwand, die kraniale Hand setzt ca. 2–3 cm unterhalb des Bauchnabels auf einer schrägen Verbindungslinie Bauchnabel–Hüfte links auf den Bauch auf (punktuell oder flächig mit Hautkredit).

Behandlung
Beide Hände gleiten nach posterior. Zwischen ihnen befindet sich das Mesocolon sigmoideum. Die Dehnung erfolgt durch gleichzeitigen Zug beider Hände: Die kaudale Hand zieht schräg zur linken Hüfte, die kraniale Hand schräg zum Bauchnabel.

Behandlung des kraniokaudal verlaufenden Anteils des Mesokolons

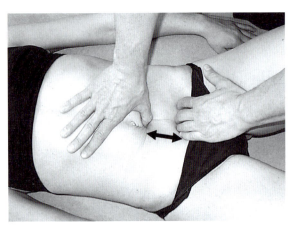

Abb. 13.11

Vorgehen
Die kaudale Hand des Therapeuten greift paramedian links und medial des Sigmoids flächig auf die Bauchwand, die kraniale Hand setzt ca. 2–3 cm unterhalb des Bauchnabels paramedian links auf dem Bauch auf (punktuell oder flächig mit Hautkredit).

Behandlung
Beide Hände gleiten nach posterior. Zwischen ihnen befindet sich das Mesocolon sigmoideum. Die Dehnung erfolgt durch gleichzeitigen Zug beider Hände: Die kaudale Hand zieht senkrecht nach unten, die kraniale Hand senkrecht nach oben.

Kombinierte Behandlung des Sigmoids mit „Beinhebel" n. Barral

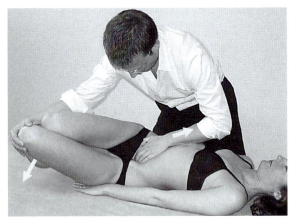

Abb. 13.12

Ausgangsstellung
Patient in Rückenlage, Beine angewinkelt.
Therapeut steht auf der rechten Seite des Patienten.

Vorgehen
Die kraniale Hand gleitet auf der lateralen Seite des Sigmoids auf dem M. iliacus in die Tiefe und zieht das Sigmoid nach kranial-medial in Richtung Bauchnabel.
Die kaudale Hand fasst die Beine an den Knien.

Behandlung
Während die kraniale Hand das Sigmoid fixiert, bewegt die kaudale Hand die Beine nach links-unten auf die Behandlungsbank. Die Position kann gehalten oder es kann rhythmisch mobilisiert werden.
Diese Technik lässt sich auch beim Colon descendens anwenden.

Mobilisation des Colon ascendens n. Barral

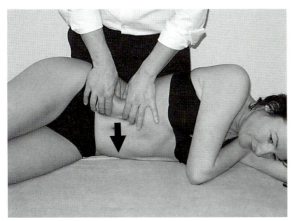

Abb. 13.13

Ausgangsstellung
Patient in Linksseitenlage, Beine angewinkelt.
Therapeut steht hinter dem Patienten.

Vorgehen
Der Therapeut arbeitet die Daumen beider Hände dorsal des Colon ascendens in das Abdomen ein. Die Finger beider Hände greifen zwischen Colon ascendens und Dünndarmschlingen. Das Colon ascendens ist jetzt mit beiden Händen umfasst.

Testablauf
Das Kolon wird nun nach medial in Richtung Bauchnabel verschoben. Dann lässt man es passiv wieder zurückgleiten. Dabei wird auf Schmerzhaftigkeit und atypische Spannungen geachtet.
Dieser Test wird an verschiedenen Stellen des Colon ascendens wiederholt.

Behandlung
Der beschriebene Test kann auch als Behandlung durchgeführt werden.
Man mobilisiert die weniger beweglichen Anteile des Colon ascendens rhythmisch oder hält am Bewegungsende die Position und setzt kleine Rebounds.
Diese Technik kann auch beim Colon descendens angewandt werden. Zu beachten ist lediglich, dass dieser Dickdarmabschnitt weiter dorsal liegt.

Längsdehnung des Colon ascendens n. Barral

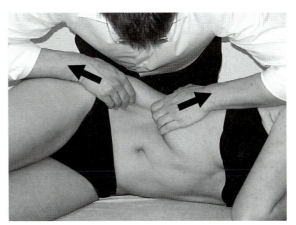

Abb. 13.14

Ausgangsstellung
Patient in Linksseitenlage.
Therapeut steht hinter dem Patienten.

Vorgehen
Mit der kranialen Hand greift der Therapeut unter den rechten Rippenbogen und gleitet mit seinen Fingern nach posterior-superior und lateral in Richtung rechte Kolonflexur. Die kaudale Hand wird in Höhe der Crista iliaca auf den Anfangsteil des Colon ascendens in das Abdomen eingearbeitet – das Kolon wird nach posterior fixiert.

Behandlung
Die kraniale Hand wird nach posterior-superior und lateral geführt, die kaudale Hand mobilisiert das Kolon nach kaudal. Es resultiert eine Längsdehnung des Colon ascendens.
Diese Technik ist auch für das Colon descendens geeignet. Die kaudale Hand setzt dazu auf dem inferioren Teil des Colon descendens an.

Behandlung der Toldt-Faszie n. Barral

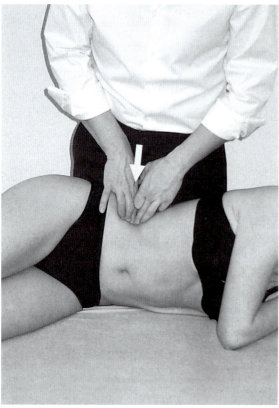

Abb. 13.15

Ausgangsstellung
Patient in Linksseitenlage, Beine leicht gebeugt.
Therapeut steht hinter dem Patienten.

Vorgehen
Der Therapeut sinkt mit den Fingern beider Hände zwischen Kolon und lateraler Bauchwand in die Tiefe auf die dorsale Seite des Kolon.
Dort wird die Faszie durch konstanten Druck, Vibrationen, Rebounds oder Friktionen mobilisiert.
Diese Technik ist auch für das Colon descendens geeignet.

Test und Behandlung der Kolonflexuren n. Barral

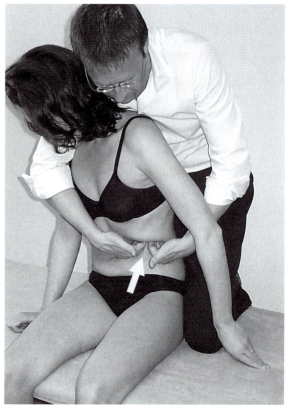

Abb. 13.16

Ausgangsstellung
Patient sitzt kyphosiert.
Therapeut steht hinter dem Patienten.

Vorgehen
Der Therapeut führt seinen rechten Arm über die rechte Schulter des Patienten und seinen linken unter der linken Axilla des Patienten hindurch. Dann setzt er die Finger beider Hände weit lateral unter dem Rippenbogen auf die Bauchwand, lässt den Patienten kyphosieren und gleitet tief in das Abdomen hinein. Zur leichteren Palpation der Flexur bringt man den Patienten in ipsilaterale Lateralflexion und kontralaterale Rotation.
Die Finger arbeiten sich nach posterior-superior und lateral vor. Die Flexur und das rechte bzw. linke Lig. phrenicocolicum können auf Schmerzhaftigkeit und atypische Spannung beurteilt werden.

Behandlung
Zur Behandlung des Lig. phrenicocolicum wird intermittierend eine kontralaterale Lateralflexion fasziliert und

mit den Fingern eine Dehnung durch Druck nach superior-lateral ausgeübt.
Zur Behandlung der Flexur führt man eine Dehnung nach posterior-superior-lateral durch.
Rebounds, Friktionen oder Vibrationen sind andere mögliche Techniken bei dieser Behandlung.

Dehnung beider Flexuren gleichzeitig n. Barral

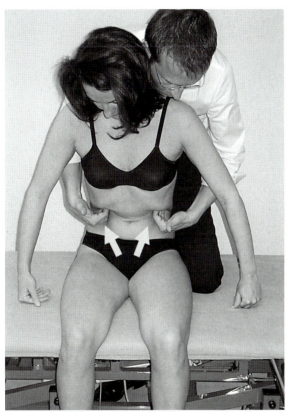

Abb. 13.17

Ausgangsstellung
Patient sitzt.
Therapeut steht hinter dem Patienten.

Vorgehen
Der Therapeut führt beide Hände so weit wie möglich unter die Rippenbögen nach posterior-superior-lateral in Richtung der Kolonflexuren und fixiert sie mit jeweils einer Hand.

Behandlung
Der Patient wird leicht extendiert und auf den Therapeuten zugezogen. Dabei wird die Dehnung der Flexuren nach lateral verstärkt. Diese Position wird gehalten und eine zusätzliche Dehnung mit beiden Händen nach posterior-superior-lateral ausgeführt.
Diese Technik hat auch einen mobilisierenden Effekt auf das Colon transversum.

Mobilisation der Flexuren in Sagittalebene n. Barral

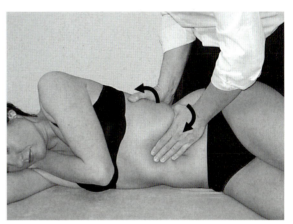

Abb. 13.18

Ausgangsstellung
Patient in Seitenlage.
Therapeut steht hinter dem Patienten.

Vorgehen
Die kraniale Hand des Therapeuten liegt dorsal der Axillarlinie auf den unteren Rippen, die kaudale Hand wird etwas anterior der Axillarlinie unter dem Rippenbogen angelegt.

Behandlung
Die kaudale Hand mobilisiert das Kolon nah der Flexur nach anterior-medial, die kraniale Hand bringt den Rippenbogen nach posterior-superior.

Behandlung der Motilität n. Barral

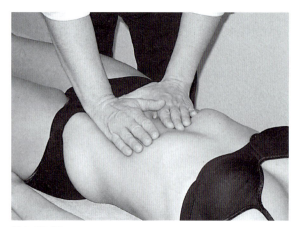

Abb. 13.19

Ausgangsstellung
Patient in Rückenlage.
Therapeut steht rechts neben dem Patienten.

Vorgehen
Die Finger der linken Hand liegen auf dem Colon ascendens (Thenar auf dem Zäkum), die Finger der rechten Hand ruhen auf dem Colon descendens (Thenar auf dem Sigmoid).

Testablauf
Der Therapeut erspürt die Motilitätsbewegung: Während der Exspiration macht das Kolon eine Rotation im Uhrzeigersinn, das Zäkum und das Sigmoid zusätzlich eine Bewegung nach superior-medial. In Inspiration läuft die Bewegung umgekehrt.
Man beurteilt die Amplitude und Richtung der Inspirations- und Exspirationsbewegung sowie den Rhythmus der Gesamtbewegung. Liegt eine Störung in einem oder beiden Aspekten der Motilitätsbewegung vor, wird behandelt.

Behandlung
Die Motilität wird indirekt behandelt, indem man der nicht eingeschränkten Bewegung folgt, am Endpunkt dieser Bewegung mehrere Zyklen verweilt und schließlich der eingeschränkten Bewegung zum neuen Endpunkt nachgeht.
Man kann auch versuchen, die freie Bewegung in ihrem Ausmaß zu erweitern (Induktion) und kontrolliert anschließend, ob sich die eingeschränkte Bewegungsrichtung verbessert hat.

Die Behandlung wird so lange wiederholt, bis die Motilität in Rhythmus, Richtung und Amplitude ihr normales Maß erreicht hat.

Fasziale Behandlung n. Finet und Williame

■ Zäkum und Colon ascendens

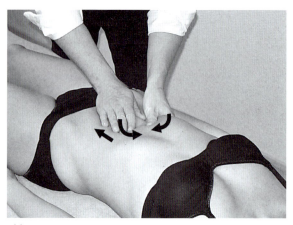

Abb. 13.20

Ausgangsstellung
Patient in Rückenlage.
Therapeut steht an der rechten Seite des Patienten.

Vorgehen
Die rechte Hand des Therapeuten liegt auf dem Zäkum, die Fingerspitzen zeigen nach medial-kranial zum Bauchnabel. Die linke Hand umfasst die Flanke möglichst nah am Rippenbogen, die Fingerspitzen liegen dorsal. Das Colon ascendens liegt in der Hand.

Behandlung
Beide Hände ziehen in der Einatmung nach kaudal. Die rechte Hand rotiert dabei mit den Fingerspitzen nach außen, die linke Hand erzeugt gleichzeitig einen Druck nach medial.
In der Ausatmung wird die erreichte Position gehalten. Dies wird wiederholt, bis das fasziale Bewegungsende erreicht ist. Der Zug wird dann in der nächsten Exspiration gelöst.
Die ganze Behandlung wird 4–5-mal wiederholt.

Colon ascendens, rechte Kolonflexur, rechter Teil des Colon transversum

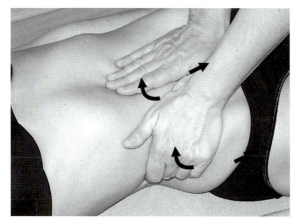

Abb. 13.21

Ausgangsstellung
Patient in Rückenlage.
Therapeut steht auf der linken Seite des Patienten.

Vorgehen
Die linke Hand umfasst die Flanke möglichst nah am Rippenbogen, die Fingerspitzen liegen dorsal. Das Colon ascendens liegt in der Hand. Die rechte Hand liegt flach auf dem Abdomen mit den Fingerspitzen unter dem rechten Rippenbogen anliegend. Die Finger zeigen zur rechten Schulter.

Behandlung
Beide Hände ziehen bei der Einatmung nach kaudal und rotieren im Uhrzeigersinn. Die rechte Kolonflexur wird so nach kaudal-links gezogen.
In der Ausatmung wird die erreichte Position gehalten. Die Behandlung wird wiederholt, bis das fasziale Bewegungsende erreicht ist. Der Zug wird dann in der nächsten Exspiration gelöst.
Die ganze Behandlung wird 4- bis 5-mal wiederholt.

Colon descendens und Colon sigmoideum

Ausgangsstellung
Patient in Rückenlage.
Therapeut steht auf der linken Seite des Patienten.

Vorgehen
Die Handhaltung und Behandlung entspricht der Technik „Zäkum und Colon ascendens". Sie muss nur auf die andere Seite übertragen werden.

Linker Teil des Colon transversum, linke Kolonflexur, Colon descendens

Ausgangsstellung
Patient in Rückenlage.
Therapeut steht auf der rechten Seite des Patienten.

Vorgehen
Die Handhaltung entspricht der Technik „Colon ascendens, rechte Kolonflexur, rechter Teil des Colon transversum". Sie muss nur auf die andere Seite übertragen werden.

Behandlung
Während der Einatmung ziehen beide Hände nach kaudal. Die rechte Hand rotiert dabei noch zusätzlich gegen den Uhrzeigersinn, die linke Hand rotiert im Uhrzeigersinn. Die linke Flexur wird so nach kaudal mobilisiert.
In der Ausatmung wird die erreichte Position gehalten. Dies wird wiederholt, bis das fasziale Bewegungsende erreicht ist. Der Zug wird dann in der nächsten Exspiration gelöst.
Die ganze Behandlung wird 3–4-mal wiederholt.

Zirkulatorische Behandlung n. Kuchera

Arterielle Stimulation
- Stimulation der A. mesenterica superior und inferior durch Arbeit an der Wirbelsäule
- Diaphragmatechniken

Venöse Stimulation
- Leberpumpe
- Dehnung des Lig. hepatoduodenale
- Diaphragmatechniken

Lymphatische Stimulation
- Lymphodrainage an Thorax und Abdomen
- Diaphragmatechniken

Vegetativer Ausgleich

Sympathikus
Stimulation des Grenzstrangs Th10–L2 durch:
- Rib Raising
- Inhibition der Paravertebralmuskulatur
- Vibrationen
- Manipulationen
- Maitland
- Stimulation der Ganglia mesenterica superior und inferior
- Diaphragmatechniken

Parasympathikus
Stimulation des N. vagus durch:
- Kraniosakraltherapie
- Kehlkopftechniken
- Thoraxtechniken (Recoil)
- Diaphragmatechniken

Stimulation der Segmente S2–4 durch:
- Iliosakralgelenk-Techniken
- Fossa-ischiorectalis-Technik
- Behandlung des Beckenbodens

Reflexpunktbehandlung n. Chapman

Lage für das Mesoappendix

Anterior. Am oberen Rand der 12. Rippe, nahe der Rippenspitze – nur rechts!

Posterior. Mediale Begrenzung des 11. Interkostalraums.

Lage für das Rektum

Anterior. Vom Trochanter minor abwärts (beidseits).

Posterior. Auf dem Sakrum in der Nähe des Iliums am unteren Ende des Iliosakralgelenk (beidseits).

Lage für das Kolon

Anterior. Eine 2,5–5 cm breite Zone vom Trochanter major bis ca. 3 cm oberhalb der Patella auf dem frontolateralen Oberschenkel (beidseits).

Rechte Seite. Das erste Fünftel von kranial aus steht diagnostisch für das Zäkum, die nächsten 3/5 für Colon ascendens und das kaudale Fünftel für Colon transversum.

Linke Seite. Das kaudale Fünftel repräsentiert Colon transversum, die nächsten 3/5 nach kranial das Colon descendens und das oberste Fünftel steht für das Colon sigmoideum.

Posterior. Eine dreieckige Zone, die sich zwischen dem der Spitze des Processus transversus des 2. bis 4. LWK und der Crista iliaca erstreckt (beidseits).

Prinzip der Behandlung

Der Therapeut nimmt Kontakt mit dem Reflexpunkt auf. Er legt dazu einen Finger sehr sanft auf den Punkt und übt nur einen leichten Druck aus. Die Reflexpunkte sind oft sehr empfindlich, behutsames Vorgehen ist daher wichtig.
Der Finger bleibt auf dem Punkt und behandelt durch sanfte Rotationen.
Zuerst werden die anterioren Punkte behandelt, danach die posterioren. Es wird so lange behandelt, bis sich die Empfindlichkeit oder die Konsistenz des Punktes normalisiert hat.
Zum Abschluss werden die ventralen Punkte noch einmal kontrolliert. Sollten sie keine Veränderung zeigen, kann es sein, dass die Organpathologie zu ausgeprägt ist, um sie kurzfristig reflektorisch beeinflussen zu können, oder es liegen andere Dysfunktionen vor, die primär behandelt werden müssen.

Empfehlungen für den Patienten

- Abends nur leichte Mahlzeiten.
- Ballaststoffreiche Nahrung zu sich nehmen.
- Leber und Pankreas stimulieren durch Olivenöl, Zitrone oder Kräuter.

14 Nieren

14.1 Anatomie

Allgemeines

Größe: 12 cm lang
7 cm breit
3 cm dick

Lage

Posterior
Linke Niere
Oberer Pol: BWK 11
Nierenbecken: LWK 1
Unterer Pol: LWK 3

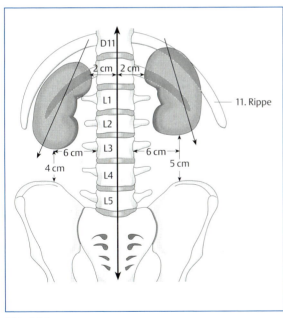

Abb. 14.1

Die **rechte Niere** liegt ca. 1–1,5 cm tiefer als die linke.

Anterior
Linke Niere
Oberer Pol: 9. Rippe
Unterer Pol: 1–2 cm über dem Nabel
Rechte Niere
Oberer Pol: 9. Rippe
Unterer Pol: Nabelhöhe

Die Achse der Niere verläuft etwas schräg von kranial-medial nach kaudal-lateral.

Fascia renalis

Sie besteht aus einem vorderen und hinteren Blatt. Beide Blätter vereinigen sich superior und lateral der Nieren. Nach unten ist dieser „Fasziensack" offen.
Die Faszien beider Nieren verbinden sich auf Höhe BWK 12/LWK 1 vor der Wirbelsäule.

Lamina retrorenalis
Sie bedeckt den M. quadratus lumborum und den M. psoas major. Fixiert ist sie anterior-lateral an der Wirbelsäule (medial des Psoas und Diaphragmas).

Lamina praerenalis
Sie liegt dem Peritoneum und der Toldt-Faszie an. Auf der linken Seite ist sie mit dieser Faszie in einem größeren Bezirk assoziiert. Sie bedeckt Niere, Nierenhilus und die großen prävertebralen Gefäße.

Beide Laminae umgeben die Nebenniere, laufen superior zusammen und sind am Diaphragma befestigt.
Innerhalb der Faszienschichten und um die Niere herum liegt Fett (Fettkapsel). Sie entsteht etwa ab dem 10. Lebensjahr.

Topografische Beziehungen

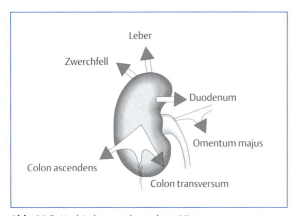

Abb. 14.2 Verbindungen der rechten Niere.

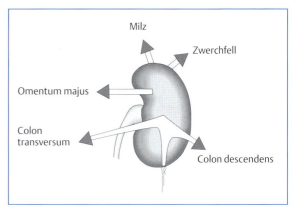

Abb. 14.3 Verbindungen der linken Niere.

Posterior
- Diaphragma und Psoasarkade
- Pleura (indirekt im Bereich des Recessus costodiaphragmaticus bis auf Höhe von LWK 1)
- 12. Rippe, links auch 11. Rippe
- M. psoas major und seine Faszie
- M. quadratus lumborum und M. transversus abdominis
- N. subcostalis, iliohypogastricus, ilioinguinalis
- Trigonum lumbale (Grynfeltt-Dreieck)

Anterior
Rechte Niere
- Leber
- Lig. hepatoduodenale
- rechte Kolonflexur
- Mesocolon transversum
- Duodenum, Pars descendens
- Colon ascendens

Linke Niere
- Milz
- Magen
- Pankreas
- Flexura duodenojejunalis
- Jejunum
- linke Kolonflexur (stärkere Fixation als rechts)

Die Nebennieren liegen superior beider Nieren.

Befestigungen/Aufhängungen

- Turgor
- Druck anderer Organe und Bauchmuskeltonus
- Fettkapsel
- Hilusgefäße und Ureter (Bremsfunktion)
- thorakale Sogwirkung und Bauchmuskeltonus während der Atmung

Zirkulation

Arteriell

A. renalis (entspringt aus der Aorta, etwa 1 cm unterhalb der A. mesenterica superior, die linke ist kürzer als die rechte)

Venös

V. renalis (linke Vene ist länger als rechte, mündet in V. cava inferior)

Lymphabfluss

- Nodi lumbales
- Truncus lumbalis
- Ductus thoracicus

Innervation

- Sympathikus aus Th10–L1 über N. splanchnicus minor und imus sowie N. splanchnicus lumbalis 1 und 2 zum Plexus coeliacus, Ganglion aorticorenale, Plexus renalis und Ganglion renale posterius

- N. vagus (über Plexus coeliacus)
- sakraler Parasympathikus (S2–4) über Plexus hypogastricus superior zum Plexus renalis

Organuhr

Maximalzeit: 17–19 Uhr
Minimalzeit: 5–7 Uhr

Organ-Zahn-Wechselbeziehung

Grundsätzliches s. S. 36f.

- 2. Schneidezahn im Unterkiefer beidseits
- 1. Schneidezahn im Oberkiefer beidseits

Bewegungsphysiologie n. Barral

Drei Faktoren bedingen die Bewegung der Nieren:
- Die Fascia renalis ist nach unten und medial offen.
- Die Hilusgefäße ziehen an der Niere.
- Der Psoas ist eine Gleitschiene.

Mobilität

Der Motor der Bewegung ist das Diaphragma. Die Niere bewegt sich bei der Einatmung 3–4 cm nach kaudal (20 000/d, 600 m/d).
Der obere Pol wird in der Einatmung nach vorn gedrückt (Psoas-Gleitschiene). Die Niere bewegt sich ferner nach kaudal-lateral und rotiert nach außen.

Motilität

In Inspiration spürt man eine Bewegung von medial-kranial nach lateral-kaudal verbunden mit einer Außenrotation („Scheibenwischer"). In Exspiration vollzieht die Niere die umgekehrte Bewegung.

14.2 Physiologie

Aufgaben der Niere

- Regulation des Wasser- und Elektrolythaushalts
- Regulation des Säure-Basen-Gleichgewichts
- Ausscheidung von harnpflichtigen Substanzen (Harnstoff, Kreatinin, Harnsäure usw.)
- Ausscheidung von körperfremden Stoffen (Medikamente)
- Blutdruckregulation (Renin-Angiotensin-Aldosteron-Mechanismus)
- Hormonproduktion (Erythropoietin, Renin, Kalzitriol, Prostaglandine)
- Abbauort von Peptidhormonen

14.3 Pathologien

Symptome, die eine ärztliche Abklärung erfordern

- Klopfschmerz im Nierenlager
- Hämaturie

Nephrolithiasis

Definition. Harnsteine in der Niere und den ableitenden Harnwegen.

Ursachen. Zu große Mengen steinbildender Substanzen im Urin.
Risikofaktoren:
- Bewegungsmangel
- unzureichende Flüssigkeitszufuhr
- familiäre Disposition
- Medikamente (Kalzium, Vitamin-C-, Vitamin-D-Therapie)
- Gicht
- Diabetes mellitus
- Nierenerkrankungen
- Hyperparathyreoidismus

Klinik. Asymptomatisch, wenn sie nicht die Harnwege verengen.
Obstruierender Stein:
- Kolik mit Hämaturie
- Übelkeit
- Erbrechen
- Bauchschmerzen

- Flankenschmerz
- Schmerzausstrahlung in die Genitalien und Oberschenkelinnenseiten

Akute Pyelonephritis

Definition. Obere Infektion des Harntrakts mit pathogenen Keimen.

Ursachen. Hohe Virulenz der Keime bei geschwächter Abwehrlage.
Begünstigende Faktoren:
- Verengung des Harntrakts
- vesikoureteraler Reflux
- neurogene Blasenentleerungsstörung
- Steinerkrankung
- Diabetes mellitus
- immunsuppressive Therapie

Klinik
- Nierenlagerklopfschmerz
- Flankenschmerz
- Kopfschmerz
- Schwitzen
- Übelkeit
- Erbrechen
- Fieber > 38,5°C

Nephrotisches Syndrom

Definition
Symptomenkomplex aus:
- Proteinurie
- Hypoproteinämie
- Dysproteinämie
- Hyperlipoproteinämie
- Ödeme

Ursachen
Es liegen primäre oder sekundäre glomeruläre Vorerkrankungen vor, z.B.:
- Poststreptokokken-Glomerulonephritis
- rasch progrediente Glomerulonephritis
- Systemerkrankungen, z.B. Lupus erythematodes

Klinik
- Mikrohämaturie
- Ödeme
- Hypertonie

Nierenzellkarzinom

Definition. Häufigster bösartiger Tumor der Niere, meist von den Tubuluszellen ausgehend.

Ursachen. Entartung der proximalen Tubuluszellen.

Klinik
- Hämaturie
- hohe BSG
- palpable abdominelle Masse
- Hypertonie
- Gewichtsverlust
- Anämie
- intermittierendes Fieber
- im Frühstadium asymptomatisch

14.4 Osteopathische Klinik

Kardinalsymptome

- Klopfschmerz im Nierenlager
- Hämaturie

Typische Dysfunktionen

- Ptose
- Adhäsionen/Fixationen

Theorie der Nierenptose n. Barral

Ursachen
- Ptose bis ins kleine Becken ist anlagebedingt
- Astheniker
- Trauma (Sturz auf Os coccygis, Vibrationen)
- schneller und großer Gewichtsverlust
- Depression
- Turgoreffekt sinkt mit zunehmenden Alter
- Ptose nach der Geburt eines Kindes
- Sog von unten und Druck von oben während einer Geburt
- lockere Ligamente

Ptose rechte Niere

„Verdauungsniere"
Leber und Colon ascendens sind die Haupteinflussfaktoren auf die Niere.
Man findet häufiger eine rechte als eine linke Nierenptose, denn:

- Die große Leber drückt stärker.
- Die Toldt-Faszie ist rechts schwächer.
- Die linke Kolonflexur fixiert stärker.
- Die LWS-Skoliose bringt die rechte Niere nach anterior, was den Druck der Leber erhöht.

Ptose linke Niere

Genitalniere

Symptome:
- Varikozele
- linkseitige Dysmenorrhö
- Libidoverlust
- Impotenz

Die linke V. ovarica/testicularis mündet in die linke V. renalis, rechts direkt in die V. cava inferior.

Grad der Ptose

1. Grad
- Ptose verläuft nach kaudal
- N. subcostalis ist irritiert

Symptome:
- Patient hat diffusen Schmerz im Bereich der unteren Rippen
- scharfer Schmerz im Bereich der unteren Rippen mit Ausstrahlung in Richtung Nabel und Atemstörung

2. Grad
- Die Niere verlagert sich nach kaudal-lateral, die Außenrotation wird verstärkt, der untere Pol kommt nach anterior (Psoas ist Gleitschiene).
- Die Nn. genitofemoralis, cutaneus femoris lateralis, ilioinguinalis, iliohypogastricus sind irritiert.

Symptome:
Entsprechend der Innervationsgebiete des irritierten Nerven kann der Patient Schmerzen im Bereich der Leiste, der lateralen Hüftregion und des lateralen Oberschenkels, des medialen Oberschenkels oder im Bereich der Genitalien haben.

3. Grad
- Der untere Pol ptosiert nach kaudal-medial mit Innenrotation (aufgrund des Zugs der Gefäße und des Ureters).
- Die Innenrotation wird besser toleriert als die Außenrotation. Der Psoas ist nicht mehr die Gleitschiene.
- Der N. femoralis ist irritiert.

Symptom:
Knieschmerz (verstärkt durch Flexion)

Assoziierte strukturelle Dysfunktionen

- BWK 11/12 und kostovertebrale Gelenke der BWK 10 – LWK 1
- LWK 1/2 (wegen neurovegetativen Reflexen)
- Os coccygis
- Dysfunktionen des Os illium

Atypische Symptome

Barral führt, im Gegensatz zu anderen Autoren, u. a. die folgenden organspezifischen Symptome an (Zur Erklärung der osteopathischen Ketten s. „Atypische Symptome" im Kapitel Leber, S. 41f.):

- Polyurie mit großem Durst früh morgens oder in der Nacht
- abdominelles Unwohlsein mit Dyspnoe
- Schmerzen subdiaphragmatisch oder im kleinen Becken
- LWS-Schmerz verschwindet kurz nach dem Aufstehen
- LWS-Schmerz während des Tages durch „Belastungen" wie Husten, Niesen, langes Sitzen und Stehen, enge Gürtel
- Gingivitis, Aphtosis, Stomatitis
- trockene Haut
- Patient ist flektiert, hält sich den Bauch oder die unteren dorsalen Rippen.
- Beim Niesen oder Husten flektiert er die Hüfte der betroffenen Seite, um erhöhten Druck auszugleichen.

Indikationen für eine osteopathische Behandlung

- Ptose
- Adhäsionen/Fixationen

Kontraindikationen für eine osteopathische Behandlung

- akute Entzündung
- Hämaturie
- Karzinom
- Zystenniere

Praxisrelevante Anmerkungen

Die Niere ist ein Organ, das als Filter für den Körper arbeitet. Um diese Aufgabe zu erfüllen, hat die Niere eine enorme Kompensationsfähigkeit: 75 % der Filtrationskapazität können ausfallen, ohne dass dies Auswirkungen auf den Körper hat. Dass ein Mensch gut mit einer Niere leben kann, weiß man, aber auch die verbleibende einzige Niere muss erst zu mehr als 50 % ausfallen, bevor man von einer Niereninsuffizienz spricht. Diese immense Kompensationsfähigkeit bedeutet, dass die Niere auf diverse Störfaktoren gut ausgleichend reagieren kann. Dies gilt ebenso für die osteopathischen Dysfunktionen. Nach Meinung des Verfassers findet man nur selten die Niere als primäre Ursache einer Symptomatik, vielmehr reagiert sie auf ein anderes Organ, was durchaus auch eine parietale Symptomatik hervorrufen kann, aber die Niere selbst wird in ihrer Funktion nicht dadurch beeinträchtigt werden.

Zur Erläuterung sei ein Beispiel angeführt: Parietale Symptomatik, die mit einer osteopathischen Dysfunktion der Niere häufig auftritt, lässt sich erklären durch die drei Nerven des Plexus lumbalis, die dorsal der Niere auf dem M. psoas major zu finden sind. Dies sind der N. subcostalis, der N. iliohypogastricus und der N. ilioinguinalis. Die typischen Schmerzen bei einer Nierenkolik lassen sich als Irritationen dieser Nerven durch eine gestaute Niere deuten. Das Gleiche gilt für die osteopathische Dysfunktion. Sei es, dass es sich um eine Gleitlagerstörung oder um eine zirkulatorische Beeinträchtigung im osteopathischen Sinn handelt, die die Niere stört, die drei Plexus-lumbalis-Nerven werden irritiert und es ergeben sich Schmerzen z. B. in der Leiste oder im lateralen Trochanterbereich. Leicht kann dies mit einer Koxarthrose oder einer Bursitis trochanterica verwechselt werden. In der Osteopathie spricht man dann auch gerne von einer gestauten Niere, die auf die Nerven drückt. Es sei aber hier besonders darauf hingewiesen, dass es sich dabei nicht um eine Stauungsniere handelt. Die Funktion der Niere ist bei dieser osteopathischen Dysfunktion nicht eingeschränkt!

Was kann nun eine solche Dysfunktion auslösen?

Die rechte Niere wird auch die Verdauungsniere genannt, weil die verschiedenen Organe des Verdauungssystems die Niere irritieren können. Als Erstes zu nennen wäre die Leber, die auf der rechten Niere liegt. Ist sie gestaut, gibt sie den erhöhten Druck nach dorsal auf die Niere weiter, die dann eine Gleitlagerstörung entwickelt.

Auf dem Nierenbecken liegt der Übergang von Pars superior zu Pars descendens des Duodenums. Dieser Abschnitt des Duodenums hat selbst häufig eine osteopathische Dysfunktion bedingt durch Ulzera, die sich meistens in der Pars superior bilden. Die Niere mit ihrer Zirkulation wird dann sekundär in Mitleidenschaft gezogen.

Das Colon ascendens hat ebenfalls Kontakt zur Niere an ihrem unterem Pol.

Der Ureter wird von der Radix mesenterii nahe der Ileozäkalklappe überkreuzt, sodass eine Dünndarmptose auch auf den Ureter einengend wirken kann mit der Folge einer osteopathischen Stauung der Niere.

Die linke Niere wird auch die Genitalniere genannt, als Hinweis, dass die primären Geschlechtsorgane die Niere beeinträchtigen können. Das liegt daran, dass die V. ovarica bzw. testicularis auf der linken Seite in die V. renalis mündet, während sie rechts in die V. cava inferior ihr Blut drainiert. Ein vermehrter Blutstrom in die V. renalis könnte demzufolge zu Stauungszeichen der Niere auf der linken Seite führen.

Allerdings hat links auch ein Abschnitt des Kolons einen nicht zu unterschätzenden Einfluss auf die Niere. Das Colon sigmoideum besitzt ein Mesenterium, das sowohl den Ureter als auch die Vasa ovarica/testicularia überkreuzt. Obstipation, Divertikulitis oder das Reizkolon sind drei häufige Erkrankungen, die das Sigmoid betreffen und die Niere wiederum sekundär in Dysfunktion bringen.

In allen besprochenen Fällen reagiert die Niere auf die Dysfunktion eines anderen Organs. Auf der rechten Seite sind es die Organe des Verdauungstrakts und auf der linken Seite die Geschlechtsorgane und der Dickdarm, auf die die Niere reagiert. Funktionell wird sie aber aufgrund ihrer großen Kompensationsfähigkeit nicht beeinträchtigt sein. Parietale Symptome können dabei trotzdem auftreten, was dazu führen könnte, die Niere zu behandeln und sie als primäre Ursache anzusehen. Erfahrungsgemäß sind allerdings die erwähnten anderen Organe eher die Ursache für Beschwerden. Deshalb sollten sie zuerst behandelt werden. Danach bleibt zu prüfen, ob die Dysfunktion der Niere noch vorhanden ist.

14.5 Osteopathische Tests und Behandlung

Die Mobilität der Niere ist wichtiger als die Position.

Palpation der Niere n. Barral

Ausgangsstellung

Patient in Rückenlage, Beine angewinkelt.
Therapeut steht am Kopfende des Patienten auf der kontralateralen Seite.

■ Vorgehen bei der rechten Niere

Der Therapeut nimmt auf der rechten Seite, ungefähr auf Höhe der Ileozäkalklappe, Kontakt mit der Bauchwand auf. Unter vorsichtigem Verdrängen der Dünndarmschlingen gleitet man am medialen Rand des Colon ascendens nach kranial.

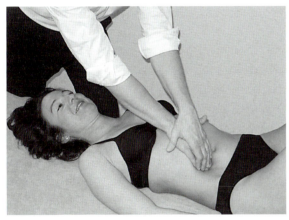

Abb. 14.4

Etwa auf Höhe des Bauchnabels kann die Niere als glatte, solide Masse getastet werden (seifenartig).
Normalerweise ist die anteriore Fläche tastbar, der inferiore Pol im Falle einer Ptose oder bei schlanken Personen.

■ Vorgehen bei der linken Niere

Der Therapeut nimmt auf der linken Seite über dem Sigmoid im kaudalen Viertel einer Linie Bauchnabel-SIAS Kontakt mit der Bauchwand auf. Er gleitet unter vorsichtigem Verdrängen der Dünndarmschlingen am medialen Rand des Colon descendens nach kranial.
Etwa 1 cm oberhalb des Bauchnabels ist die anteriore Fläche oder der inferiore Pol palpabel.

Beide Palpationen können auch im Sitz durchgeführt werden.

■ Variante für die rechte Niere

Ausgangsstellung

Patient in Rückenlage, Beine angewinkelt.
Therapeut steht neben dem Patienten auf der zu untersuchenden Seite.

Vorgehen

Mit dem Daumen der linken Hand arbeitet sich der Therapeut vorsichtig von lateral in das Abdomen auf Höhe des Bauchnabels ein. Der Daumen liegt dabei am medialen Rand des Colon ascendens. Die rechte Hand schiebt das Darmkonvolut auf den Palpationsdaumen zu, um eine fasziale Entspannung im Palpationsgebiet zu erzeugen.
Die Niere ist als solide Masse zu ertasten.

■ Variante für die linke Niere

Ausgangsstellung

Patient in Rückenlage, Beine angewinkelt.
Therapeut steht neben dem Patienten auf der zu untersuchenden Seite.

Vorgehen

Mit dem Daumen der rechten Hand arbeitet sich der Therapeut vorsichtig von lateral in das Abdomen etwa 1 cm oberhalb des Bauchnabels ein. Der Daumen liegt dabei am medialen Rand des Colon descendens. Die linke Hand schiebt das Darmkonvolut auf den Palpationsdaumen zu, um eine fasziale Entspannung im Palpationsgebiet zu erzeugen.
Die Niere ist als solide Masse zu ertasten.

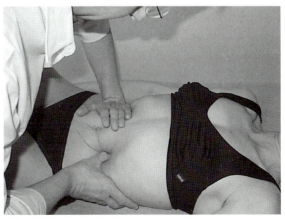

Abb. 14.5

Mobilisation der Niere

■ In Rückenlage n. Barral

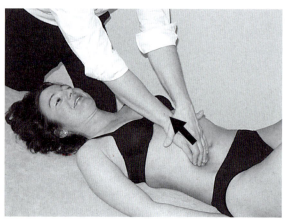

Abb. 14.6

Ausgangsstellung
Patient in Rückenlage, Beine angewinkelt.
Therapeut steht am Kopfende des Patienten auf der kontralateralen Seite.

Vorgehen
Die Niere wird wie auf S. 151 beschrieben palpiert.

Behandlung
Während der Ausatmung wird die Niere entlang ihrer Bewegungsachse nach kranial-medial mobilisiert. In der Einatmung wird die erreichte Position gehalten.
Diese Behandlung wird einige Male wiederholt.

Mobilisation der Niere

■ Im Sitz n. Barral

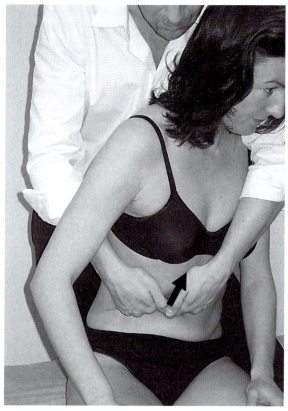

Abb. 14.7

Ausgangsstellung
Patient sitzt kyphosiert.
Therapeut steht hinter dem Patienten.

Vorgehen
Der Therapeut steht hinter dem Patienten und nimmt wie oben beschrieben Kontakt mit der Niere auf.

Behandlung
Während der Ausatmung wird die Niere entlang ihrer Bewegungsachse nach kranial-medial mobilisiert. In der Einatmung wird die erreichte Position gehalten.
Diese Behandlung wird einige Male wiederholt.
Zusätzlich kann der Therapeut eine kontralaterale Rotation des Rumpfes faszilitieren. Dadurch wird die Niere nach vorn gebracht, ist besser palpabel und damit leichter zu mobilisieren.

Mobilisation der Niere

■ Mithilfe des M. psoas major n. Barral

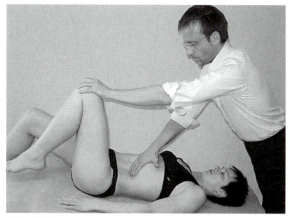

Abb. 14.8

Ausgangsstellung
Patient in Rückenlage, Beine angewinkelt, Kopftieflage. Therapeut steht am Kopfende des Patienten.

Vorgehen
Der Therapeut sucht den inferioren Pol der Niere auf. Die ipsilaterale Hüfte wird gebeugt, das Bein wird vom Therapeuten gehalten und die Niere mit der Palpationshand nach kranial-medial fixiert.

Behandlung
Das Bein wird in der Ausatmung in Extension geführt, der Psoas gedehnt und die Niere durch den Wechsel von Punctum fixum und Punctum mobile mobilisiert.
Die Extension kann mit Abduktion oder Adduktion der Hüfte kombiniert werden, um einen zusätzlichen mobilisierenden Aspekt einzubringen.

Mobilisation der Niere

■ Mithilfe des M. psoas major und postisometrischer Relaxation n. Barral

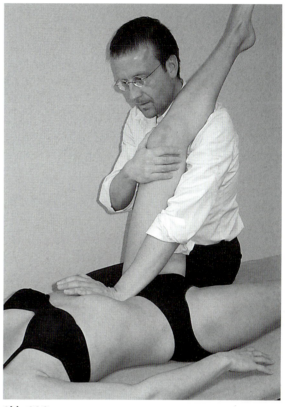

Abb. 14.9

Ausgangsstellung
Patient in Rückenlage, Beine angewinkelt.
Therapeut steht neben dem Patienten auf der zu behandelnden Seite.

Vorgehen
Der Therapeut legt sich das Bein der zu behandelnden Seite auf die Schulter. Mit einer Hand kontaktiert er den inferioren Pol der Niere. Die andere Hand fasst den Oberschenkel des abgelegten Beins von ventral. Über die Hüftbeugung wird die Spannung des Psoas eingestellt. Die Niere wird in der Ausatmung nach kranial-medial mobilisiert.
Zusätzlich können isometrische Kontraktionen des Psoas gefordert werden. In der Ausatmungs-Entspannungs-Phase wird die Niere schließlich mobilisiert.
Durch die Annäherung des Psoas entsteht für die Niere eine Gleitschiene nach dorsal-kranial.

Behandlung des Dreiecks von Grynfeltt n. Barral

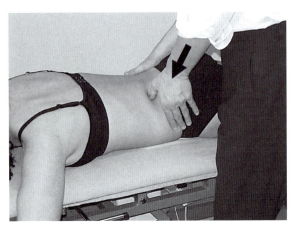

Abb. 14.10

Ausgangsstellung
Patient in Bauchlage, Beine gestreckt.
Therapeut steht neben dem Patienten.

Vorgehen
Eine Hand nimmt mit ein oder zwei Fingern Kontakt mit der 12. Rippe posterior auf. Es wird nach kaudal in Richtung Crista iliaca palpiert. Medial des M. obliquus internus abdominis findet man eine Faszienloge, die von der Sehnenplatte des M. transversus abdominis gebildet wird. Ventral dieser Loge liegt die Niere und ist über dieses Grynfeltt-Dreieck zu behandeln. Die Finger verbleiben dort und drücken zur Mobilisation der Niere nach anterior-superior.

Variante
Die andere Hand kann ventral auf der Niere liegen und die Mobilisation unterstützen.

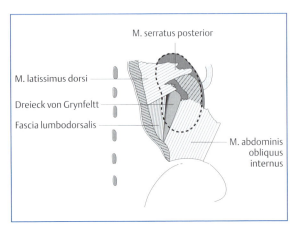

Abb. 14.11

Test und Behandlung der Motilität der Niere n. Barral

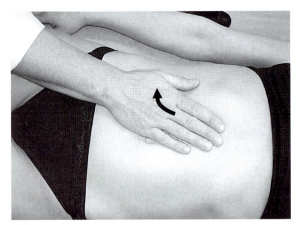

Abb. 14.12

Ausgangsstellung
Patient in Rückenlage, Beine gestreckt.
Therapeut steht neben dem Patienten auf der zu untersuchenden Seite.

Vorgehen
Die Hand des Therapeuten wird medial von Sigmoid bzw. Zäkum mit geringem Druck auf das Abdomen über die Niere gelegt. Der Unterarm der Palpationshand liegt auf dem Abdomen.

Testablauf
Der Therapeut erspürt die Motilitätsbewegung und beurteilt Amplitude und Richtung der Inspirations- und Exspirationsbewegung sowie den Rhythmus der Gesamtbewegung. Liegt eine Störung in einem oder beiden Aspekten der Motilitätsbewegung vor, wird behandelt.

Behandlung
Die Motilität wird indirekt behandelt, indem man der nicht eingeschränkten Bewegung folgt, am Endpunkt dieser Bewegung mehrere Zyklen verweilt und schließlich der eingeschränkten Bewegung zum neuen Endpunkt nachgeht.
Man kann auch versuchen, die freie Bewegung in ihrem Ausmaß zu erweitern (Induktion) und kontrolliert anschließend, ob sich die eingeschränkte Bewegungsrichtung verbessert hat.
Die Behandlung wird so lange wiederholt, bis die Motilität in Rhythmus, Richtung und Amplitude ihr normales Maß erreicht hat.

Fasziale Behandlung n. Finet und Williame

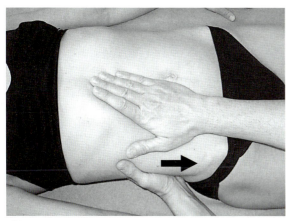

Abb. 14.13

Ausgangsstellung
Patient in Rückenlage, Beine gestreckt.
Therapeut steht neben dem Patienten.

Vorgehen
Die ventrale Hand des Therapeuten liegt auf dem Abdomen über der Projektion der Niere – die Finger zeigen nach kranial-medial. Die dorsale Hand ruht auf der dorsalen Rumpfwand in entsprechender Höhe – die Fingerspitzen zeigen zur Wirbelsäule. Mit der ventralen Hand gibt man so viel Druck nach posterior, bis die Faszienebene erreicht wird.

Behandlung
In der Einatmungsphase ziehen beide Hände gleichzeitig nach kaudal. In der Ausatmung wird die erreichte Position gehalten. Dies wird wiederholt, bis das fasziale Bewegungsende erreicht ist. Der Zug wird in der nächsten Exspiration gelöst.
Die ganze Behandlung wird 4–5-mal wiederholt.

Zirkulatorische Behandlung n. Kuchera

Arterielle Stimulation
Diaphragmatechniken

Venöse Stimulation
- Leberpumpe
- Diaphragmatechniken

Lymphatische Stimulation
- Lymphdrainage an Thorax und Abdomen
- Diaphragmatechniken

Vegetativer Ausgleich

Sympathikus
Stimulation des Grenzstrangs Th10–L1 durch:
- Rib Raising
- Inhibition der Paravertebralmuskulatur
- Vibrationen
- Manipulationen
- Maitland
- Stimulation des Ganglion aorticorenale (Technik wie für das Ganglion mesentericum superius)
- Diaphragmatechniken

Parasympathikus
Stimulation des N. vagus durch:
- Kraniosakraltherapie
- Kehlkopftechniken
- Thoraxtechniken (Recoil)
- Diaphragmatechniken

Stimulation der Segmente S2–4 durch:
- Iliosakralgelenk-Techniken
- Fossa-ischiorectalis-Technik
- Beckenboden

Reflexpunktbehandlung n. Chapman

Lage

Anterior. Etwa 2,5 cm beidseits der Medianlinie und ca. 2,5 cm kranial des Bauchnabels.

Posterior. Zwischen den beiden Processus transversi des 12. BWK und 1. LWK auf halbem Weg zwischen Processus spinosus und der Spitze des Processus transversus (beidseits).

Prinzip der Behandlung

Der Therapeut nimmt Kontakt mit dem Reflexpunkt auf. Er legt dafür einen Finger sehr sanft auf den Punkt und übt nur einen leichten Druck aus. Die Reflexpunkte sind oft sehr empfindlich, behutsames Vorgehen ist daher wichtig.
Der Finger bleibt auf dem Punkt und behandelt durch sanfte Rotationen.

Zuerst werden die anterioren Punkte behandelt, danach die posterioren. Es wird so lange behandelt, bis sich die Empfindlichkeit oder Konsistenz des Punktes normalisiert hat.
Zum Abschluss werden die ventralen Punkte noch einmal kontrolliert. Sollten sie keine Veränderung zeigen, kann es sein, dass die Organpathologie zu ausgeprägt ist, um sie kurzfristig reflektorisch beeinflussen zu können, oder es liegen andere Dysfunktionen vor, die primär behandelt werden müssen.

Empfehlungen für den Patienten

- Kopftieflage mit leerem Magen als Eigenmobilisation.
- Kräftiges Husten oder Niesen kann bei laxen Fixationen eine Ptose begünstigen.
- Für ausreichende Flüssigkeitszufuhr sorgen.
- Verdünnter Zitronensaft erhöht Effektivität von Nierenmanipulationen.

15 Harnblase

15.1 Anatomie

Anatomie der Harnblase

Allgemeines

Das normale Fassungsvermögen beträgt 500 ml, schon bei 300 ml tritt starker Harndrang auf.
Postoperativ können sich bei Entleerungsstörungen bis zu 2000 ml ansammeln.

Lage

Die Harnblase liegt im kleinen Becken hinter der Symphyse. Eine leere Harnblase reicht mit ihrem superioren Pol nicht über die Symphyse hinaus, eine volle Blase kann bis zu 3 cm oberhalb der Symphyse palpiert werden.

Topografische Beziehungen

Weibliches Becken

Superior
- Peritoneum
- Dünndarmschlingen
- Uterus (lageabhängig)

Anterior
- Pubis
- Peritoneum
- bei gefüllter Blase: ventrale Bauchwand

Inferior
- Cervix uteri
- Vagina
- Urethra
- Beckenboden (M. levator ani)
- M. obturatorius internus

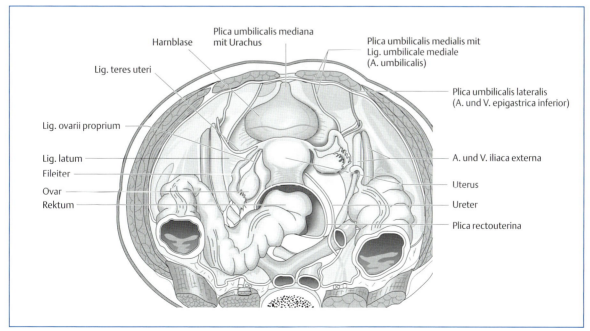

Abb. 15.1

Posterior
- Cervix und Isthmus uteri
- Vagina
- Ureter

Lateral. Peritoneum, geht über in Lig. latum uteri.

Männliches Becken

Superior
- Peritoneum
- Darmschlingen

Anterior
- Pubis
- Peritoneum

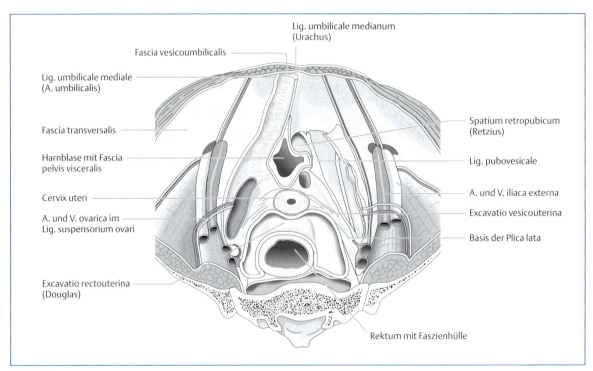

Abb. 15.2

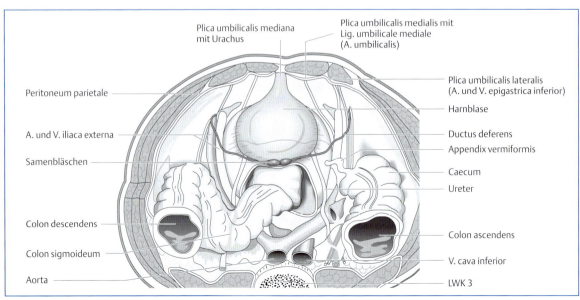

Abb. 15.3

Anatomie

- bei gefüllter Blase: ventrale Bauchwand

Inferior
Prostata

Posterior
- Ductus deferens
- Samenbläschen
- Rektum
- Ureter
- Peritoneum
- Dünndarmschlingen

Lateral
- Peritoneum
- M. levator ani
- M. obturatorius internus

Spatium retropubicum (Retzius-Raum)
Zwischen Pubis/Bauchwand und Harnblase gelegen, nach kaudal begrenzt durch das Lig. pubovesicale, nach medial durch das Lig. umbilicale medianum.

Befestigungen/Aufhängungen

- Peritoneum (anteriore, laterale und beim Mann auch posteriore Befestigung)
- Lig. umbilicale medianum (mit Urachus)
- Lig. umbilicale mediale (obliterierte A. umbilicalis)
- Lig. pubovesicale (mit Muskelfasern aus Blase), entspricht dem Lig. puboprostaticum
- Bindegewebe des kleinen Beckens

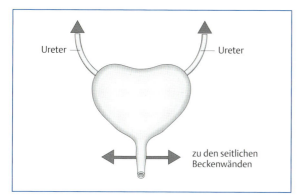

Abb. 15.4

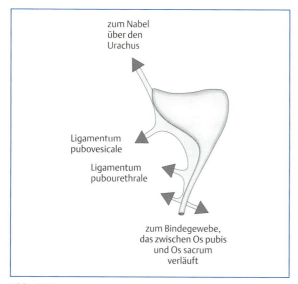

Abb. 15.5

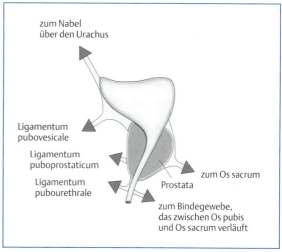

Abb. 15.6 Ligamente der Blase, seitliche Sicht, beim Mann.

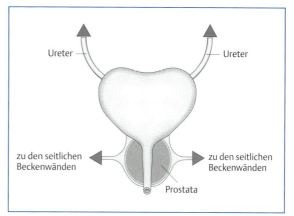

Abb. 15.7 Ligamente der Blase, beim Mann (Ansicht von vorn).

Zirkulation

Arteriell

Äste der A. iliaca interna, z. B.:
- A. vesicalis inferior
- A. pudenda interna
- A. obturatoria

Venös

- Plexus venosus vesicalis (Anastomosen zum Plexus venosus prostaticus und Plexus venosus vaginalis)
- V. iliaca interna

Lymphabfluss

Nodi iliaci interni und externi

Innervation

- Sympathikus aus L1–2 über Plexus intermesentericus und Nn. hypogastrici zu Plexus hypogastricus inferior und Plexus vesicalis
- sakraler Parasympathikus (S2–4) über Plexus hypogastricus inferior und Plexus vesicalis

Organuhr

Maximalzeit: 15–17 Uhr
Minimalzeit: 3–5 Uhr

Organ-Zahn-Wechselbeziehung

Grundsätzliches s. S. 36f.

- 1. Schneidezahn im Unterkiefer beidseits
- 2. Schneidezahn im Oberkiefer beidseits

■ Anatomie des Ureters

Allgemeines

Der Ureter ist 25–30 cm lang und ca. 5 mm dick.

Drei physiologische Engstellen, an denen Nierensteine bevorzugt stecken bleiben:
1. Übergang vom Nierenbecken in Ureter
2. Knick an A. iliaca communis/A. iliaca externa
3. Durchtritt durch Harnblase (= engste Stelle)

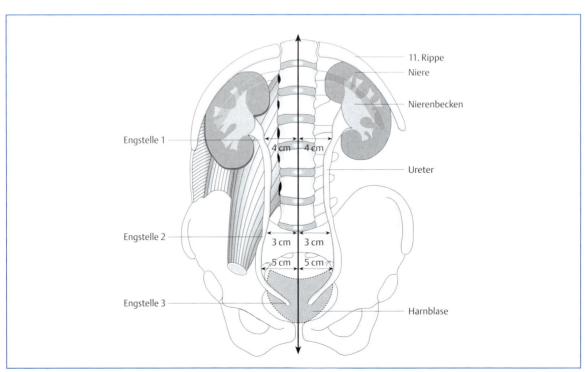

Abb. 15.8

Lage

Er läuft auf dem M. psoas major kaudal, überkreuzt beim Eintritt ins kleine Becken die Teilungsstelle der A. iliaca communis (links) bzw. die A. iliaca externa (rechts) und steigt an der lateralen Beckenwand nahe dem Peritoneum weiter nach kaudal ab.

Weiterer Verlauf beim Mann

Etwa auf Höhe der Spina ischiadica ändert er seine Richtung nach medial und vorn in Richtung Harnblase. Etwas oberhalb der Samenbläschen erreicht er die hintere seitliche Wand der Harnblase, wo der Ductus deferens ihn überkreuzt. Der Samenleiter liegt hier näher am Peritoneum als der Ureter. Im weiteren Verlauf durchquert der Harnleiter die Harnblase schräg von hinten lateral nach vorn medial.

Weiterer Verlauf bei der Frau

Etwa auf Höhe der Spina ischiadica ändert er seine Richtung nach medial und vorn in Richtung Harnblase. Er liegt dabei zunächst in der Basis des Lig. latum uteri. In diesem Bereich wird er von der A. uterina überkreuzt. Auf seinem weiteren Weg liegt er in ca. 1–2 cm Abstand von der Pars supravaginalis der Cervix uteri entfernt. Umittelbar vor der Harnblase liegt er dem vorderen und seitlichen Scheidengewölbe auf. Der Eintritt in die Harnblase verläuft schräg wie beim Mann.

Topografische Beziehungen

s. Lage und zusätzlich:
- Peritoneum
- Psoasfaszie
- N. genitofemoralis
- V. cava inferior (rechts)

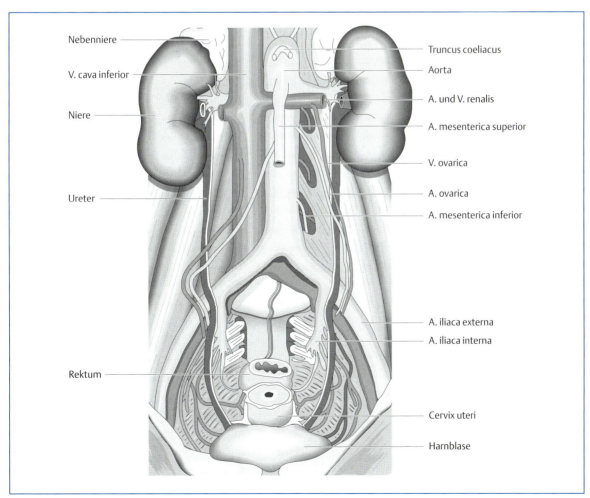

Abb. 15.9

- Duodenum (rechts)
- Vasa testicularia/ovarica
- A. colica dextra
- A. iliocolica
- A. mesenterica inferior oder A. colica sinistra
- Radix mesenterii
- Radix des Mesocolon sigmoideum

Befestigungen/Aufhängungen

- Fettkapsel der Niere
- Peritoneum
- retro- und extraperitoneales Bindegewebe

Zirkulation

Arteriell

Die arterielle Versorgung erfolgt aus Ästen der in der Nähe liegenden Arterien:
- A. renalis
- Aorta abdominalis
- A. testicularis/ovarica
- A. iliaca communis
- A. iliaca interna
- A. vesicalis inferior
- A. uterina

Venös

- V. testicularis/ovarica
- V. iliaca interna
- Plexus vesicalis

Lymphabfluss

- Nodi iliaci interni/communes/externi
- Nodi lumbales
- renale Lymphknoten

Innervation

- Sympathikus aus Th10–L1 über N. splanchnicus minor und imus sowie N. splanchnicus lumbalis 1 und 2 zum Plexus coeliacus, Ganglion aorticorenale, Plexus renalis und Ganglion renale posterius
- N. vagus (über Plexus coeliacus)
- sakraler Parasympathikus (S2–4) über Plexus hypogastricus superior zum Plexus renalis

Bewegungsphysiologie n. Barral

Mobilität

Die Harnblase bewegt sich gleichsinnig mit Sakrum und Uterus: In der Einatmung nach posterior und superior und in der Ausatmung nach anterior und inferior.
Eine Bewegung ergibt sich auch durch die Füllung der Harnblase mit Urin und den Vorgang der Blasenentleerung.

Motilität

In der Exspirationsphase findet man eine Bewegung nach posterior-superior, in Inspiration umgekehrt.

15.2 Physiologie

Mechanismus der Blasenfüllung und -entleerung

Der Harn gelangt portionsweise in die Blase. Die peristaltische Ureterkontraktion öffnet und schließt die Ureteröffnung.
Der Ureter tritt schräg durch die Harnblase hindurch. Dies führt dazu, dass der Innendruck der Blase die Ureteröffnung außerhalb einer Peristaltikwelle geschlossen hält. Ein Harnreflux wird so verhindert.

Miktion

Der Beckenboden erschlafft. Die Harnblase tritt dadurch tiefer und der Blasenhals verformt sich trichterförmig.
Urin tritt bis zum inneren Sphinkter in die Urethra ein, der Harnblasendetrusor kontrahiert (parasympathisch innerviert), die Trichterform verstärkt sich. Der Sphinkter öffnet sich.
Die Urethramuskulatur und der äußere Schließmuskel erschlaffen.
Zum Beenden der Miktion kontrahieren Beckenboden sowie der innere und äußere Schließmuskel, der Blasenhals verliert seine Trichterform.

15.3 Pathologien

Symptome, die eine ärztliche Abklärung erfordern

- Hämaturie
- Miktionsstörungen oder -veränderungen

Zystitis

Definition. Obere Infektion des Harntrakts mit pathogenen Keimen.

Ursachen. Hohe Virulenz der Keime bei geschwächter Abwehrlage.
Begünstigende Faktoren:
- Verengung des Harntrakts, z. B. Prostatahypertrophie
- vesikoureteraler Reflux
- neurogene Blasenentleerungsstörung
- Steinerkrankung
- Diabetes mellitus
- immunsuppressive Therapie

Klinik
- Dysurie
- Pollakisurie
- subfebrile Temperaturen

15.4 Osteopathische Klinik

Kardinalsymptome

- Hämaturie
- Miktionsstörungen/-veränderungen

Typische Dysfunktionen

Ptose

Mögliche Ursachen:
- Elastizitätsverlust des Beckenbodens wegen Schwangerschaft, Alter oder Depression
- Druck von den superior gelegenen Organen aufgrund von abdominellen Ptosen

Adhäsionen

Mögliche Ursachen:
Operationen, z. B. Kaiserschnitt

Spasmus

Mögliche Ursache:
rezidivierende Zystitis

Assoziierte strukturelle Dysfunktionen

- Sakrum
- sakrokokzygeales Gelenk
- Symphyse
- BWK 7 und 11
- LWK 1/2
- proximales und distales Tibiofibulargelenk (Kette von M. obturatorius internus über Lig. sacrospinale und sacrotuberale zum M. biceps femoris)

Atypische Symptome

Es folgt eine Auflistung von Symptomen, die sich über osteopathische Ketten erklären lassen oder die sich aus der Patientenanamnese ergeben (Zur Erklärung der osteopathischen Ketten s. „Atypische Symptome" im Kapitel Leber, S. 41f.):
- rezidivierende Schmerzen und Blockaden am lumbosakralen Übergang
- „Durchbrechgefühl" in der unteren LWS und im Bereich des Iliosakralgelenks
- Blasenkrämpfe bei Wirbelsäulenextension und maximaler Armhebung

Indikationen für eine osteopathische Behandlung

- Ptose mit Inkontinenz nach Husten, Niesen, Lachen oder Harntröpfeln
- rezidivierende Zystitis nach Ausschluss anatomischer Strikturen
- Blasenentleerungsstörungen aufgrund von Narben oder Prostatahypertrophie
- ureterovesikaler Reflux
- Blasensteine (erfordern allerdings vorsichtiges und sanftes Vorgehen – Verletzungsgefahr!)

Kontraindikationen für eine osteopathische Behandlung

- Schwangerschaft
- Katheter
- kontrazeptive Spirale
- Hämaturie
- akute Zystitis

Praxisrelevante Anmerkungen

Als Funktionskreis verstanden bringt das kleine Becken die vier Säulen der Osteopathie so nah wie sonst keine andere Körperregion. Parietal, viszeral, kraniosakral und faszial finden wir hier Strukturen, die funktionell in einzigartiger Weise zusammengeschaltet sind.

Die parietale oder strukturelle Osteopathie befasst sich mit dem Bewegungsapparat. Das Becken wird funktionell als LBH-Region – Lenden-Becken-Hüft-Region – in Manueller Therapie und Osteopathie behandelt. Das zeigt schon, dass das Becken nicht alleine steht, sondern in einem Kontext zu betrachten ist, der das Hüftgelenk und die LWS mit einbezieht. Das heißt wiederum, dass diese Strukturen des Bewegungsapparats als eine Einheit agieren, sowohl physiologisch als auch im Falle von Dysfunktionen: Ist das Hüftgelenk in seinen Bewegungen eingeschränkt, so hat das Mobilitätsstörungen auch am Iliosakralgelenk zur Folge.

Die Gelenke stehen nicht für sich alleine, sie sind von Ligamenten und Faszien umgeben, Muskulatur bewegt sie. Dadurch sind diese Strukturen funktionell an die Gelenke gebunden: Ein verkürzter Muskel verändert die Gelenkstellung sowie die Bewegungsmöglichkeit und ein blockiertes Gelenk führt zu einem Hypertonus in zugeordneter Muskulatur.

Betrachten wir also einmal isoliert den Bewegungsapparat der LBH-Region, so findet sich eine Vielzahl von Gründen, mit denen man Dysfunktionen in diesem Funktionskreis erklären kann.

Nun liegen im kleinen Becken viele Organe wie Harnblase, Uterus, Adnexen, Rektum, Zäkum, Sigmoid, Prostata, Urethra, Samenbläschen, Ureter und eine Reihe kleinerer Geschlechtsdrüsen eng beieinander. Die meisten von ihnen haben direkten Kontakt zu mehr als zwei anderen Organen des kleinen Beckens. Darüber hinaus sind sie ligamentär und faszial miteinander verbunden: In der Tiefe des kleinen Beckens, unmittelbar oberhalb des muskulären Beckenbodens, findet man in anterior-posterior verlaufender Richtung eine Befestigungslinie, die Harnblase, Uterus/Prostata und Rektum miteinander verbindet. Dies ist die Lamina pubo-vesico-utero-recto-sacralis oder auch die Lamina von Delbet. Sie besteht aus folgenden Ligamenten: Lig. pubovesicale, Lig. vesicouterinum, Lig. rectouterinum, Lig. sacrouterinum und Lig. rectosacrale. Durch diese Lamina sind die Organe des kleinen Beckens funktionell zusammengeschaltet, sodass wie beim Bewegungsapparat gilt, dass eine Dysfunktion des einen Organs eine Störung eines anderen Organs dieser anterior-posterioren Reihe zur Folge hat. Sie sind nicht voneinander trennbar!

Sehr wichtig ist auch, dass die Lamina von Delbet anterior am Os pubis und posterior am Os sacrum inseriert. So wird der knöcherne Beckenring funktionell in diese Kette hinein genommen, sodass eine Bewegungsstörung eines Organs auch Auswirkungen auf das Os pubis oder das Os sacrum hat. Ein Beispiel: Bedingt durch eine Sectio ergeben sich Verklebungen im kleinen Becken mit einer Mobilitätsstörung des Uterus. Gleichzeitig treten rezidivierend Sakrumblockaden auf, weil sich das Sakrum nicht frei bewegen kann und weil der Uterus in seiner Bewegung eingeschränkt ist. Behandelt man nur das Iliosakralgelenk und vergisst die viszerale Behandlung, so wird sich der Zustand nicht grundsätzlich ändern.

Die Lamina von Delbet muss aber noch in einem weiter gefassten Kontext betrachtet werden: Sie ist der kaudale Endpunkt der Zentralsehne, jenes faszialen Strangs, der sich von der Schädelbasis bis zum Beckenboden durch den Körper zieht. Funktionell arbeitet er als eine Einheit: Die gesamte Zentralsehne passt sich durch eine fasziale Kontraktion an Dysfunktionen so an, dass das gestörte Körperfeld maximal geschont wird. Wird nun die Lamina in diese fasziale Kontraktion der Zentralsehne mit einbezogen, so kann es zu Spannungen und Bewegungsstörungen in ihrer gesamten anterior-posterioren Kette kommen. Rezidivierende Blasenentzündungen, Symphysenschmerz oder Schmerzen im lumbosakralen Übergang sind ein paar mögliche Folgen davon.

Die Organe des kleinen Beckens haben zum parietalen Beckenring aber noch andere interessante Beziehungen. So inseriert das Lig. latum uteri über die Fascia iliaca und den M. iliacus am Os ilium. Diese transversale Fixationslinie im kleinen Becken hat über den Uterus Verbindung zur Lamina von Delbet und agiert funktionell wie sie: Ist das Organ gestört, kann eine Fehlstellung des Os ilium folgen. Wie viele Beckenschiefstände mögen in diesem Kontext betrachtet eine andere Erklärung als eine rein orthopädische erhalten?

Die Verbindungen aus dem kleinen Becken reichen aber noch weiter nach kranial: Das Os coccygis ist ein sehr mobiler Knochen und passt sich Spannungen und Gewebezügen, die auf es einwirken, sehr flexibel an. So findet man häufig Fehlstellungen des Os coccygis in der Frontalebene, aber auch in der Sagittalebene mit einem Abknicken des Steißbeins nach ventral. Während die Fehlstellungen frontal eher faszial und muskulär zu erklären sind (sich ihre Ursachen also auch im kleinen Becken finden), ist die Hauptursache für die sagittale Fehlstellung traumatisch, z.B. ein Sturz. Die Dura mater spinalis inseriert mit ihrem Filum terminale am Os coccygis. Die Dura selbst hat Befestigungspunkte im Wirbelkanal an den Wirbeln S2, C2 und C3 sowie am Foramen magnum. Chronische Fehlstellungen des Steißbeins übertragen sich über die nicht dehnbare Dura als Gewebespannungen bis in die obere HWS und den Schädel. Fehlstellungen der Kopfgelenke oder Kopfschmerzen können demnach auch aus dem Funktionskreis „Kleines Becken" eine Erklärung erhalten.

Der M. obturatorius internus hat ebenfalls bedeutende topografische Beziehungen zu zwei Organen des kleinen Beckens, nämlich Harnblase und Ovar. Die Harnblase liegt mit ihrer ventrolateralen Wand dem Formanen obturatorium und damit dem M. obturatorius internus direkt an. Ist dieses Organ von Verklebungen, Spasmen oder einer Senkung in Mitleidenschaft gezogen, so schlägt sich dies auf den Muskel nieder. Man findet anatomisch sogar häufig faszial-ligamentäre Verbindungen zwischen der Harnblase und dem M. obturatorius internus. Der Muskel wird durch die organische Dysfunktion und seine enge topografische Beziehung zur Harnblase hyperton werden, was am Foramen obturatorium palpiert werden kann. Häufig ist diese Spannung auch nur einseitig zu fühlen – ein gutes diagnostisches Zeichen für die gestörte Seite der Harnblase oder des gesamten kleinen Beckens.

Das Ovar befindet sich in der Fossa ovarica, deren laterale Begrenzung der M. obturatorius internus ist. Auch dieses Organ kann den Muskel irritieren, wenn z.B. eine Zyste, eine Entzündung oder Verklebungen nach Operationen das Organ in Mitleidenschaft gezogen haben. Darüber hinaus liegt in der Grube kaudal der N. obturatorius des Ovars. Wird dieser Nerv von einem pathologischen Ovar irritiert, kann sich das in Knieschmerzen manifestieren. Eine sensible Zeit für diese Art von Knieschmerzen ist die Pubertät der jungen Frauen. Durch den einsetzenden hormonellen Zyklus kommt Bewegung in die Geschlechtsorgane des kleinen Beckens. An Ovar und Eileitern erfolgen die notwendigen Rotationen und longitudinalen Verschiebungen zur Aufnahme des Eies nach dem Eisprung durch die Tube. Die ersten zehn bis zwölf Lebensjahre fanden diese monatlich wiederkehrenden Bewegungen nicht statt, jetzt müssen sie sich erst einmal einspielen, die dafür notwendigen Strukturen müssen sich dehnen und sich aus der eingespielten Lage befreien. Daraus entstehen Spannungen auf den unmittelbar an das Ovar grenzenden Strukturen, besonders davon betroffen ist der N. obturatorius, der dadurch irritiert wird; der Knieschmerz manifestiert sich. Also sollte man sich bei der Behandlung auf das kleine Becken konzentrieren und nicht das Knie zu therapieren versuchen.

Eine ebenfalls sehr interessante topografische Beziehung kann das Ovar mit dem M. piriformis eingehen, nämlich dann, wenn das Ovar – wie bei einer Multipara – weit nach posterior und kaudal gerutscht ist. Dort kann es dann, ähnlich wie beim M. obturatorius internus, zu Irritationen mit einem Hypertonus des Muskels kommen – das bekannte Piriformis-Syndrom.

Wenden wir uns nun der Zirkulation der Organe zu, denn auch hier gibt es einige Besonderheiten im Vergleich zu anderen Körperregionen. Die A. iliaca interna versorgt die Beckenorgane arteriell. Nun ist es nicht so, dass ein Ast der Arterie exklusiv nur ein Organ versorgt, sondern die Arterienäste überziehen wie ein Wurzelwerk die Organe im kleinen Becken, ein Organ erhält Blut aus mehreren Ästen. Das heißt, dass auch die arterielle Zirkulation die Organe zu einer funktionellen Einheit zusammenschließt. Auch aus diesem Grund sind die Organe nicht voneinander zu trennen: Will man sie zirkulatorisch behandeln, kann man nicht nur ein Organ alleine behandeln, diese Behandlung hat immer Auswirkung auf alle Organe des kleinen Beckens. Das Gleiche gilt im Übrigen auch für die venöse Versorgung dieser Organe: Verschiedene Plexus und Sammelvenen leiten das Blut in die V. iliaca interna – eine funktionelle Einheit ist auch hier etabliert.

Schließlich muss die Innervation noch erwähnt werden. Im kleinen Becken findet man drei vegetative Plexus: den Plexus hypogastricus superior auf Höhe L5/S1, also am Eingang ins kleine Becken, den Plexus sacralis vor dem Sakrum und den Plexus hypogastricus inferior, der sich wie ein Spinngewebe um die Beckenorgane legt. Im Gegensatz zu den intra- und retroperitonealen Organen, die ihre Innervation mit den Arterien zugeführt bekommen, bildet hier ein Geflecht aus Nervenfasern um die Organe eigenständige von den Arterien unabhängige Nerven, die wiederum die Organe funktionell zusammenschalten. Segmental werden die Organe sympathisch aus TH10–L2 versorgt, parasympathisch aus S2–4. Durch segmentale auf Rückenmarksebene ablaufende Reflexe können Irritationen der kleinen Beckenorgane als sensible afferente Informationen im Rückenmark in efferente motorische Impulse umgewandelt werden. Daraus resultiert ein Hypertonus in der entsprechenden segmentalen Muskulatur. Für die kleinen Beckenorgane sind dies folgende Muskeln:

- M. erector spinae
- M. rectus abdominis
- M. obliquus externus abdominis
- M. obliquus internus abdominis
- M. transversus abdominis
- M. pyramidalis

- M. quadratus lumborum
- M. iliopsoas
- M. obturatorius internus
- Beckenbodenmuskulatur
- M. piriformis
- Adduktorengruppe des Oberschenkels

Beschwerden, die sich durch eine Dysfunktion dieser Muskeln ergeben können, sind u.a.:
- Pseudoischialgie
- medialer idiopathischer Knieschmerz
- Blockaden des Iliosakralgelenks
- Kapselmuster des Hüftgelenks
- Kokzygodynie
- akute Lumbalgie
- akute Lumboischialgie
- rezidivierende Zerrungen der Adduktoren
- Piriformis-Syndrom

Eine sorgfältige Analyse des viszeralen Anteils des kleinen Beckens wird also manche parietale Therapie überflüssig machen können.

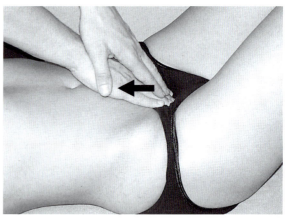

Abb. 15.10

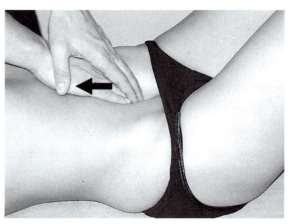

Abb. 15.11

15.5 Osteopathische Tests und Behandlung

Test und Behandlung der Blasenmobilität nach kranial in Rückenlage n. Barral

Ausgangsstellung
Patient in Rückenlage, Beine angewinkelt.
Therapeut steht neben dem Patienten.

Testablauf für das Lig. umbilicale medianum
Der Therapeut setzt die Finger beider Hände etwas superior und beidseits lateral der Symphyse auf die Bauchwand auf. Er gibt zunächst Druck nach posterior, zieht schließlich nach superior und hebt so die Harnblase nach kranial.
Danach setzt er die Finger etwas weiter kranial beidseits der Medianlinie auf die Bauchwand und wiederholt den Test. So verfährt man bis zum Bauchnabel.

Testablauf für die Ligg. umbilicalia medialia
Die Finger werden etwas weiter lateral der Symphyse auf die Bauchwand aufgesetzt. Man gibt zunächst Druck nach posterior und zieht dann nach superior-medial.
Anschließend wandert man im Bandverlauf etwas nach kranial-medial und testet an einer anderen Stelle.

Auf diese Weise werden schmerzhafte Bezirke der Ligamente und atypische Spannungen identifiziert.

Behandlung
Der Therapeut setzt beide Hände auf die Bauchwand in der Medianlinie zwischen Symphyse und Bauchnabel und übt einen Druck nach posterior und superior aus. Über eine Dehnung des Lig. umbilicale medianum wird ein mobilisierender Zug auf die Blase ausgeübt und zusätzlich das Band mobilisiert.
Diverse Ansatzpunkte zwischen Symphyse und Bauchnabel sind möglich.
Setzt der Therapeut seine Finger rechts und links der Medianlinie auf, erreicht er durch posterioren Druck die Ligg. umbilicales mediales. Der mobilisiernde Zug erfolgt nach superior-medial, gemäß dem Verlauf der Ligamente.

Osteopathische Tests und Behandlung **167**

Mobilisation nach kranial im Sitz n. Barral

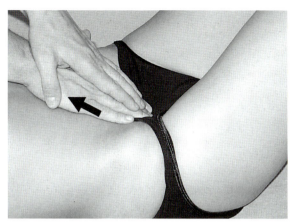

Abb. 15.12

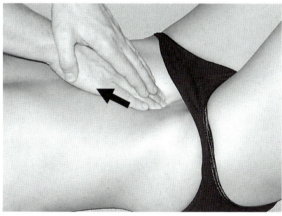

Abb. 15.13

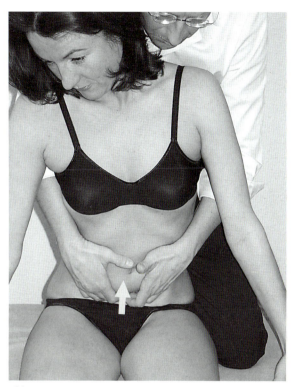

Abb. 15.14

Variante

Beide Tests können auch im Sitzen durchgeführt werden.

Ausgangsstellung

Patient sitzt kyphosiert.
Therapeut steht hinter dem Patienten.

Vorgehen

Der Therapeut nimmt mit beiden Händen in der Medianlinie Kontakt zur Bauchwand auf und übt einen Druck nach posterior aus, um das Lig. umbilicale medianum zu fixieren. Während dieser Fixpunkt gehalten wird, richtet der Therapeut den Patienten auf und erzeugt so an der Harnblase einen Zug nach kranial. Dies wird rhythmisch wiederholt.
Die Fixpunkte können auf einer Linie Symphyse – Bauchnabel an diversen Stellen gesetzt werden.
Diese Technik hat auch einen Effekt auf Uterus und Prostata.

Mobilisation des Lig. pubovesicale n. Barral

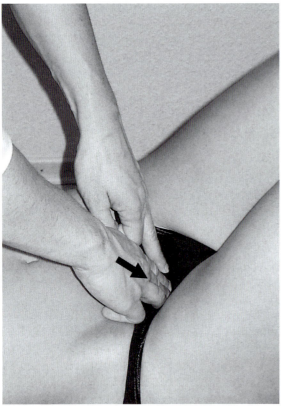

Abb. 15.15

Ausgangsstellung
Patient in Rückenlage, Beine angewinkelt.
Therapeut steht neben dem Patienten auf Schulterhöhe.

Vorgehen
Der Therapeut legt die Finger beider Hände rechts und links der Medianlinie unmittelbar oberhalb des Os pubis neben der Symphyse mit etwas Hautvorschub auf – die Finger zeigen nach kaudal.
Man übt etwas Druck nach posterior und inferior aus und gelangt so zwischen Harnblase und Os pubis (Spatium retropubicum).
Es ist wichtig, den Druck sehr vorsichtig auszuüben, da dies sonst bei forciertem Vorgehen sehr schmerzhaft sein kann. Dieser sanfte Druck wird gehalten, bis der Therapeut eine Entspannung der Strukturen erfühlt – die Schmerzhaftigkeit lässt gleichzeitig nach.
In dieser Art und Weise wandert man mit seinen Fingern nach medial.

Kombinierte Technik für die Ligg. umbilicale medianum, umbilicalia medialia und pubovesicale in Rückenlage n. Barral

Ausgangsstellung
Patient in Rückenlage, Beine angewinkelt.
Therapeut steht neben dem Patienten auf Höhe des Beckens.

Vorgehen
Der Therapeut legt seine kraniale Hand auf die Bauchwand:
1. für das Lig. umbilicale medianum auf einer Linie Symphyse – Bauchnabel, Druckrichtung nach posterior

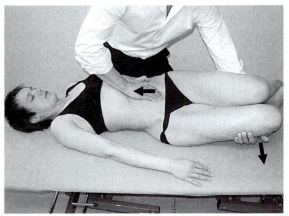

Abb. 15.16

2. für die Ligg. umbilicalia medialia etwas lateral der Medianlinie im Verlauf des Bandes von lateral-kaudal nach medial-kranial, Druckrichtung nach posterior

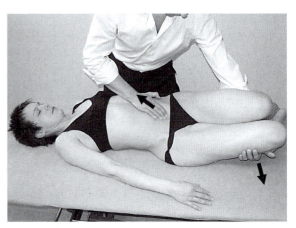

Abb. 15.17

3. für das Lig. pubovesicale oberhalb des Os pubis und lateral der Symphyse mit Druckrichtung kaudal-posterior

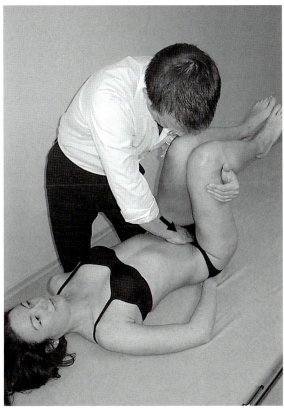

Abb. 15.18

Behandlung

Die kaudale Hand führt die Beine in ipsi- oder kontralaterale Rotation (Knie in Richtung Bank bewegen). Die kraniale Hand hält oder verstärkt dabei den erzeugten Zug. Je weiter die Hüften flektiert sind, desto tiefer kann die Mobilisation für das Lig. pubovesicale durchgeführt werden.

Kombinierte Technik zur Dehnung des Ureters im Sitzen n. Barral

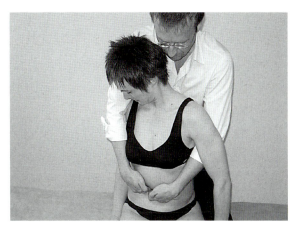

Abb. 15.19

Ausgangsstellung

Patient sitzt kyphosiert.
Therapeut steht hinter dem Patienten.

Vorgehen

Der Therapeut nimmt Kontakt mit dem unteren Pol der Niere auf (s.o.) und fixiert die Niere. Er führt den Patienten in Extension und ipsilaterale Rotation und dehnt den Ureter. Dies wird rhythmisch wiederholt.

Uretermobilisation über das Peritoneum

Durch die teilweise Fixation des Ureters am dorsalen Peritoneum haben Peritoneumtechniken einen guten Effekt auf die Harnleiter. Insbesondere die Allgemeine Entlastungstechnik ist zu empfehlen (s.o.).

Foramen-obturatorium-Technik

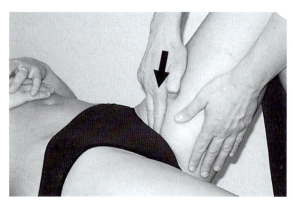

Abb. 15.20

Ausgangsstellung
Patient in Rückenlage, Beine angewinkelt.
Therapeut steht auf der zu behandelnden Seite.

Vorgehen
Der Therapeut lässt das ipsilaterale Bein des Patienten gegen sein Abdomen lehnen und hält es mit der kaudalen Hand fixiert. Die kraniale Hand führt er auf der medialen Seite des Oberschenkels entlang der langen Adduktorenmuskelgruppe nach kranial bis zum M. pectineus.
Dort legt er den Daumen auf und übt einen Druck mit dem Daumen nach medial und posterior aus, bis er den M. obturatorius externus am Foramen obturatorium erreicht. Dort wird durch Inhibition oder Vibration behandelt.

Variante

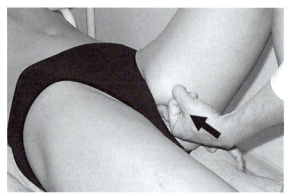

Abb. 15.21

Für einen zweiten Zugangsweg zum Foramen obturatorium legt der Therapeut den Daumen dorsal der Adduktorenmuskelgruppe auf das Os pubis und palpiert vorwärts in Richtung kranial-lateral, bis er den M. obturatorius externus anterior des Foramen obturatorium erreicht.
Diese Technik hat einen guten zirkulatorischen Effekt auf die Pelvisorgane.

Test und Behandlung der Motilität

■ der Harnblase n. Barral

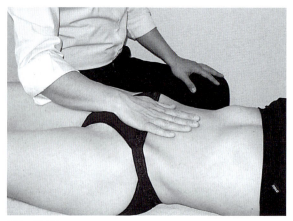

Abb. 15.22

Ausgangsstellung
Patient in Rückenlage.
Therapeut sitzt neben dem Patienten auf Höhe des Oberschenkels.

Vorgehen
Der Therapeut legt eine Hand mit dem Thenar unmittelbar oberhalb der Symphyse in der Medianlinie auf, die Finger zeigen nach kranial.

Testablauf
Der Therapeut erspürt die Motilitätsbewegung: Während der Exspirationsphase nimmt man eine Bewegung nach posterior-superior zum Bauchnabel hin wahr, in der Inspirationsphase geht sie wieder zurück.
Es werden Amplitude und Richtung der Inspirations- und Exspirationsbewegung sowie der Rhythmus der Gesamtbewegung beurteilt. Liegt eine Störung in einem oder beiden Aspekten der Motilitätsbewegung vor, wird behandelt.

Behandlung
Die Motilität wird indirekt behandelt, indem man der nicht eingeschränkten Bewegung folgt, am Endpunkt dieser Bewegung mehrere Zyklen verweilt und schließlich der eingeschränkten Bewegung zum neuen Endpunkt nachgeht.
Man kann auch versuchen, die freie Bewegung in ihrem Ausmaß zu erweitern (Induktion) und kontrolliert anschließend, ob sich die eingeschränkte Bewegungsrichtung verbessert hat.
Die Behandlung wird so lange wiederholt, bis die Motilität in Rhythmus, Richtung und Amplitude ihr normales Maß erreicht hat.

Test und Behandlung der Motilität

■ von Blase und Sakrum gleichzeitig n. Barral

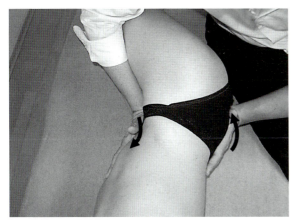

Abb. 15.23

Ausgangsstellung
Patient in Seitenlage, Beine angewinkelt.
Therapeut steht neben dem Patienten auf Höhe der Knie.

Vorgehen
Der Therapeut legt eine Hand mit dem Thenar unmittelbar oberhalb der Symphyse in der Medianlinie auf, die Finger zeigen nach kranial. Die Handfläche der kaudalen Hand nimmt Kontakt mit dem Sakrum auf, die Finger zeigen nach kranial.

Testablauf
Der Therapeut erspürt die Motilitätsbewegung: Die kraniale Hand bewegt sich in der Exspirationsphase nach posterior-superior, die kaudale Hand gleichzeitig nach anterior-inferior – und zurück in der Inspirationsphase. Es werden Amplitude und Richtung der Inspirations- und Exspirationsbewegung sowie der Rhythmus der Gesamtbewegung beurteilt. Liegt eine Störung in einem oder beiden Aspekten der Motilitätsbewegung vor, wird behandelt.

Behandlung
Die Motilität wird indirekt behandelt, indem man der nicht eingeschränkten Bewegung folgt, am Endpunkt dieser Bewegung mehrere Zyklen verweilt und schließlich der eingeschränkten Bewegung zum neuen Endpunkt nachgeht.
Man kann auch versuchen, die freie Bewegung in ihrem Ausmaß zu erweitern (Induktion) und kontrolliert anschließend, ob sich die eingeschränkte Bewegungsrichtung verbessert hat.
Die Behandlung wird so lange wiederholt, bis die Motilität in Rhythmus, Richtung und Amplitude ihr normales Maß erreicht hat.

Zirkulatorische Techniken n. Kuchera

Arterielle Stimulation
- Diaphragmatechniken
- Foramen-obturatorium-Technik

Venöse Stimulation
- Leberpumpe
- Diaphragmatechniken
- Foramen-obturatorium-Technik

Lymphatische Stimulation
- Lymphdrainage an Thorax und Abdomen
- Diaphragmatechniken

Vegetativer Ausgleich
Sympathikus
- Rib Raising Th12–L2
- Inhibition der Paravertebralmuskulatur
- Vibrationen
- Manipulationen
- Maitland
- Stimulation des Ganglion mesentericum inferius
- Diaphragmatechniken

Parasympathikus
Stimulation des N. vagus für den Ureter durch:
- Kraniosakraltherapie
- Kehlkopftechniken
- Thoraxtechniken (Recoil)
- Diaphragmatechniken

Stimulation der Segmente S2–4 durch:
- Iliosakralgelenktechniken
- Fossa-ischiorectalis-Technik
- Beckenbodentechnik

Reflexpunktbehandlung n. Chapman

Lage der Harnblase

Anterior. Um den Bauchnabel herum. Etwas lateral der Symphyse, zwischen den beiden Rami ossis pubis.

Posterior. Oberer Rand der Spitze des Processus transversus des 2. LWK (beidseits).

Lage der Harnröhre

Anterior. Innerer Rand des Ramus superior ossis pubis, nahe dem oberen Rand der Symphyse (beidseits).

Posterior. Oberer Rand der Spitze des Processus transversus des 2. LWK (beidseits).

Prinzip der Behandlung

Der Therapeut nimmt Kontakt mit dem Reflexpunkt auf. Er legt dazu einen Finger sehr sanft auf den Punkt und übt nur einen leichten Druck aus. Die Reflexpunkte sind oft sehr empfindlich, behutsames Vorgehen ist daher wichtig.
Der Finger bleibt auf dem Punkt und behandelt durch sanfte Rotationen.

Zuerst werden die anterioren Punkte behandelt, danach die posterioren. Es wird so lange behandelt, bis sich die Empfindlichkeit oder die Konsistenz des Punktes normalisiert hat.
Zum Abschluss werden die ventralen Punkte noch einmal kontrolliert. Sollten sie keine Veränderung zeigen, kann es sein, dass die Organpathologie zu ausgeprägt ist, um sie kurzfristig reflektorisch beeinflussen zu können, oder es liegen andere Dysfunktionen vor, die primär behandelt werden müssen.

Empfehlungen für den Patienten

Die wünschenswerte tägliche Trinkmenge beträgt 2–3 Liter Flüssigkeit zusätzlich zur Nahrung. Dies ist eine gute Prophylaxe vor Harnsteinen und Blasenentzündungen.

Eigenmobilisation der Harnblase durch faszialen Zug am Urachus

In Rückenlage oder Kopftieflage legt man die Hände oberhalb des Os pubis auf den Bauch, drückt etwas nach posterior und zieht dann mit beiden Händen nach kranial in Richtung Bauchnabel.

16 Uterus/Tuben/Ovar

16.1 Anatomie

■ Anatomie des Uterus

Allgemeines

- birnenförmig
- 30–120 g schwer, 7–9 cm lang (Nullipara: 6–8 cm)

Funktion

- Abwehr eindringender Keime in das Cavum uteri und in den Bauchraum
- Passage von Spermien gewährleisten
- Trage- und Ernährungsorgan für den Embryo
- Austreibungsorgan bei der Geburt

Form

- Portio uteri
- Cervix uteri
- Corpus uteri
- Fundus uteri
- Isthmus uteri

Lage *extraperitoneal, subperitoneal*

Flexio = Neigung zwischen Längsachse von Zervix und Korpus
Normal: Anteflexio (Korpusachse bei stehender Frau fast horizontal, Zervixachse nach dorsokaudal ausgerichtet)

Versio = Neigung der Zervixachse zur Longitudinalachse
Normal: Anteversio (Zervixachse nach vorn geneigt)

Positio = Stellung der Portio vaginalis im Beckenraum
Normal: Portio in Höhe der Interspinallinie in der Beckenmitte oder etwas links

Einflüsse auf die Lage

- Zustand des Uterushalteapparats
- Füllungsgrad von Harnblase und Rektum
- Schrumpfungs- und Verdrängungsprozesse im kleinen Becken

Projektion auf die Rumpfwand

- unteres Drittel des Uterus: unmittelbar oberhalb der Symphyse
- supravaginaler Teil der Zervix: sakrokokzygeales Gelenk

Topografische Beziehungen

- Peritoneum
- Harnblase
- Rektum
- Vagina
- Dünndarmschlingen
- Colon sigmoideum
- Eileiter
- Ovar
- Ureter
- A. und V. uterina

Befestigungen/Aufhängungen

- Beckenboden (M. levator ani)
- Ligg. suspensorium ovarii – ovarii proprium – teres uteri
- Ligg. lata/Plica lata
- Ligg. sacrouterina und rectouterina
- Lig. vesicouterinum

Zirkulation

Arteriell

A. uterina (aus A. iliaca interna) anastomosiert mit A. ovarica (aus Aorta)

Venös

V. uterina und diverse Plexus, die in die V. iliaca interna münden

Lymphabfluss

- Nodi lymphatici lumbales
- Nodi lymphatici inguinales superficiales

- Nodi lymphatici iliaci externi
- Nodi lymphatici obturatorii

Innervation

- Sympathikus aus Th10–L2 über Nn. splanchnici zu Ganglion coeliacum/mesenterium superius et inferius und Plexus renalis
- Mit Gefäßen (A. ovarica) oder als eigenständige Nervenfasern ziehen die Nerven zu den Plexus hypogastrici und uterovaginalis.
- Diskutiert wird eine postganglionäre Versorgung aus den vier sakralen Ganglien und dem Ganglion impar.

Sakraler Parasympathikus (S2–4) zu Plexus hypogastricus inferior und Plexus uterovaginalis

Anatomie des Ovars

Allgemeines

Größe: 4 cm lang
2 cm breit
1 cm dick
Gewicht: 6–8 g

Ende 6.2/. sind Ovarien ausgereift

Funktion

Die Ovarien sind die weiblichen Keimdrüsen. Sie produzieren außerdem Östrogene, Gestagene und Steroide.

Lage

Bei der stehenden Frau liegt das Ovar auf dem Lig. latum (posterius) und zwischen den Ligg. suspensorium ovarii und ovarii proprium in einer Bauchfellduplikatur.
Die Längsachse verläuft nahezu kraniokaudal.
Das Ovar sitzt bei einer Nullipara höher als bei einer Multipara.

Es liegt in einer Grube (Fossa ovarica), deren Grenze von folgenden Strukturen gebildet wird.
- M. obturatorius internus (lateral)
- V. iliaca externa (ventral)
- A. umbilicalis, A. obturatoria, N. obturatorius (kaudal)
- Ureter, Vasa iliaca interna (kranio-dorsal)

Topografische Beziehungen

- Fossa ovarica
- Peritoneum
- Psoasfaszie (über die Insertion des Lig. suspensorium ovarii)
- Ileum
- Vasa ovarica
- A. uterina
- Zäkum (rechtes Ovar)
- Appendix (rechtes Ovar)
- M. piriformis (bei einer Multipara)
- N. obturatorius

Projektion auf die Rumpfwand

Die Ovarien projizieren sich auf einer Linie Spina iliaca anterior superior (SIAS) – oberer Symphysenrand, etwas medial vom Psoasrand, auf die Abdomenwand.

Befestigungen/Aufhängungen

- Lig. suspensorium ovarii (vom Ovar zum Ileum und zur Psoasfaszie):
  Dieses Band führt die Vasa ovarica und Nerven zum Ovar.
- Lig. ovarii proprium (vom Ovar zum Tubenwinkel):
  Es enthält einen Ast der A. uterina.
- peritonealer Überzug mit Mesovarium:
  Es überzieht auch die beiden oberen Ligamente.

Zirkulation

Arteriell

- A. uterina (aus A. iliaca interna)
- A. ovarica (Aorta)

Venös

- V. ovarica
  Rechts: Abfluss in die V. cava inferior
  Links: Abfluss in die V. renalis sinistra und dann
- V. cava inferior
- V. uterina und diverse Plexus, die in die V. iliaca interna münden

Zw. Ovar + Tube befindet sich Peritoneum, das beim Eisprung „aufreißt", um das Ei in die Tube einzulassen → Schmerz

Lymphabfluss

Nodi lymphatici lumbales

Innervation

Sympathisch werden die Ovarien aus den gleichen Segmenten versorgt wie der Uterus.
N. vagus

Bewegungsphysiologie n. Barral

Mobilität

Der Uterus ist sehr mobil, seine Position ist abhängig vom Menstruationszyklus, dem Füllungszustand von Harnblase und Rektum sowie der Lage der Dünndarmschlingen.

Gefüllte Harnblase

Der Uterus wird nach posterior gedrückt.

Gefülltes Rektum

Der Uterus wird nach anterior gedrückt.

Rektum und Harnblase gefüllt

Der Uterus wird nach superior gedrückt.

Schwangerschaft

Der Uterus wird nach inferior gedrückt.
Zu lateralen Verschiebungen kommt es durch Narbenzüge.
Die Eileiter sind ebenfalls sehr mobil: Die Fimbrien vollziehen rhythmische Bewegungen zu Beginn der Ovulation in drei Ebenen.
Zum Transport der Eizelle sieht man sowohl segmentale und peristaltische Kontraktionen des gesamten Eileiters als auch Fimbrien- und Zilienbewegungen in der Tube.
Die Position des Ovars ist abhängig von der Uterusbewegung.

Motilität

Uterus

Wie die Harnblase: In der Exspirationsphase findet man eine Bewegung nach posterior-superior, in Inspiration umgekehrt.

Ovar

Linkes Ovar – Rotation im Uhrzeigersinn und etwas superior
Rechtes Ovar – Rotation gegen den Uhrzeigersinn und etwas superior

16.2 Physiologie

Die Geschlechtshormone unterliegen einem Hormonregelkreis mit Hypothalamus, Hypophyse und den Ovarien als Hormondrüsen.

Hypothalamus

Der Hypothalamus produziert LH-Releasinghormon (LH-RH), das die Adenohypophyse zur Bildung und Freisetzung von gonadotropen Hormonen stimuliert.

Hypophyse

Follikelstimulierendes Hormon (FSH)

FSH bewirkt im Ovar:
- Reifung der Follikel
- Bildung von Östradiolrezeptoren
- Bildung von Östradiol aus Testosteron (im Hoden stimuliert es die Spermatogenese)

Luteinisierendes Hormon (LH)

LH bewirkt im Ovar:
- Bildung der Östrogene und Progesteron
- Follikelwandveränderung, die zur Ovulation führt (im Hoden stimuliert es die Testosteronsynthese)

Das Human-Choriongonadotropin (HCG) der Plazenta entspricht in etwa dem LH.

Hormone des Ovars

Östrogene

Der allergrößte Teil der Östrogene wird im Ovar gebildet. Das Ausgangsmolekül ist das Cholesterin, das über mehrere Zwischenstufen zu Testosteron umgewandelt wird. In einem weiteren Umbauprozess wird daraus dann das Östradiol. Auch in anderen Geweben werden Östrogene aus Androgenen gebildet (s. u.), sie entstehen auch im Hoden.
Die Phase der Östrogenbildung fällt zeitlich zusammen mit der Phase der Follikelreifung.

Wirkung:
- Stimulation des Wachstums der weiblichen Geschlechtsorgane
- Regeneration und Wachstum des Endometriums

- Sekretion eines dünnflüssigen, spinnbaren, klaren und alkalischen Schleims (erleichtert das Eindringen der Spermien)
- fördert die Bewegung des Eileiters und die Produktion des Sekrets im Eileiter
- Epithelwachstum in der Vagina und mitverantwortlich für ein normales Scheidenmilieu
- Stimulation des Wachstums der Brustdrüsen
- Bildung der subkutanen Fettschicht (weibliche Körperform)
- Ausbildung der sekundären Geschlechtsmerkmale (Schambehaarung, Pigmentierung der Brustwarzen und Vulva)
- stimmungsaufhellend

Progesteron

Es wird nur im Ovar und der Plazenta aus Cholesterin gebildet. Die Produktion von Progesteron findet in der Corpus-luteum-Phase statt (Gelbkörper-Phase).
Wirkung:
- Umwandlung des unter Östrogeneinfluss proliferierten Endometriums
- Bildung eines zähen und für Spermien nicht durchdringbaren Zervixschleims
- Vaginalepithelzellen werden vermehrt abgestoßen.
- Tonussenkung in der Uterusmuskulatur und Abnahme der Uteruskontraktionen – Ruhigstellung des Uterus in der Schwangerschaft
- Unter Progesteroneinfluss kommt es ganz allgemein zu einer Tonusverringerung in der glatten Muskulatur.
- Stimulation des Wachstums der Brustdrüsen
- Das Progesteron bewirkt einen Körpertemperaturanstieg um 0,4–0,6°C.

Zusammenfassend kann man sagen, dass der Körper von Östrogenen auf eine Empfängnis und von Progesteron auf eine Schwangerschaft vorbereitet wird.

Ovarieller Zyklus

Follikelreifung

Als negative Rückkopplung bewirkt der Progesteronabfall im Gelbkörper nach der Menstruation ein vermehrtes Freisetzen des FSH in der Hypophyse.
Als Folge reifen mehrere Follikel heran.

Rekrutierungsphase

Durch LH und FSH wird die Bildung der Östrogene in den Follikeln angeregt. Der hohe Östrogenspiegel bewirkt einen Rückgang der FSH-Freisetzung, was zum Untergang der meisten Follikel führt, bevor sie reif sind.

Selektionsphase

Der Follikel mit der größten Reife gelangt zur Ovulation, da er durch eine interne Menge an FSH und Östrogenen unabhängig von externem FSH ist und weiter wächst.

Ovulation

Die Freisetzung der Eizelle aus dem rupturierten Follikel wird durch einen LH-Peak und die beginnende Progesteronproduktion induziert.

Gelbkörperphase

Unter FSH- und LH-Einfluss stellt der Gelbkörper Östrogene und Progesteron her. Erfolgt keine Befruchtung setzt nach 10–12 Tagen die Rückbildung des Corpus luteum ein.
Der Gelbkörper bleibt aber in Funktion, wenn es zur Befruchtung gekommen ist. Die befruchtete Eizelle produziert HCG und stimuliert so die weitere Hormonproduktion im Gelbkörper.

Zyklus der Uterusschleimhaut

Proliferationsphase

Östrogene bewirken nach der Menstruation das Heranwachsen einer neuen Schleimhaut. Dies dauert etwa 10 Tage.

Sekretionsphase

Progesteron stimuliert das Drüsenwachstum in der neuen Schleimhaut mit der Bildung großer Sekretmengen.

Menstruation

Erfolgt keine Befruchtung, sinkt der Progesteronspiegel durch Untergang des Gelbkörpers. Dieser fehlende hormonelle Stimulus ändert Stoffwechsel und Zirkulation in der Uterusschleimhaut, was schließlich zu einer Rupturblutung und Fibrinolyse führt. Aufgrund der Fibrinolyse ist das Menstruationsblut nicht gerinnbar. Der durchschnittliche Blutverlust beträgt 30–80 ml.

Regeneration

Die Wundfläche wird unter Östrogenwirkung verschlossen.

Klimakterium

Die großen hormonellen Veränderungen dieses Lebensabschnitts durchlaufen die meisten Frauen zwischen dem 45. und 55. Lebensjahr. Es finden zum einen große organische Veränderungen statt, zum anderen treten eine Vielzahl von Symptomen auf.
Bereits im 4. Lebensjahrzehnt finden an den Eierstöcken Veränderungen statt: Sklerosierungen von Gefäßen, Abnahme der Follikel und eine verringerte Ansprechbarkeit auf die Hypophysenhormone. Als Folge können Zyklen ohne Ovulation auftreten, was erklärt, warum es ab der Mitte des 4. Lebensjahrzehnts schwieriger wird, schwanger zu werden.
Sind alle Follikel untergegangen, stellt das Ovar die Östrogenproduktion ein.

Die Folgen des Östrogenmangels können sein:
- vegetative Symptome wie Hitzewallungen, Schwindel, Herzklopfen, Schweißausbrüche, Parästhesien
- Störungen der normalen menstruellen Blutung vor dem Auftreten der Menopause
- atrophische Veränderungen der Schleimhaut des Genitals: Elastizitätsverlust, trockene und dünne Haut, leichtere Verletzbarkeit, Schrumpfung
- Hautveränderungen: dünn, trocken, faltig
- Atherosklerose (weibliche Hormone wirken protektiv vor Gefäßerkrankungen)
- Osteoporose
- Psychische Veränderungen wie Depression, Reizbarkeit, Schlafstörungen oder Nervosität sind nicht allein auf den Hormonmangel zurückzuführen, sondern auch als Folge der erlebten körperlichen Veränderung und der gedanklichen Auseinandersetzung damit anzusehen.
- Inkontinenz
- Organptosen (Blase, Uterus)

16.3 Pathologien

Symptome, die eine ärztliche Abklärung erfordern

- menstruationsunabhängige Zwischenblutungen
- Änderung der Menstruation (ungewohnt stark, verlängert, zu häufig, unregelmäßig)
- Kontaktblutungen
- postmenopausale Blutungen
- prä- oder postmenstruelle Schmierblutungen
- Ausfluss (früher nicht gekannt, dunkel, fötid riechend)
- Fremdkörpergefühl im Unterbauch
- früher nicht gekannte Blasenbeschwerden, Stuhlgangsprobleme oder Schmerzen

Myom

Definition. Gutartiger Tumor der Uterusmuskulatur, Entartung ist möglich.

Ursachen. Östrogene scheinen das überschießende Wachstum der Muskulatur hervorzurufen.

Symptome. Die Symptomatik ist abhängig von Lokalisation, Größe, Ausbreitungsrichtung und Anzahl der Myome. Demnach sind folgende Symptome möglich:
- veränderte Menstruation (verlängert, verstärkt, Zwischenblutungen, Änderung der Schmerzcharakteristik)
- Bild eines akuten Abdomens
- häufiger Harndrang
- erschwerte Darmentleerung
- Fertilitätsstörung

Endometriose

Definition. Vorkommen von hormonell gesteuertem uterusschleimhautähnlichem Gewebe außerhalb der Uterushöhle.

Ursachen. Retrograde Menstruation durch die Eileiter und Anwachsen des endometrialen Gewebes außerhalb des Uterus.

Symptome. Je nach Lokalisation des Gewebes ergeben sich unterschiedliche Symptome:

- zyklischer Schmerz (meist 1–3 Tage vor der Menstruation und auf dem Höhepunkt der Blutung abklingend)
- verstärkte, verlängerte Menstruation
- Sterilität
- Eileiterschwangerschaft
- Ovarialzysten
- Verwachsungen mit der Umgebung
- Lumbalgien

Salpingitis/Oophoritis

Definition. Eileiterentzündung/Eierstockentzündung.

Ursachen. Infektion mit pathogenen Keimen durch:
- Verbreitung aufsteigend über Vagina und Uterus
- Übertragung aus der Umgebung (z. B. Appendix)
- hämatogene Übertragung (z. B. Tuberkulose, Typhus, Viren)

Symptome
- Unterbauchschmerzen
- Fieber
- Zwischenblutungen
- Miktionsbeschwerden
- beidseitige Entzündung, aber oft einseitige Dominanz der Symptome

16.4 Osteopathische Klinik

Kardinalsymptome

- zyklus- und menstruationsunabhängige Schmerzen
- Blutungen oder Ausfluss

Typische Dysfunktionen

Adhäsionen/Fixationen

Mögliche Ursachen:
- Operationen
- Infektionen
- Eileiterschwangerschaft
- Abort

Ptose

Mögliche Ursachen:
- Elastizitätsverlust durch Schwangerschaft
- Geburtsverlauf (Saugglocke, großer Dammschnitt)
- altersbedingter Elastizitätsverlust

Spasmus

Mögliche Ursachen:
- Infektionen
- psychosomatisch
- Ein Spasmus kann durch Verschluss der Tubenostien eine Ursache für Fertilitäts- oder Ovulationsstörungen sein.

Zirkulatorische Stase im kleinen Becken

Assoziierte strukturelle Dysfunktionen

- lumbosakraler Übergang
- reflektorischer Knieschmerz (topografische Nähe zum N. obturatorius)
- obere HWS
- BWK 12/LWK 1
- Okziput-Temporale rechts
- proximales und distales Tibiofibulargelenk
- Os naviculare

Atypische Symptome

Es folgt eine Auflistung von Symptomen, die sich über osteopathische Ketten erklären lassen oder die sich aus der Patientenanamnese ergeben (Zur Erklärung der osteopathischen Ketten s. „Atypische Symptome" im Kapitel Leber, S. 41 f.):
- Unwohlsein im Unterbauch
- Lumbalgie
- Regelschmerzen
- Ovulationsstörungen
- Hämorrhoiden
- Krampfadern
- rezidivierende Zystitis

Indikationen für eine osteopathische Behandlung

- s. Atypische Symptome
- Operationen am Urogenitalsystem
- Kaiserschnitt
- Dammschnitt
- Darmoperationen, z. B. Appendektomie
- klimakterische Beschwerden

Kontraindikationen für eine osteopathische Behandlung

- Schwangerschaft
- kontrazeptive Spirale
- Infektionen
- deutlich schmerzhafte Tastbefunde, die sich durch eine osteopathische Behandlung nicht beeinflussen lassen und u.U. sogar noch mehrere Tage nach der Behandlung unvermindert anhalten

Praxisrelevante Anmerkungen

s. „Kleines Becken", S. 164ff.

16.5 Osteopathische Tests und Behandlung

Test und Behandlung des Fundus uteri n. Barral

Ausgangsstellung

Patient in Rückenlage, Beine angewinkelt, eventuell passiv vom Therapeuten gehalten.
Therapeut steht neben dem Patienten.

Vorgehen

Der Therapeut legt seine Hand kontralateral etwas oberhalb der Symphyse im Bereich des Ansatzes des M. rectus abdominis auf die Bauchwand auf.
Mit vorsichtigem Druck nach posterior erreicht der Therapeut die Region lateral des Fundus uteri.

Testablauf

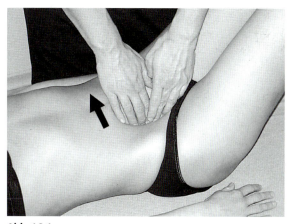

Abb. 16.1

Durch transversalen Zug auf sich selbst zu testet man die Mobilität. Dabei achtet man auf Schmerzhaftigkeiten und atypische Spannungen.
Je stärker die Beine in der Hüfte flektiert sind, desto leichter ist die Ausführung.

Behandlung

Der Therapeut kann mit beiden Händen gleichzeitig beidseits des Uterus ansetzen und das Organ in Translation mobilisieren. Wichtig ist eine genügend große Hüftflexion zur Entspannung der Bauchwand.

Variante

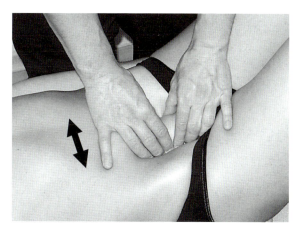

Abb. 16.2

Die einseitige Ausführung der Technik ist möglich. Dies gelingt auch sehr gut in Seitenlage.

Test und Behandlung des Ovars und des Lig. latum uteri n. Barral

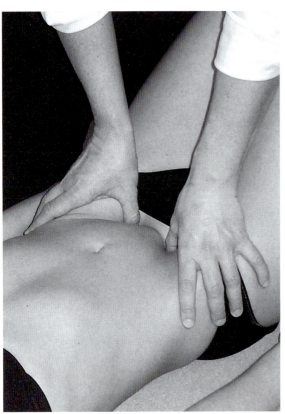

Abb. 16.3

Ausgangsstellung
Patient in Rückenlage, Beine angewinkelt.
Therapeut steht neben der Patientin.

Vorgehen
Der Therapeut visualisiert die Projektion des Ovars auf die Bauchwand (s.o.) und setzt seine Hand auf einer Linie Spina iliaca anterior superior – Symphyse (oberer Rand) etwas medial des Psoasrandes auf das Abdomen.
Er gleitet langsam in die Tiefe nach posterior, bis er die Testregion erreicht. Es wird die Elastizität im Seitenvergleich getestet. Man achtet dabei auf Schmerzhaftigkeiten und atypische Spannungen.
Da dies häufig eine sehr empfindliche Region ist, müssen Sie stets behutsam vorgehen!

Behandlung
Auf dem Ligament kann man mit Inhibitionen, Vibrationen oder kleinen Rebounds für eine Entspannung sorgen.

Variante
Diese Technik ist auch einseitig in Seitenlage durchführbar.

Mobilisation des Uterus über die Ligg. umbilicalia mediana und medialia in Rückenlage n. Barral

Diese Techniken sind im Kapitel „Harnblase", S. 166f. beschrieben. Sie erlauben neben der Verbesserung der Harnblasenmobilität auch eine Beurteilung und Behandlung der Mobilität zwischen Harnblase und Uterus.

> **Merke**
> Generell kann man sagen, dass das Testen und die Behandlung eines dieser beiden Organe immer auch einen Einfluss auf das andere hat.

Kombinierte Mobilisation des Uterus mit „Beinhebel" in Rückenlage n. Barral

Foramen-obturatorium-Technik

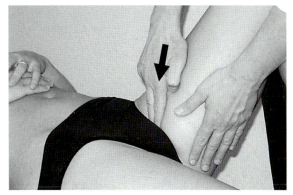

Abb. 16.5

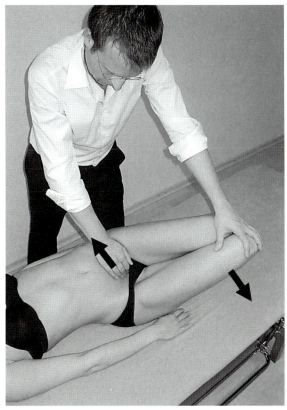

Abb. 16.4

Ausgangsstellung
Patient in Rückenlage, Beine angewinkelt.
Therapeut steht neben dem Patienten auf Höhe des Beckens.

Vorgehen
Der Therapeut setzt seine kraniale Hand so an, dass er den Fundus uteri oder das Lig. latum uteri kontralateral erreicht. Die kaudale Hand hält die Beine des Patienten.

Behandlung
Die kraniale Hand mobilisiert den Uterus nach medial und fixiert ihn dort, während die kaudale Hand
die Beine vom Therapeuten weg führt, bis die Dehnung am Uterus ankommt (Knie auf die Bank legen).
Im Falle einer vesikouterinen Ptose kann die kraniale Hand zusätzlich einen mobilisierenden Zug nach superior setzen.

Ausgangsstellung
Patient in Rückenlage, Beine angewinkelt.
Therapeut steht auf der zu behandelnden Seite.

Vorgehen
Der Therapeut lässt das ipsilaterale Bein des Patienten gegen sein Abdomen lehnen und hält es mit der kaudalen Hand fixiert. Die kraniale Hand führt er auf der medialen Seite des Oberschenkels entlang der langen Adduktorenmuskelgruppe nach kranial bis zum M. pectineus.
Dort legt er den Daumen auf und gibt Druck mit dem Daumen nach medial und posterior, bis er den M. obturatorius externus am Foramen obturatorium erreicht.
Dort wird durch Inhibition oder Vibrationen behandelt.

Variante
Für einen zweiten Zugangsweg zum Foramen obturatorium legt der Therapeut den Daumen dorsal der Adduktorenmuskelgruppe auf das Os pubis auf und palpiert in Richtung kranial-lateral vor, bis er den M. obturatorius externus anterior des Foramen obturatorium erreicht.
Diese Technik hat einen guten zirkulatorischen Effekt auf die Beckenorgane.

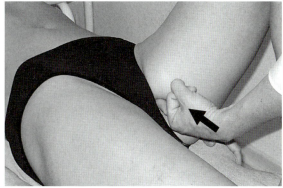

Abb. 16.6

Test und Behandlung der Motilität n. Barral

Motilität des Uterus

Ausgangsstellung
Patient in Rückenlage, Beine angewinkelt.
Therapeut steht neben dem Patienten auf Höhe des Oberschenkels.

Vorgehen
Der Therapeut legt eine Hand mit dem Thenar unmittelbar oberhalb der Symphyse in der Medianlinie auf, die Finger zeigen nach kranial.

Testablauf
Der Therapeut erspürt die Motilitätsbewegung: Während der Exspirationsphase erfolgt eine Bewegung nach posterior-superior zum Bauchnabel, in der Inspirationsphase wieder zurück. Dabei werden die Amplitude und Richtung der Inspirations- und Exspirationsbewegung sowie der Rhythmus der Gesamtbewegung beurteilt. Liegt eine Störung in einem oder beiden Aspekten der Motilitätsbewegung vor, wird behandelt.

Behandlung
Die Motilität wird indirekt behandelt, indem man der nicht eingeschränkten Bewegung folgt, am Endpunkt dieser Bewegung mehrere Zyklen verweilt und schließlich der eingeschränkten Bewegung zum neuen Endpunkt nachgeht.
Man kann auch versuchen, die freie Bewegung in ihrem Ausmaß zu erweitern (Induktion) und kontrolliert anschließend, ob sich die eingeschränkte Bewegungsrichtung verbessert hat.
Die Behandlung wird so lange wiederholt, bis die Motilität in Rhythmus, Richtung und Amplitude ihr normales Maß erreicht hat.

Tuboovariale Motilität

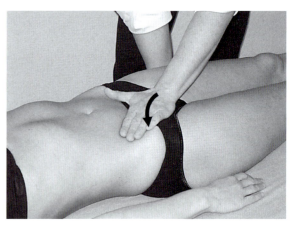

Abb. 16.7

Ausgangsstellung
Patient in Rückenlage, Beine ausgestreckt.
Therapeut steht auf der kontralateralen Seite.

Vorgehen
Der Therapeut legt eine Hand flach auf eine Linie SIAS-Symphyse, die Finger zeigen nach superior und etwas lateral.
Test und Behandlung entsprechen den oben beschriebenen Prinzipien.

Zirkulatorische Techniken n. Kuchera

Arterielle Stimulation
- Diaphragmatechniken
- Foramen-obturatorium-Technik

Venöse Stimulation
- Leberpumpe
- Diaphragmatechniken
- Foramen-obturatorium-Technik

Lymphatische Stimulation
- Lymphdrainage an Thorax und Abdomen
- Diaphragmatechniken

Vegetativer Ausgleich – Eileiter und Ovar

Sympathikus
- Rib Raising Th10–11
- Inhibition der Paravertebralmuskulatur
- Vibrationen
- Manipulationen
- Maitland
- Stimulation des Ganglion mesentericum superius
- Diaphragmatechniken

Parasympathikus
Stimulation des N. vagus durch:
- Kraniosakraltherapie
- Kehlkopftechniken
- Thoraxtechniken (Recoil)
- Diaphragmatechniken

Stimulation der Segmente S2–4 durch:
- Iliosakralgelenktechniken
- Fossa-ischiorectalis-Technik
- Beckenbodentechnik

Vegetativer Ausgleich – Uterus

Sympathikus
- Rib Raising Th12–L2
- Inhibition der Paravertebralmuskulatur
- Vibrationen
- Manipulationen
- Maitland
- Stimulation des Ganglion mesentericum inferius
- Diaphragmatechniken

Parasympathikus
Stimulation der Segmente S2–4 durch:
- Iliosakralgelenktechniken
- Fossa-ischiorectalis-Technik
- Beckenbodentechnik

Reflexpunktbehandlung n. Chapman

Lage für den Uterus

Anterior. Am oberen Rand der Verbindung des Ramus superior ossis pubis und des Os ischium, lateral der Symphyse (beidseits).

Posterior. Zwischen der Spina iliaca posterior superior und dem Processus spinosus des 5. LWK (beidseits).

Lage für das Lig. latum uteri

Anterior. Vom Trochanter major lateral nach kaudal bis 5 cm oberhalb des Knies (beidseits).

Posterior. Zwischen der Spina iliaca posterior superior und dem Processus spinosus des 5. LWK (beidseits).

Lage für ein Myom

Anterior. Lateral der Symphyse (beidseits).

Posterior. Von der Spitze des Processus transversus des 5. LWK etwa 3 cm über die Crista iliaca nach lateral ziehend.

Lage für das Ovar

Anterior. Ventral und lateral der Symphyse vom oberen zum unteren Rand (beidseits).

Posterior. Interkostalraum zwischen 9./10. und 10./11. Rippe am medialen Ende.

Lage für den Eileiter/Samenleiter

Anterior. Auf halbem Weg zwischen Azetabulum und Incisura ischiadica (beidseits).

Posterior. Zwischen der Spina iliaca posterior superior und dem Processus spinosus des 5. LWK (beidseits).

Lage für die Prostata

Anterior. Vom Trochanter major lateral nach kaudal bis 5 cm oberhalb des Knies (beidseits) und lateral der Symphyse (wie Uterus).

Posterior. Zwischen der Spina iliaca posterior superior und dem Processus spinosus des 5. LWK (beidseits).

Prinzip der Behandlung

Der Therapeut nimmt Kontakt mit dem Reflexpunkt auf. Er legt dazu einen Finger sehr sanft auf den Punkt und übt nur einen leichten Druck aus. Die Reflexpunkte sind oft sehr empfindlich, behutsames Vorgehen ist daher wichtig.
Der Finger bleibt auf dem Punkt und behandelt durch sanfte Rotationen.
Zuerst werden die anterioren Punkte behandelt, danach die posterioren. Es wird so lange behandelt, bis sich die Empfindlichkeit oder die Konsistenz des Punktes normalisiert hat.

Zum Abschluss werden die ventralen Punkte noch einmal kontrolliert. Sollten sie keine Veränderung zeigen, kann es sein, dass die Organpathologie zu ausgeprägt ist, um sie kurzfristig reflektorisch beeinflussen zu können, oder es liegen andere Dysfunktionen vor, die primär behandelt werden müssen.

Empfehlungen für den Patienten

Patientinnen mit prämenstruellem Syndrom (PMS)

- Tryptophanreiche Nahrungsmittel bevorzugen, z. B. Cashew-Nüsse, Sonnenblumenkerne, Kalbfleisch, Hähnchenbrust.
- Salzarm ernähren.
- Alkohol- und Kaffeekonsum auf ein Minimum reduzieren.
- Magnesiumreich ernähren (Nüsse, Vollkorn, Gemüse).
- Eisenreich ernähren (mageres Fleisch, Rosinen, Muscheln, dunkelgrünes Gemüse).

Osteoporose- und Atheroskleroseprophylaxe

- Vitamin D zuführen (Lachs, Thunfisch, Emmentaler).
- Vitamin K zuführen (Spinat, Brokkoli, Grünkohl, grüner Tee).
- Kalzium zuführen (Käse, Sardinen, Grünkohl, Joghurt).
- Phosphor vermeiden (rotes Fleisch, industriell verarbeitete Lebensmittel, Cola).
- Kaffee, Protein und Salz einschränken.
- Gesättigte Fette (Fleisch, Eier, Vollmilchprodukte) und gehärtete Fette (industrielle Backwaren und Snacks) vermeiden, ungesättigte Fette (Nuss-, Samen-, Olivenöl) bevorzugen.
- Knoblauch, Ingwer, Chili, Zwiebeln sind gefäßprotektive Lebensmittel.
- Fisch, 2–3-mal pro Woche.
- Antioxidantien zuführen: Zitrusfrüchte, grüne und gelbe Gemüse.
- Bewegung beugt sowohl Osteoporose als auch Atherosklerose vor. Geeignet sind Ausdauersportarten wie Jogging, Walking, Wandern, Skilanglauf oder Inline-Skating.

17 Thorax

17.1 Anatomie

■ Anatomie des Herzens

Allgemeines

Das Herz ist etwa faustgroß und hat ein Gewicht von ca. 300 g.
Eine Herzscheidewand unterteilt das Herz in eine rechte und eine linke Hälfte, die normalerweise keine Verbindung miteinander haben. In jeder Hälfte gibt es einen Vorhof (Atrium) und eine Kammer (Ventrikel). Vorhof und Kammer sind durch eine Segelklappe voneinander getrennt.
Eine andere Art von Klappen findet man an den Gefäßen, die aus den Kammern hinausführen – die Taschenklappen. Beide Klappen sind Duplikaturen der inneren Schicht des Herzens, dem Endokard. Sie funktionieren als Ventile, indem sie das Blut in eine Richtung fließen lassen und einen Rückfluss in die Gegenrichtung verhindern.

Blutfluss im Körper

Das sauerstoffarme Blut aus dem Körperkreislauf fließt durch die V. cava superior und inferior in den rechten Vorhof hinein.
Die V. cava superior ist das Sammelgefäß für das Blut aus den oberen Extremitäten sowie aus dem Kopf- und Halsbereich. Die V. cava inferior führt das Blut aus dem Abdomen, dem kleinen Becken und den unteren Extremitäten.

Durch die Trikuspidalklappe, die Segelklappe des rechten Herzens (drei Segel), fließt das Blut in die rechte Kammer und von dort weiter durch die Pulmonalklappe in die A. pulmonalis. Im Kapillarnetz der Lunge wird das sauerstoffarme Blut wieder arterialisiert und fließt über die Pulmonalvenen zum linken Vorhof. Nach dem Durchtritt durch die Mitralklappe (zwei Segel), gelangt das Blut in die linke Kammer und weiter durch die Aortenklappe in die Aorta in den gesamten Körper. Das Herz funktioniert als kombinierte Druck- und Saugpumpe in einem geschlossenen System.

Schichtaufbau

Die Herzwand besteht aus drei Schichten. Außen liegt das bindegewebige Epikard, das seine Fortsetzung im Herzbeutel, dem Perikard findet. Die mittlere Schicht besteht aus netzartig miteinander verknüpfter quergestreifter Muskulatur (Synzytium). Dieser spezielle Aufbau gewährleistet die Weiterleitung einer Herzerregung von Zelle zu Zelle.
Die Muskulatur der linken Kammer ist etwa dreimal so dick wie die der rechten Kammer. Der Grund liegt in den unterschiedlichen Drücken, die aufgebaut werden müssen, um das Blut aus den Kammern zu treiben: Im Lungenkreislauf herrscht ein Druck von ca. 25 mmHg, im Körperkreislauf muss der systolische Druck von etwa 120 mmHg überwunden werden. Die innere Schicht ist das Endokard, das ebenfalls aus Bindegewebe aufgebaut ist.

Erregungsleitungssystem

Das Erregungsleitungssystem des Herzens besteht aus speziell aufgebauten Herzmuskelzellen, welche die Fähigkeit zur autonomen Erregungsbildung besitzen. Der Schrittmacher des Herzens ist der Sinusknoten, ein etwa bohnengroßer Knoten an der Mündung der V. cava superior im rechten Vorhof. Er erzeugt Erregungen mit einer Frequenz von 70–80/min. Nach einer diffusen Leitung über die Vorhöfe nimmt der Atrioventrikularknoten (AV-Knoten) die Erregung auf. Man findet ihn an der Vorhof-Kammergrenze im rechten Vorhof. Von dort wird das Aktionspotential zum His-Bündel an der rechten Seite des Kammerseptums geleitet. Nun findet eine Teilung in zwei Kammerschenkel statt, die zur Muskulatur der rechten und linken Kammer weiterlaufen und in den Purkinje-Fasern enden.

Lage

Im Mediastinum liegt das Herz in den Herzbeutel eingelassen mit der Herzspitze nach vorn-unten-links und der Basis nach hinten-oben-rechts. Die rechte Herzhälfte ist der vorderen Brustwand zugewandt, die linke Herzhälfte zeigt nach dorsal.

Projektion auf die Rumpfwand

Die rechte Herzgrenze projiziert sich am sternalen Ansatz der 2.–6. Rippe – in einem Abstand von ca. 2–3 cm vom Sternum entfernt – auf die vordere Thoraxwand. Kaudal ist das Zwerchfell die Begrenzung.

Die linke Herzgrenze bildet sich wie folgt ab: kranial in einem Abstand von etwa 2 cm vom sternalen Ansatz der 2. Rippe in einem schrägen Verlauf zur Herzspitze im 5. Interkostalraum etwa 2 cm medial der Medioklavikularlinie.

Dorsal liegt der kaudalste Punkt des Herzens bei Exspiration auf Höhe BWK 10, bei Inspiration verschiebt sich diese Grenze um 1,5 Wirbelhöhen nach unten.

Topografische Beziehungen

Lateral
- Lunge, beidseits
- N. phrenicus, beidseits

Ventral
- im Trigonum pericardiacum: Sternum
- Rippen 2–6
- Thymus

Dorsal
- Wirbelsäule
- Ösophagus (an den linken Vorhof grenzend)
- Aorta
- Bronchien
- A. und V. pulmonalis

Kaudal
Diaphragma

Kranial
- A. und V. pulmonalis
- V. cava superior
- Aorta

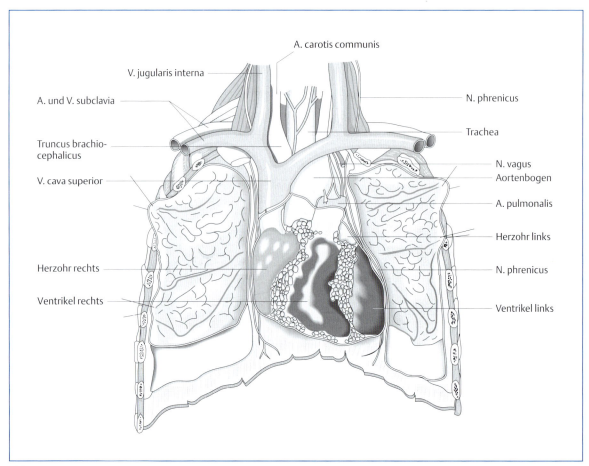

Abb. 17.1

Befestigungen/Aufhängungen

Durch den Herzbeutel ist das Herz gut im Mediastinum befestigt, durch den Aufbau als seröse Höhle ist durch ihn aber auch eine reibungsarme und freie Verschieblichkeit bei der Herzaktion gewährleistet.

Nach kranial ist das Herz an den ein- und austretenden Gefäßen aufgehängt.

Der Herzbeutel hat diverse Befestigungen in alle Richtungen.

Ligg. phrenicopericardiaca

Vorn rechts ist der Herzbeutel fest mit dem Zwerchfell verwachsen, ansonsten stumpf vom Diaphragma abzulösen.

Ligg. sternopericardiaca

Sie ziehen vom Perikard zu Manubrium und Processus xyphoideus.

Ligg. vertebropericardiaca

Ligg. cervicopericardiaca

Ligg. visceropericardiaca

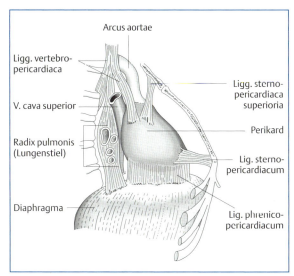

Abb. 17.2 Bandstrukturen des Perikards.

Es bestehen Verbindungen mit dem Ösophagus, den Bronchien und den Lungenvenen.
Nach lateral ist der Herzbeutel bindegewebig mit der Pleura parietalis verbunden.

Das Perikard mit seinen Befestigungen ist in das fasziale System der „Zentralsehne" eingefasst, die sich von der Schädelbasis bis zum kleinen Becken erstreckt.

Zirkulation

Eine rechte und eine linke Koronararterie entspringt aus dem Sinus aortae (Auftreibung am Ursprung der Aorta oberhalb der Aortenklappe). In der Diastole füllen sich die Taschen der Aortenklappe, und das Blut füllt die Koronararterien.

Die Koronararterien sind funktionelle Endarterien, d.h. sie bilden untereinander keine Anastomosen: Ist ein Ast der Arterie verschlossen, geht das von diesem Gefäß versorgte Herzmuskelgewebe zugrunde.

Arteriell

- A. coronaria sinistra
  - linke Kammer
  - Vorderwand der rechten Kammer
  - Kammerscheidewand
- Ramus circumflexus der A. coronaria sinistra:
- beide Vörhöfe
- A. coronaria dextra
  - rechte Kammer (größter Teil)
  - Kammerscheidewand

Venös

- Sinus coronarius
  - Sammelgefäß für große Koronarvenen. Mündet in den rechten Vorhof und drainiert etwa zwei Drittel des venösen Blutes. Kleine Venen münden direkt in die Herzräume, meist in den rechten Vorhof.

Lymphabfluss

Die Lymphe fließt zu den vorderen mediastinalen Lymphknoten ventral der Bifurcatio tracheae und zu Lymphknoten in der Umgebung der großen herznahen Gefäße.

Innervation

- Sympathikus aus Th1–4
- N. vagus

Beide vegetativen Anteile treffen im Plexus cardiacus zusammen. Der Plexus umgibt die Aorta und die Wurzeln der anderen großen herznahen Gefäße, von dort verlaufen vegetative Nerven mit den Koronararterien.

- N. phrenicus – versorgt zusammen mit sympathischen und parasympathischen Nerven sensibel den Herzbeutel.

Organuhr

Maximalzeit: 11–13 Uhr
Minimalzeit: 23–1 Uhr

Organ-Zahn-Wechselbeziehung

Grundsätzliches s. S. 36f.

- 1. Schneidezahn im Unterkiefer beidseits
- 2. Schneidezahn im Oberkiefer beidseits

Anatomie der Lunge

Allgemeines

Die beiden Lungenhälften füllen den lateralen Brustkorb weitgehend aus. Die linke Lungenhälfte ist etwas kleiner, weil das Herz auf der linken Brustkorbseite einen Teil des Raumes beansprucht.

Die linke Lungenhälfte besteht aus zwei Lappen, die in 9 Segmente unterteilt sind. Die rechte Lungenhälfte besitzt drei Lappen und 10 Segmente. Jedes Segment wird von einem Segmentbronchus mit Luft versorgt. Diese Bronchien vereinigen sich zu den Lappenbronchien, die schließlich den Hauptbronchus bilden. Die beiden Hauptbronchien bilden zusammen die Trachea.

Der eigentliche Raum des Gasaustauschs sind die Alveolen. Von ihnen besitzt der Mensch ca. 300–400 Millionen mit einer Gesamtoberfläche von 100–140 m^2.

Umgeben sind die beiden Lungenflügel von der Pleura visceralis, die an dem Aufhängebereich der Lunge in die Pleura parietalis, das Brustfell, übergeht. Der mit Flüssigkeit gefüllte Spaltraum zwischen Lungen- und Brustfell ist für eine reibungsarme Verschieblichkeit und die Fixation der Lunge von großer Bedeutung.

Lage

Der Pleuraspalt zwischen den beiden Pleurablättern dient zum Teil als Reserveraum, in den sich die Lunge bei vertiefter Einatmung hinein ausdehnen kann. Die Pleuragrenzen werden deshalb separat von den Lungengrenzen aufgeführt.

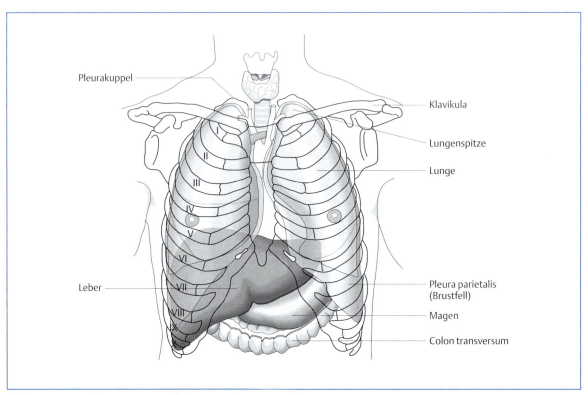

Abb. 17.3 Topografie von Lungen und Pleura: Ansicht von ventral.

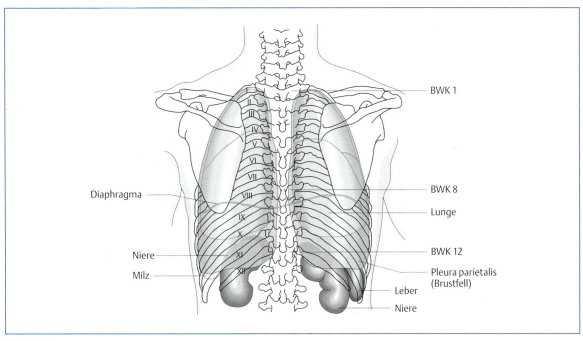

Abb. 17.4

Pleuragrenzen

Kranial
Ca. 3 cm oberhalb der 1. Rippe, schwartig verdickt

Ventral und Medial
Hinter dem Sternum, links mit Impressio cardiaca

Dorsal und Medial
BWK 1–12 paravertebral

Kaudal
Medioklavikularlinie:	7. Rippe
Vordere Axillarlinie:	8. Rippe
Axillarlinie:	9. Rippe
Hintere Axillarlinie:	10. Rippe
Skapularlinie:	11. Rippe
Paravertebral:	12. Rippe

Lungengrenzen

Kranial und paravertebral stimmen sie mit den Pleuragrenzen überein. Kaudal steht die Lunge bei mittlerer Inspirationsstellung ein bis zwei Interkostalräume oberhalb der Pleuragrenzen.
Bei tiefer In- oder Exspiration verschiebt sich die Lunge um etwa einen Interkostalraum nach unten bzw. nach oben.

Die linke Lunge steht insgesamt etwas tiefer, weil auf der rechten Seite die Leber die Lunge nach kranial verdrängt.

Fissurenlage

Fissura obliqua links
Sie beginnt posterior nahe dem 4. kostovertebralen Gelenk, und endet nach einem schrägen Verlauf um den Brustkorb anterior in der Nähe des 6. sternochondralen Gelenks.
Anterior hat sie enge Beziehung zu Rippe 5 und 6, posterior zu Rippe 4 und 5.

Fissura obliqua rechts
Sie beginnt posterior nahe dem 3. kostovertebralen Gelenk und endet anterior in der Nähe der 6. Rippe.
Anterior hat sie enge Beziehung zu Rippe 6, posterior zu den Rippen 3 bis 6.

Fissura horizontalis der rechten Lunge
Sie entspringt posterior aus der Fissura obliqua unter der Skapula auf Höhe der Rippe 4/5 und endet anterior etwas unterhalb des 3. sternochondralen Gelenks. Dieses Gelenk und die vierte Rippe sind eng benachbart mit der Fissur.

Topografische Beziehungen

- Rippen 1–12, je nach Atemlage
- Klavikula
- Sternum
- A. und V. subclavia
- N. phrenicus
- A. und V. pericardiacophrenica
- N. vagus
- N. laryngeus recurrens
- Trachea
- Hauptbronchien
- A. und Vv. pulmonales
- Aorta (links)
- Ösophagus (rechts)
- Herz (links mehr als rechts)
- Diaphragma
- V. azygos
- V. hemiazygos

Die Pleura parietalis ist mit der Innenseite des Brustkorbs fest verbunden: Man findet fasziale Befestigungen am Sternum und den Rippen in ihrem gesamten Verlauf. Mit dem Zwerchfell geht die Pleura ebenfalls eine feste Verbindung ein. Zum Mediastinum hin bedeckt sie die benachbarten Organe ohne feste Bindung einzugehen.

Am Lungenhilus bildet sich nach kaudal das Lig. pulmonale als Umschlagfalte der Pleura parietalis. Dieses Band inseriert am Diaphragma.

An der Pleurakuppel findet man Aufhängeligamente, die die Pleura mit der ersten Rippe und den Wirbeln HWK 6 bis BWK 1 verbinden:

- Lig. costopleurale
- Lig. transversopleurale
- Lig. vertebropleurale

Befestigungen/Aufhängungen

Die Adhäsionskraft, die durch den Unterdruck im Pleuralspalt entsteht, sorgt dafür, dass die Lunge sich nicht, ihrer eigenen Elastizität folgend, zum Hilus hin zusammenzieht.

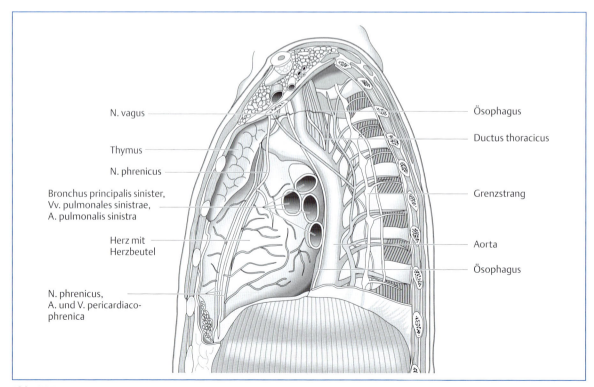

Abb. 17.5

Zirkulation

A. und V. pulmonalis, die Vasa publica (d.h. die Gefäße, die dem Gasaustausch dienen), verästeln sich mit dem Bronchialbaum bis hin zu Kapillaren, die um die Alveolen ein Netz bilden.

Die Vasa privata (d.h. Gefäße, die das Lungengewebe selbst mit Sauerstoff und Nährstoffen versorgen) entspringen wie folgt:

Arteriell

Rami bronchiales
- Brustaorta für die linke Lunge
- 3. und 4. Interkostalarterie für den rechten Lungenflügel

Venös

Vv. bronchiales
Sie münden in die Vv. pulmonales oder in die V. azygos und V. hemiazygos.

Innervation

Sympathikus aus Th1/2–5/6
Die Fasern ziehen zum Plexus pulmonalis und weiter entlang des Bronchialbaums in die Lungenperipherie.

Parasympathikus
N. vagus

Organuhr

Maximalzeit: 3–5 Uhr
Minimalzeit: 15–17 Uhr

Organ-Zahn-Wechselbeziehung

Grundsätzliches s. S. 36f.

> - 2. Backenzahn im Oberkiefer links für die linke Lunge
> - 2. Mahlzahn im Unterkiefer links für die linke Lunge
> - 2. Mahlzahn im Unterkiefer rechts für die rechte Lunge
> - 2. Backenzahn im Oberkiefer rechts für die rechte Lunge

■ Anatomie des Mediastinums

Als Mediastinum bezeichnet man den Raum im Brustkorb, der folgendermaßen begrenzt wird:

Anterior. Sternum.

Posterior. Wirbelsäule.

Kranial. Obere Thoraxapertur.

Kaudal. Diaphragma.

Lateral. Beide Lungenflügel.

In diesem Raum liegen eine Vielzahl wichtiger Strukturen, die für die Vitalität des gesamten Körpers lebenswichtig sind:
- Herz mit Herzbeutel
- die großen Körperarterien und -venen:
  - Aorta
  - A. pulmonalis
  - V. cava superior
  - Vv. pulmonales
- Ösophagus
- Trachea
- Hauptbronchien
- N. vagus
- N. phrenicus
- Grenzstrang
- Thymus
- V. azygos
- V. hemiazygos
- Ductus thoracicus

Diese Organe und zirkulatorischen Strukturen sind bindegewebig miteinander verbunden. So ist eine gute Fixation im Mediastinum gewährleistet. Andererseits muss eine ausreichende Mobilität vorhanden sein, um Rumpf-, Arm- und Kopf-Hals-Bewegungen mitmachen zu können. Zum Beispiel müssen sich Ösophagus und andere Organe bei einer Halsextension in kraniokaudaler Richtung verlängern können.
Ein anderer Einfluss, der Bewegungsfähigkeit erfordert, ist die Ausdehnung der Lunge und die diaphragmatische Atembewegung. Das Mediastinum erfährt dabei alternierend Druck und Zug.
Schließlich haben die Herzschläge im Sinne von Oszillationen Einfluss auf die mediastinalen Strukturen.
So wird ersichtlich, dass in diesem scheinbar bewegungslosen Raum eine ständige, wenn auch zum Teil nur geringe Bewegung auf die Mediastinumorgane einwirkt.
Von besonderer Bedeutung ist dies für den Blutrückstrom zum Herzen, der durch die Sogwirkung der Atmung beeinflusst wird, und für die nervalen Strukturen, die

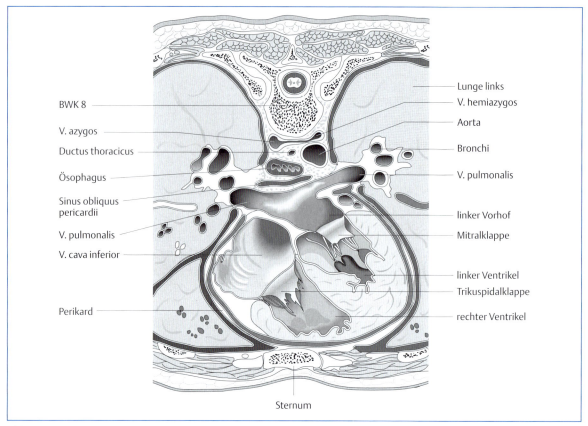

Abb. 17.6

durch die beständige Bewegung im osteopathischen Sinne stimuliert werden.

Eingebunden ist das Mediastinum in das fasziale System der „Zentralsehne". Es stellt den thorakalen Anteil eines Faszienzuges dar, der von der Schädelbasis bis zum kleinen Becken hinunter reicht. Dadurch sind fasziale Strukturanpassungen im Mediastinum möglich, die zu Symptomen im Thorax führen können, ihre Ursache aber an anderer Stelle im Körper haben.

Aufgrund der vitalen Bedeutung der mediastinalen Strukturen können fasziale Fehlzüge zu bedeutenden Funktionsveränderungen führen. Man erinnere sich an die Vagusinnervation oder das Krankheitsbild der Hiatushernie.

Bewegungsphysiologie

Der Motor für die regelmäßige Thoraxbewegung ist die Atmung. Durchschnittlich 12–14 Atemzüge pro Minute fordern vom Brustkorb eine rhythmische Erweiterung und Verkleinerung seines sagittalen und transversalen Durchmessers.

Biomechanisch unterscheidet man zwei Bewegungsrichtungen der Rippen: Die Drehachse der oberen Rippen, die durch die kostotransversalen und kostovertebralen Gelenke verläuft, steht nahezu parallel zur Frontalebene – es resultiert bei der Inspiration hauptsächlich eine Erweiterung des sagittalen Durchmessers des Brustkorbs. Die Drehachse der unteren Rippen liegt fast in der Sagittalebene. Durch die Hebung der Rippen in der Inspiration ergibt sich somit in erster Linie eine Vergrößerung des transversalen Thoraxdurchmessers.

Die mittleren Rippen besitzen eine Bewegungsachse, die einen 45°-Winkel zur Sagittalen bildet. Die inspiratorische Bewegung führt hier zu einer Erweiterung des sagittalen und transversalen Durchmessers.

Im Brustbein resultiert durch die Rippenbewegung eine Anhebung nach kranial und eine Vergrößerung des Abstands von der Wirbelsäule – das Sternum bewegt sich in der Inspiration nach vorn und oben. Dabei finden sowohl Bewegungen in den sternokostalen Gelenken als auch in den chondrokostalen Gelenken statt.

Im chondrokostalen Übergang erfahren die Rippenknorpel dabei eine Torsion, die für die elastische und passive Rückführung des Thorax von der Inspirationsstellung in die Atemruhelage von großer Bedeutung ist.

Die Einatmung ist ein von Atemmuskeln geleiteter Vorgang: Für eine Ruheatmung werden das Zwerchfell, die Mm. scalenii und die Mm. intercartilaginei benötigt. Sie erweitern – wie oben beschrieben – den Brustkorb in seinem sagittalen und transversalen Durchmesser, das Zwerchfell vergrößert den Thoraxdurchmesser nach kaudal und hebt die unteren Rippen an.

Die Kontraktion des Diaphragmas führt zu einer Bewegung nach kaudal mit einer Verlagerung der abdominellen Organe nach unten und ventral. Die Bewegung nach ventral resultiert durch die weiche Bauchwand, die einer Verlagerung der Bauchorgane in der Inspiration keinen aktiven Widerstand entgegen setzt.

Die Exspiration ist in der Ruheatmung ein passiver Prozess, geführt durch elastische Rückstellkräfte des Thorax. Bei einer vertieften Einatmung helfen noch zusätzlich Muskeln bei der Erweiterung des Thorax mit.

Zu diesen akzessorischen Inspirationsmuskeln zählen:
- Mm. intercostales externi
- M. serratus posterior superior
- M. serratus anterior
- M. pectoralis major
- M. pectoralis minor
- M. sternocleidomastoideus
- M. erector spinae

Bei einer tiefen Einatmung kommt es in der Wirbelsäule zu einer Extension, sodass die Wirbelsäulenextensoren indirekt auch zu den inspiratorischen Muskeln gezählt werden können.

Für eine forcierte Ausatmung werden ebenfalls noch akzessorische Exspiratoren eingesetzt:
- Bauchmuskulatur (Mm. obliqui internus et externus abdominis, M. rectus abdominis, M. transversus abdominis)
- Mm. intercostales interni
- Mm. subcostales
- M. transversus thoracis
- M. serratus posterior inferior
- M. lattissimus dorsi

17.2 Physiologie

■ Herzphysiologie

Hier wird die mechanische Herzaktion des linken Herzens beschrieben. Für das rechte Herz gilt der gleiche Ablauf.

Systole

Anspannungsphase

- Kammer ist mit Blut gefüllt
- Phase beginnt, wenn die Kammerkontraktion beginnt

Aufgrund der Kammerkontraktion steigt der intraventrikuläre Druck. Ist dieser Druck größer als der Vorhofdruck, schließen sich die AV-Klappen (die Taschenklappen sind noch zu). Sehnenfäden und Papillarmuskeln verhindern ein Durchschlagen der AV-Klappen in den Vorhof. Die Flächen der einzelnen Segel sind größer als die zu verschließende Öffnung. Durch ein breites Aneinanderlegen der Segelränder wird ein Klappenschluss bei Veränderungen der Ventrikelgröße gewährleistet. Im Ventrikel findet keine Volumenänderung statt, aber eine Umformung der Kammer in eine Kugelform (= isovolumetrische Kontraktion). Alle Muskelfasern verändern aktiv oder passiv ihre Länge.

Dauer dieser Phase: 60 ms in Ruhe

Austreibungsphase

Sie beginnt, wenn der linksventrikuläre Druck größer als der diastolische Aortendruck ist (80 mmHg). Die Taschenklappen öffnen sich und der Druck steigt weiter bis auf den systolischen Blutdruckwert (ca. 120–130 mmHg). Schließlich lässt die Kammerkontraktion nach und der Druck fällt wieder. Ist er geringer als der Aortendruck, schließt sich die Taschenklappe, die Systole ist damit beendet.

In Ruhe wird etwa die Hälfte des Kammerinhalts (130 ml) ausgeworfen (= Schlagvolumen).

Diastole

Entspannungsphase

Für ca. 50 ms sind alle Klappen zu. Der Druck im Ventrikel fällt auf fast 0 mmHg – fällt er unter den Vorhofdruck (2–4 mmHg) öffnen sich die AV-Klappen.

Füllungsphase

Die Füllung des Ventrikels erfolgt in einer schnellen passiven Phase (s. u.) und durch die in dieser Phase erfolgende Vorhofkontraktion. Bei normaler Herzfrequenz ist die Füllung der Kammern zur Zeit der Vorhofkontraktion schon fast beendet – 8 % zusätzliche Füllung wird durch sie erreicht.

Die schnelle Füllungsphase des Herzens beginnt in der Austreibungsphase. Wie oben gesehen wird Blut aus der Kammer gepresst. Gleichzeitig wird auch Blut in die Vorhöfe eingesaugt.

Der Grund dafür: Das Herz ist über den Herzbeutel am Zwerchfell verankert – die Herzspitze ist ein Punctum fixum. Die Vorhöfe sind über die Gefäße fixiert, sie sind ebenfalls ein Punctum fixum. Die Ventilebene ist Punctum mobile.

Durch die Kammerkontraktion verschiebt sich die Herzklappenebene in Richtung Herzspitze. Die schlaffen Vorhöfe werden gedehnt, dadurch entsteht ein Sog auf die zuführenden Gefäße der Vorhöfe – sie füllen sich mit Blut.

Erschlafft die Ventrikelmuskulatur kehrt die Ventilebene in ihre Ausgangsstellung zurück und die AV-Klappen öffnen sich. Das Vorhofblut als träge Masse bleibt an Ort und Stelle, der Ventrikel schiebt sich über dieses Blut – es erfolgt die schnelle passive Füllung der Kammer. Besonders wichtig wird dieser Mechanismus bei erhöhter Frequenz mit verkürzter Diastole.

Herztöne

1. Ton = Anspannungston
- zu Beginn der Systole
- die isovolumetrische Kontraktion der Ventrikel setzt Kammern und AV-Klappen in Schwingung, dadurch entsteht ein Ton

2. Ton = Klappenton
- zu Beginn der Diastole
- das Zuschlagen der Taschenklappen erzeugt den 2. Herzton

3. Ton
Ruck der Kammerwand beim Einströmen des Bluts in der Füllungsphase des Herzens – bei Kindern hörbar

4. Ton
Kontraktion der Vorhöfe – am Ende der P-Welle des EKG – physiologisch bei Jugendlichen, bei Erwachsenen Ausdruck einer erhöhten Vorhofbelastung

Herzdynamik – Anpassung an wechselnde Belastungen

Der venöse Rückfluss zum Herzen ist nicht konstant. Im Liegen ist er zum Beispiel größer als im Stehen aufgrund des Einflusses der Schwerkraft. Der Blutdruck schwankt nahezu minütlich. Das Herz muss auf diese ständig wechselnden Zuflüsse so reagieren können, dass ein regelmäßiger Blutstrom ohne Stauungen gewährleistet wird. Die zwei möglichen Störungen im kontinuierlichen Blutfluss sind die Druckbelastung und die Volumenbelastung.

Akute Volumenbelastung

Zum Beispiel Infusion, Klappeninsuffizienz.
Eine stärkere enddiastolische Füllung des Herzens bewirkt autoregulatorisch ein größeres Schlagvolumen. Dies nennt man den Frank-Starling-Mechanismus.

Akute Druckbelastung

Zum Beispiel Blutdruckanstieg, Klappenstenose.
Der Ventrikel muss gegen einen erhöhten Druck arbeiten, die Anpassung erfolgt stufenweise:
1. Das Schlagvolumen sinkt, da die Kraft des Ventrikels zu klein ist, gegen den erhöhten Druck das gleiche Blutvolumen auszuwerfen.
2. Daraufhin steigt das Restvolumen an.
3. Der Frank-Starling-Mechanismus setzt ein.

Bei chronischer Druck- oder Volumenbelastung hypertrophiert das Herz bis ca. 500 g. Aufgrund der Endarterienversorgung des Herzens droht dann eine Herzinsuffizienz.

Energetik des Herzens

Das Herz arbeitet ausschließlich aerob, es kann keine Sauerstoffschuld eingehen, wie der Skelettmuskel. In Ruhe verbraucht es ca. 10 % des Gesamtsauerstoffverbrauchs des Körpers, bei körperlicher Aktivität bis 40 %.
Das Herz schöpft in Ruhe 75 % des Sauerstoffs der Koronararterien aus. Ein erhöhter Sauerstoffbedarf kann also nur durch eine Durchblutungssteigerung gedeckt werden.
In der Diastole füllen sich die Koronararterien, in der Systole wird der Koronarsinus ausgepresst.
Das Herz verarbeitet Glukose, freie Fettsäuren und Laktat.

Lungenphysiologie

Lungendurchblutung

In Bezug auf die Lungendurchblutung gibt es regionale Unterschiede in Abhängigkeit von der Körperstellung: Im Stehen sind die basalen Lungenpartien besser durchblutet, die Lungenspitze weniger. Dagegen wird die Lungenspitze besser belüftet: Der Sauerstoffpartialdruck in der Lungenspitze beträgt 114 mmHg, an der Basis aber nur 92 mmHg.

Euler-Liljestrand-Mechanismus

Sinkt in einem Alveolarbezirk der Sauerstoffpartialdruck (ein Maß für den Sauerstoffgehalt in der Luft), folgt eine Kontraktion der Arteriolen dieses Abschnitts. So wird die Durchblutung schlecht belüfteter Lungenbereiche reduziert und der Blutfluss gut belüfteter Bezirke erhöht.
Werden aufgrund dieses Mechanismus größere Lungenareale aus der Durchblutung herausgenommen, kann dies zu einer Widerstandserhöhung im Lungenkreislauf mit einer Rechtsherzbelastung führen. Wirbelsäulenverkrümmungen, z. B. starke Skoliosen, können wegen ihrer reduzierten Brustkorbmobilität eine Ursache für diese Pathologie sein.

Atmungsregulation

Die Hauptatmungsregulation erfolgt über chemische Kontrolle des Kohlendioxid- und Sauerstoffgehalts des Blutes sowie über eine Messung des pH-Wertes.
Der Kohlendioxidwert ist dabei der führende Atemantrieb: Steigt er im Blut an, folgt eine verstärkte Atmung, um das Kohlendioxid abzuatmen. Ein Absinken des pH-Wertes unter 7,4 hat den gleichen Effekt. Die Rezeptoren für diese beiden Werte sitzen hauptsächlich in der Medulla oblongata, wo auch das Atemzentrum zu finden ist.
Der Sauerstoffgehalt wird im Aortenbogen und dem Karotissinus gemessen und in der Medulla oblongata verarbeitet. Sinkt der Sauerstoffgehalt auf etwa zwei Drittel seines normalen Wertes, setzt eine Atemsteigerung ein. Die beiden anderen Messwerte reagieren allerdings schon viel früher mit einer verstärkten Atmung.

Andere Atemantriebe:
- Muskelarbeit
- Wärme oder Kälte
- Körpertemperaturveränderungen
- Schmerz
- Adrenalin und Progesteron
- Blutdruckabfall

17.3 Pathologien

Symptome, die eine ärztliche Abklärung erfordern

- Angina-pectoris-Zeichen
- plötzlicher Leistungsknick
- Stauungen im großen und kleinen Kreislauf
- Dyspnoe mit in- oder exspiratorischem Stridor
- blutiger Auswurf

Koronare Herzerkrankung

Definition. Verengung der Herzkranzgefäße durch arteriosklerotische Veränderungen mit einer Sauerstoffmangelversorgung des Herzmuskels.

Ursachen für eine Arteriosklerose
- familiäre Disposition
- Lebensalter
- männliches Geschlecht
- hoher Cholesterinwert (Gesamtwert und LDL-Wert erhöht, HDL-Wert erniedrigt)
- Triglyzeride erhöht
- Bluthochdruck
- Diabetes mellitus
- Rauchen
- Bewegungsmangel
- Hypertonie

Klinik
Angina pectoris
- retrosternale Schmerzen oder Engegefühl im Brustkorb, das durch körperliche Aktivität, Kälte, üppiges Essen oder psychische Belastung ausgelöst wird und nur von kurzer Dauer ist.
- Ausstrahlungen in Arme, Schultern, Hals und Unterkiefer sind möglich.
- Schmerz spricht gut auf Nitrospray an, ebenso hört der Anfall nach Beendigung der körperlichen Belastung auf

Herzinfarkt
- Symptome wie bei einer Angina pectoris, aber lange anhaltend und nicht durch Nitrogabe und Ruhe beeinflussbar
- Angst
- Schwächegefühl
- Schwitzen, Übelkeit, Erbrechen
- Ausstrahlung in den Oberbauch möglich

- Tachykardie
- Hautblässe
- feuchtkalte Extremitäten

Obstruktive Ventilationsstörung

Definition. Verengung oder Verlegung der Atemwege.

Ursachen
- Schleim in den Atemwegen
- Schwellung der Schleimhäute
- Spasmus der Bronchialmuskulatur
- extrathorakale Obstruktion
- Tumor
- Fremdkörperaspiration

Klinik. Dyspnoe mit inspiratorischem oder exspiratorischem Stridor.
Krankheitsbilder mit einer Obstruktion sind z. B.:
- Asthma bronchiale
- Bronchitis
- Emphysem
- Mukoviszidose
- Bronchialtumoren
- Pseudokrupp

Restriktive Ventilationsstörung

Definition. Verminderung der Ausdehnungsfähigkeit der Lunge, des Thorax oder des Zwerchfells.

Ursachen
- Lungenresektion
- Lungenfibrosen
- Pleuraschwarte
- Pleuraerguss
- Skoliose
- Atemmuskellähmungen
- Adipositas
- Pneumothorax

Klinik. Dyspnoe.

17.4 Osteopathische Klinik

Kardinalsymptome

- Angina-pectoris-Zeichen
- plötzlicher Leistungsknick
- Stauungen im großen und kleinen Kreislauf
- Dyspnoe mit in- oder exspiratorischem Stridor
- blutiger Auswurf

Typische Dysfunktionen

Adhäsionen/Fixationen

Mögliche Ursachen:
- fasziale Ursache als Ausdruck einer sekundären Anpassung an eine andere Dysfunktion
- Vernarbungen durch Operationen
- Verklebungen im Pleuralspalt, z. B. nach Infektionen

Assoziierte strukturelle Fixationen

- BWK 1–5
- Rippe 1–5 beidseits
- Klavikula (fasziale Fixation)
- kostosternale Gelenke 1–7 beidseits
- intraossäre Läsionen des Sternums

Atypische Symptome

Es folgt eine Auflistung von Symptomen, die sich über osteopathische Ketten erklären lassen oder die sich aus der Patientenanamnese ergeben (Zur Erklärung der osteopathischen Ketten s. „Atypische Symptome" im Kapitel Leber, S. 41f.):
- wenig thorakale Atembewegung in Ruheatmung
- verstrichene Fossa supraclavicularis major
- Hyperkyphose der BWS
- Nackenkyphose (hypomobiler zervikothorakaler Übergang)
- anamnestisch eine Kompressionsverletzung des Thorax, z. B. durch den Anschnallgurt bei einem Autounfall

Indikationen für eine osteopathische Behandlung

Verlust der Mobilität

Das Atemzugvolumen in Ruheatmung beträgt etwa 500 ml. Zu einer vertieften Atmung mit deutlich höherem Atemzugvolumen kommt es unter körperlicher Anstrengung. Der Muskeleinsatz und die Bewegung der Rippen und der Wirbelsäule sind dabei deutlich größer.

Gemäß dem osteopathischen Prinzip der Ökonomie und dem Leitsatz, dass Struktur und Funktion einander bedingen, kann man festhalten, dass der Thorax im normalen Alltag mit der Ruheatmung sehr ökonomisch arbeitet: Ein Minimum an Energie muss aufgewandt werden, um eine ausreichende Versorgung des Körpers mit Sauerstoff zu gewährleisten. Da bei dieser Atemform vom Thorax nur ein Minimum seiner Bewegungsmöglichkeit verlangt wird, kommt es im Laufe des Lebens zu einem Bewegungsverlust des Brustkorbs – die Struktur passt sich der geforderten Funktion an. Dieser Bewegungsverlust geht allmählich und unbemerkt vor sich und Syndrome, die sich im Laufe der Zeit entwickeln, werden nur selten mit einer eingeschränkten Thoraxmobilität in Verbindung gebracht:

Thoracic-Outlet-Syndrom, Kopfschmerzen und PHS sind nur drei Beispiele für diverse Erkrankungen, die eine genaue Betrachtung der Brustkorbmobilität erfordern.

Durch die Einbindung des Thorax in das Fasziensystem der „Zentralsehne" ist eine genaue osteopathische Analyse der Haltung des Thorax nötig, um Ursache von Wirkung zu unterscheiden. Obwohl der Thorax so starr erscheint, folgt er doch in erheblichem Ausmaß pathologischen Faszienzügen, die zu Haltungsveränderungen führen. Eine Operation im Unterbauch, z.B. ein Kaiserschnitt, kann durch die Operationsnarbe zu faszialen Zügen führen, die den Thorax in eine Flexion zur Entspannung der Narbe führen.

Dauert eine Veränderung der Haltung längere Zeit an, passt sich die Struktur der Funktion wiederum an, es entwickeln sich eigenständige thoraxbedingte Syndrome (s.o.).

Die erworbene Starrheit des Thorax hat Auswirkungen auf die Organe in der Brusthöhle.

Durch die geringere Ausdehnungsfähigkeit der Lunge kommt es letztlich zu einer Herzbelastung, der venöse Rückstrom zum Herzen ist ebenfalls reduziert und auch die Stimulation der vegetativen Nerven durch Druck und Zug ist vermindert.

Kontraindikationen für eine osteopathische Behandlung

Zum Teil wird für die Thoraxtechniken mit viel Kraft und Recoil gearbeitet. Entsprechend weit gefasst sind die Kontraindikationen für diese Techniken, so z.B.:
- Frakturen
- Osteoporose
- Herzrhythmusstörungen
- Herzinfarkt
- instabile Angina pectoris
- implantierter Herzschrittmacher oder Defibrillator
- Tumoren
- fieberhafte Infektionen
- frische Operationen, z.B. Bypass-Operation

Praxisrelevante Anmerkungen

Als Mediastinum wird der zwischen den beiden Pleurahöhlen eingeschlossene Raum bezeichnet. Bemerkenswert ist hier, dass kein zweiter Raum im menschlichen Körper eine solche Vielzahl vital wichtiger zirkulatorischer Strukturen auf so engem Raum birgt. In keiner anderen Region kann man die Bedeutung der faszialen Kontinuität und Bewegung so gut nachvollziehen wie im Mediastinum.

Ein Blick in die Embryologie soll dies verdeutlichen.

In einer frühen Phase der Entwicklung (24.–28.Tag), nachdem der Dottersack als primäres Darmrohr in den Embryo integriert wurde und eine erste Körperhöhle entstanden ist, gibt es das Mediastinum in seiner endgültigen Form zwar noch nicht, aber im Hinblick auf seine späteren Funktionen geschieht nun Entscheidendes.

Es existiert zwar schon eine Körperhöhle, sie ist aber noch nicht in Bauch- und Brusthöhle unterteilt. Diese Körperhöhle ist mit mesodermalem Gewebe ausgekleidet, aus dem sich später das Peritoneum, die Pleura und das Perikard/Epikard, und zwar jeweils das parietale und viszerale Blatt differenzieren. Das heißt, dass diese drei serösen Häute einen gemeinsamen embryologischen Ursprung haben, sie hängen funktionell zusammen! Hier formiert sich durch die mesodermale Auskleidung der ersten Körperhöhle des Embryos eine zusammenhängende fasziale Gewebeschicht, die in diesem frühen Stadium schon von dem späteren Schädelbereich bis zum späteren Beckenboden reicht. Dieser fasziale Strang wird Zentralsehne genannt.

Peritoneum, Pleura und Perikard/Epikard sind in dieser Zentralsehne als seröse Häute integriert. Alle drei reagieren im Sinne einer „faszialen Kontraktion" auf Störungen der faszialen Mobilität. Das ist insofern von Bedeutung, als alle inneren Organe mit diesen serösen Häuten direkt oder indirekt in Verbindung stehen. Verlieren also Peritoneum, Pleura oder Perikard an Mobilität, weil sie als Bestandteil der Zentralsehne an einem Kompensationsmechanismus mitarbeiten, so kann dies Folgen für das Organ haben, bis hin zu einer Funktionsstörung mit pathophysiologischer Bedeutung.

Wie entstehen nun die beiden voneinander getrennten Körperhöhlen?

Entscheidend dafür ist die Verlagerung des Herzens aus der Halsregion in den Thorax durch das kraniokaudale Zusammenklappen des Embryos in der vierten Entwicklungswoche.

Das Herz entsteht in der Halsregion und nimmt seine faszialen Verbindungen auf seiner Verlagerung mit in den Thorax. Als Reste dieser Wanderung darf man die umfangreichen Ligamente des Herzbeutels betrachten (s. S. 187). Sie verbinden das Perikard mit dem Diaphragma, dem Sternum, der BWS, der HWS und den Organen des Thorax, also Bronchien, Pleura und Ösophagus. Diese Ligamente gehören ebenso zur Zentralsehne wie das Perikard. Zusammen sind sie sogar ein sehr bedeutender Teil des zentralen faszialen Strangs, weil dieser perikardoligamentäre Komplex den faszialen Teil des Halses mit dem Zwerchfell und indirekt dadurch auch mit dem Abdomen verbindet. Er überträgt also über weite Bereiche die faszialen Spannungen aus dem Schädel- und Halsbereich weiter nach kaudal.

Auch das Bindegewebe bzw. Mesoderm kranial des Herzens wird in den Thorax verlagert, kommt dort kaudal des Herzens zu liegen und bildet die erste noch unvollständige Trennschicht zwischen den nun entstandenen Körperhöhlen des Abdomens und des Thorax. Das spätere Diaphragma entsteht aus diesem Septum transversum zusammen mit faszialem Gewebe, das als pleuroperitoneale Membran bezeichnet wird, und quergestreifter Rumpfwandmuskulatur. Das bedeutet, dass sowohl Peritoneum als auch Pleura an der Bildung des Diaphragmas beteiligt sind. Das Zwerchfell ist in diesem Entwicklungsstadium eine Faszie und ein Teil der Zentralsehne! Auch später noch reagiert es ausgleichend zwischen Thorax und Abdomen und arbeitet weiterhin als fasziale Struktur. Peritoneum und Pleura behalten dabei weiterhin festen Kontakt zum Diaphragma. Dies ist ein weiterer Hinweis, dass das Zwerchfell fasziale Spannungen bzw. Kompensationsmuster von der Thoraxhöhle auf das Abdomen überträgt.

In der Thoraxhöhle vollzieht sich die Teilung in die Lungenhöhlen und das Mediastinum: Aus der Auskleidung des Thorax entsteht das Perikard, die Lungenhälften wachsen von dorsal in den Thorax hinein. Sie nehmen ebenfalls die Auskleidung des Thorax als ihre äußere Umhüllung dabei mit – die Pleura entsteht. Den Raum, der nun zwischen den Lungen, dem Diaphragma, der oberen Thoraxapertur und der vorderen und hinteren Fascia endothoracica (ebenfalls die mesodermale Auskleidung der primitiven ersten Körperhöhle) entstanden ist, nennt man Mediastinum.

Folgende drei Punkte seien hier noch einmal herausgestellt:
- Das Herz bzw. der Herzbeutel hat bedingt durch seine Wanderung aus der Halsregion in den Thorax umfangreiche fasziale Kontakte in allen drei Ebenen des Mediastinums.
- Das Diaphragma ist in einer frühen Phase seiner Entwicklung eine Faszie und es behält auch nach abgeschlossener Entwicklung entsprechende Eigenschaften.
- Pleura, Perikard und Peritoneum haben einen gemeinsamen Ursprung und arbeiten funktionell als Teil der Zentralsehne zusammen.

Werfen wir nun einen Blick auf das Mediastinum, das auch als Faszie und Teil der Zentralsehne angesehen werden kann. Dort findet man zahlreiche wichtige zirkulatorische Strukturen in einer beachtlichen Nähe zueinander, die durch eine auf den ersten Blick nicht wahrnehmbare Bewegung beeinflusst werden.

Betrachten wir nun den „Inhalt" des Mediastinums von anterior nach posterior: Hinter dem Sternum liegt der Herzbeutel, der ligamentär mit dem Brustbein verbunden ist. Dem Herzbeutel aufgelagert, etwa im oberen Drittel des Sternums, ist der Thymus, der eine wichtige immunologische Aufgabe im Kindesalter übernimmt. Lateral des Herzbeutels findet man die beiden Nn. phrenici. Weiter nach posterior, sozusagen als nächste Schicht hinter Perikard und Thymus, befinden sich im oberen Drittel des Mediastinums die großen Gefäße, die aus dem Herzen herauskommen oder in dieses hineinmünden. Noch dahinter liegt die Trachea, die sich auf Höhe von BWK 4 in die beiden Hauptbronchien teilt, die ihrerseits noch den Herzbeutel tangieren.

Im oberen Drittel des Mediastinums liegt der Ösophagus noch hinter der Trachea, erst nach der Bifurcatio tracheae legt er sich dem Perikard an. Der N. vagus legt sich auf der rechten Seite recht schnell nach seinem Eintritt in den Thorax dem Ösophagus an, während der linke N. vagus zuerst noch den Aortenbogen überqueren muss, um dann ebenfalls mit der Speiseröhre nach kaudal und durch das Diaphragma hindurch zu wandern.

Am weitesten dorsal, direkt vor der Wirbelsäule, findet man die weiteren zirkulatorischen Strukturen: V. azygos und hemiazygos, Ductus thoracicus und vor den Rippenköpfchen den Grenzstrang.

Es wird also deutlich, dass das Mediastinum von venösen, arteriellen, lymphatischen, sympathischen und parasympathischen Leitungsbahnen, die für die abdominellen Organe wichtig sind, durchzogen wird. Die gute Funktion dieser Organe ist also abhängig von der Struktur „Mediastinum".

Wie funktioniert das Mediastinum nun?

Dieser Raum zwischen Sternum und Wirbelsäule, den beiden Lungenhälften, dem Diaphragma und der oberen Thoraxapertur ist eng gelagert mit Organen und Leitungsbahnen und dazwischen, quasi alles verbindend, faszialem Gewebe, sodass alle Strukturen des Mediastinums voneinander abhängig sind, weil sie aneinander hängen.

Von außen betrachtet scheint es in diesem Raum wenig Bewegung zu geben, aber von intrathorakal sieht das anders aus. Etwa 20 000 Atemzüge machen wir pro Tag. Das erzeugt beständigen Druck und Zug auf das Mediastinum in kraniokaudaler und lateraler Richtung. In besonderer Art und Weise wird der Grenzstrang dabei von den Rippenköpfchen bewegt!

Das Herz schlägt ca. 100 000-mal pro Tag. Das wiederum erzeugt ein dauerhaftes Vibrieren im Mediastinum.

In keiner anderen Körperregion ist also so viel Bewegung wie im Mediastinum, an keiner anderen Stelle liegen so viele wichtige zirkulatorische Strukturen zusammen. All diese Strukturen brauchen offensichtlich dieses Ausmaß an ständiger Bewegung, um ihre Aufgaben optimal erfüllen zu können.

17.5 Osteopathische Tests und Behandlung

Test und Behandlung der Ligamente des Processus coracoideus n. Barral

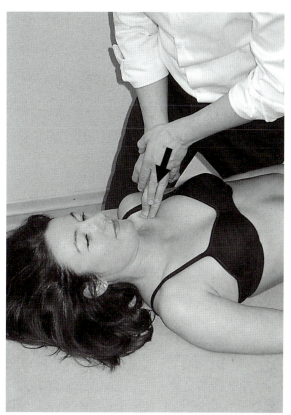

Abb. 17.7

Ausgangsstellung
Patient in Rückenlage.
Therapeut steht an der zu behandelnden Seite.

Vorgehen
Die Ligg. coracoacromiale, trapezoideum und conoideum werden auf Schmerzhaftigkeit palpiert.
Zur Behandlung werden die schmerzhaften Stellen friktioniert oder inhibiert, bis der Schmerz verschwunden ist. Dabei soll der Druck auf die empfindlichen Stellen nur so groß sein, dass die Schmerzgrenze gerade überschritten wird. Der Behandlungserfolg ist so ausreichend zu valuieren.

Test und Behandlung des Lig. costoclaviculare n. Barral

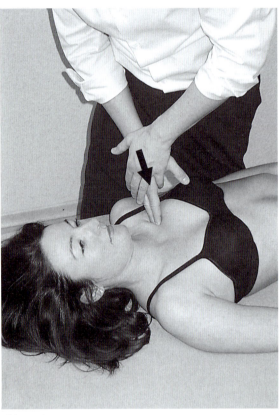

Abb. 17.8

Ausgangsstellung
Patient in Rückenlage.
Therapeut steht an der zu behandelnden Seite.

Vorgehen
Das Lig. costoclaviculare wird auf Schmerzhaftigkeit palpiert.
Zur Behandlung werden die schmerzhaften Stellen friktioniert oder inhibiert, bis der Schmerz verschwunden ist. Dabei soll der Druck auf die empfindlichen Stellen nur so groß sein, dass die Schmerzgrenze knapp überschritten wird. Der Behandlungserfolg ist so ausreichend zu valuieren.

Kompression und Dekompression der Klavikula in Längsachse n. Barral

Ausgangsstellung
Patient in Rückenlage.
Therapeut steht an der zu behandelnden Seite.

Vorgehen bei Kompression

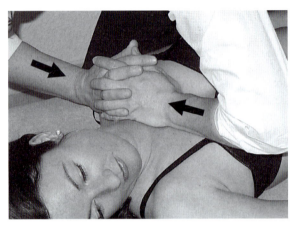

Abb. 17.9

Die laterale Hand fasst das akromiale Ende der Klavikula zwischen Thenar und Hypothenar. Die mediale Hand fasst das sternale Ende der Klavikula in gleicher Weise. Die Finger der beiden Hände werden über der Klavikula übereinander gelegt.

Testablauf bei Kompression
Die Klavikula wird von beiden Händen gleichzeitig komprimiert. Dabei achtet man auf intraossäre und fasziale Spannungen sowie auf Schmerzhaftigkeit der Kompression. In einem zweiten Schritt wird die Klavikula nach lateral und medial translatiert.

Behandlung bei Kompression
Die Klavikula wird medial-lateral translatiert.
Eine weitere Behandlungsmöglichkeit ist es, die Klavikula unter Kompression einem faszialen Unwinding zu unterziehen.
Abschluss der Behandlung kann ein Recoil sein: Die Kompression wird während 1–2 Atemzügen in der Ausatmung gesteigert und in der Einatmung gehalten. Ist die maximal mögliche Kompression erreicht, wird zu Beginn der nächsten Einatmung die Kompression plötzlich gelöst.

Vorgehen bei Dekompression

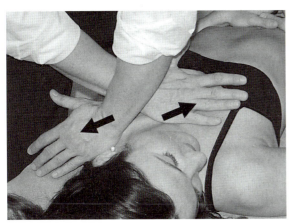

Abb. 17.10

Die Hände werden wie oben beschrieben an das sternale und akromiale Ende der Klavikula gelegt. Allerdings werden die Hände nun überkreuzt, sodass die mediale Hand am akromialen Ende und die laterale Hand am sternalen Ende liegt. Die Finger beider Hände zeigen voneinander weg.

Testablauf bei Dekompression

Beide Hände werden in Längsrichtung der Klavikula auseinander geführt.
Dabei achtet man auf intraossäre und fasziale Spannungen sowie auf Schmerzhaftigkeit der Dekompression.

Behandlung bei Dekompression

Unter Dekompression werden die Spannungen ertastet und durch intermittierenden oder Dauerzug mobilisiert. Abschluss der Behandlung kann ein Recoil sein: Die Dekompression wird während 1–2 Atemzügen in der Ausatmung gesteigert und in der Einatmung gehalten. Ist die maximal mögliche Dekompression erreicht, wird zu Beginn der nächsten Einatmung die Dekompression plötzlich gelöst.

Fasziale Mobilisation der Klavikula

Ausgangsstellung

Patient in Rückenlage.
Therapeut steht an der zu behandelnden Seite.

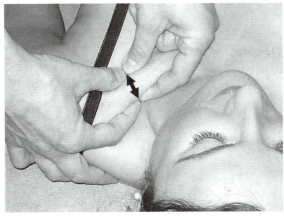

Abb. 17.11

Vorgehen

Die Zeigefinger beider Hände werden an die posteriore Seite der Klavikula gelegt, sodass sie in ihrer gesamten Länge palpabel ist.
Die Daumen beider Hände werden in gleicher Weise auf die anteriore Seite gelegt.

Testablauf

Die Klavikula wird nach anterior und nach posterior auf ihrer gesamten Länge mobilisiert. Dabei achtet man auf Bereiche höherer faszialer Spannungen und Schmerzhaftigkeit.

Behandlung

Die Bereiche höherer Spannung können durch Annäherung oder Dehnung der Gewebe gelöst werden. Ebenso ist eine rhythmische Mobilisation möglich.

Kompression und Dekompression des Sternums n. Barral

Ausgangsstellung bei Kompression
Patient in Rückenlage.
Therapeut steht seitlich des Patienten.

Vorgehen bei Kompression

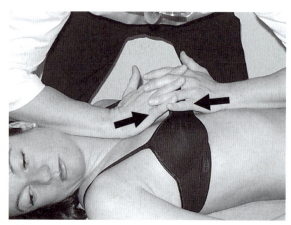

Abb. 17.12

Die kraniale Hand fasst das kraniale Ende des Sternums zwischen Thenar und Hypothenar. Die kaudale Hand fasst das xyphoidale Ende des Sternums in gleicher Weise. Die Finger der beiden Hände werden auf dem Sternum übereinander gelegt.

Test bei Kompression

Das Sternum wird von beiden Händen gleichzeitig komprimiert. Dabei achtet man auf intraossäre und fasziale Spannungen sowie auf Schmerzhaftigkeit der Kompression.
In einem zweiten Schritt wird das Sternum nach kranial und kaudal verschoben.

Behandlung bei Kompression

Das Sternum wird nach kranial-kaudal verschoben.
Eine weitere Behandlungsmöglichkeit ist es, das Sternum unter Kompression einem faszialen Unwinding zu unterziehen.
Abschluss der Behandlung kann ein Recoil sein: Die Kompression wird während 1–2 Atemzügen in der Ausatmung gesteigert und in der Einatmung gehalten. Ist die maximal mögliche Kompression erreicht, wird zu Beginn der nächsten Einatmung die Kompression plötzlich gelöst.

Vorgehen bei Dekompression

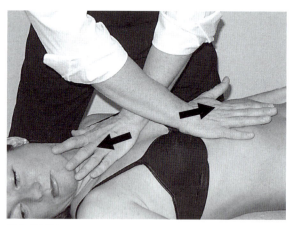

Abb. 17.13

Die Hände werden wie oben beschrieben an das kraniale und xyphoidale Ende des Sternums gelegt. Allerdings werden die Hände überkreuzt und die Finger beider Hände zeigen voneinander weg.

Test bei Dekompression

Beide Hände werden in Längsrichtung des Sternums auseinander geführt. Dabei achtet man auf intraossäre und fasziale Spannungen sowie auf eine Schmerzhaftigkeit der Dekompression.

Behandlung bei Dekompression

Unter Dekompression werden die Spannungen ertastet und durch intermittierendem oder Dauerzug mobilisiert. Abschluss der Behandlung kann ein Recoil sein: Die Dekompression wird während 1–2 Atemzügen in der Ausatmung gesteigert und in der Einatmung gehalten. Ist die maximal mögliche Dekompression erreicht, wird zu Beginn der nächsten Einatmung die Dekompression plötzlich gelöst.

Mobilisation des korpomanubrialen Übergangs des Sternums

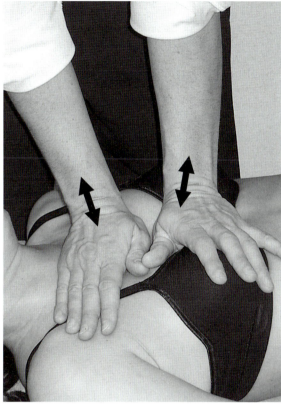

Abb. 17.14

Ausgangsstellung
Patient in Rückenlage.
Therapeut steht seitlich des Patienten.

Vorgehen
Die kraniale Hand des Therapeuten wird auf das Manubrium gelegt mit dem Thenar am Übergang zum Korpus. Die kaudale Hand liegt auf dem Korpus, das Thenar an der Grenze zum Manubrium. Der Übergang zwischen Manubrium und Korpus liegt jetzt genau zwischen den beiden Thenaren.

Test
Abwechselnd werden das Manubrium und der Korpus nach posterior gedrückt.
Dabei achtet man auf intraossäre und fasziale Spannungen sowie auf Schmerzhaftigkeit der Mobilisation.

Behandlung
Zur Mobilisation des korpomanubrialen Übergangs des Sternums gibt man intermittierend Druck nach posterior. Diese Technik soll in einem ruhigen, kontinuierlichen Rhythmus ablaufen, bis die Spannungen sich aufgelöst haben.

Mobilisation des korpoxyphoidalen Übergangs des Sternums

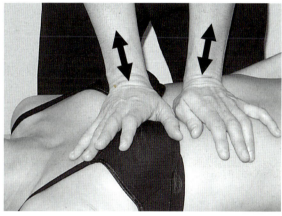

Abb. 17.15

Ausgangsstellung
Patient in Rückenlage.
Therapeut steht seitlich des Patienten.

Vorgehen
Die kraniale Hand des Therapeuten wird mit dem Thenar am Übergang zum Processus xyphoideus auf den Korpus gelegt. Die kaudale Hand liegt auf dem Xyphoid, das Thenar an der Grenze zum Korpus. Der Übergang von Xyphoid und Korpus liegt jetzt genau zwischen beiden Thenaren.

Test
Abwechselnd werden das Manubrium und der Korpus nach posterior gedrückt.
Dabei achtet man auf intraossäre und fasziale Spannungen sowie auf eine Schmerzhaftigkeit der Mobilisation.

Behandlung
Zur Mobilisation des korpoxyphoidalen Übergangs am Sternum übt man intermittierend Druck nach posterior aus. Diese Technik soll in einem ruhigen, kontinuierlichen Rhythmus ablaufen, bis die Spannungen sich aufgelöst haben.

Mobilisation der sternokostalen Gelenke

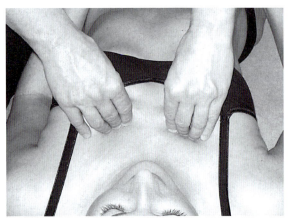

Abb. 17.16

Ausgangsstellung
Patient in Rückenlage.
Therapeut steht seitlich des Patienten.

Vorgehen
Die Rippen werden sternumnah zwischen Zeigefinger und Daumen gefasst.

Test
Die Rippen werden nach kranial, kaudal und posterior gedrückt. Dabei achtet man auf fasziale Spannungen und auf eine Schmerzhaftigkeit der Mobilisation.

Behandlung
Die Mobilisation nach kraniokaudal und posterior erfolgt in einer gleichzeitigen gegenläufigen Bewegung beider Hände, die an die Pedalbewegungen beim Fahrradfahren erinnert. Die Mobilisation wird so lange ausgeführt, bis sich die Spannungen aufgelöst haben.

Sternumlift n. Barral

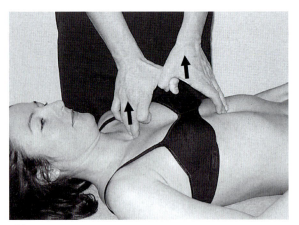

Abb. 17.17

Ausgangsstellung
Patient in Rückenlage.
Therapeut steht seitlich des Patienten.

Vorgehen
Das Sternum wird mit dem Mittelfinger der kranialen Hand in der Fossa jugularis kontaktiert. Die kaudale Hand fasst mit zwei Fingern beidseits des Processus xyphoideus die Sternumspitze. Die Daumen beider Hände werden über dem Sternum miteinander verhakt, sodass ein Zangengriff am Sternum entsteht. Der Griff muss an beiden Enden des Brustbeins sanft gesetzt werden.

Behandlung
Beide Hände ziehen nach anterior, als wollten sie das Sternum vom Brustkorb lösen. Diese Position wird bis zu 2 Minuten gehalten, auf jeden Fall so lange, bis eine fasziale Entspannung erreicht ist.
Diese Technik ist eine gute Möglichkeit, auf die Faszien des Mediastinums Einfluss zu nehmen.

Mobilisation des M. subclavius n. Barral

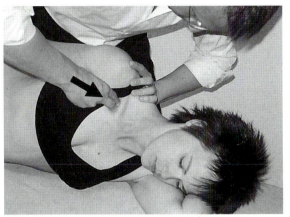

Abb. 17.18

Ausgangsstellung
Patient in Seitenlage.
Therapeut steht hinter dem Patienten.

Vorgehen
Die kraniale Hand des Therapeuten fasst die Schulter des Patienten, die kaudale Hand arbeitet sich mit Daumen oder 1–2 Fingern unter die Klavikula ein.

Test
Der M. subclavius wird mit der kaudalen Hand auf Spannungen und Schmerzhaftigkeit getestet.

Behandlung
Die kaudale Hand fixiert den M. subclavius und ist immobil. Die kraniale Hand mobilisiert die Schulter um den Fixpunkt am M. subclavius.

Mobilisation des M. transversus thoracis n. Barral

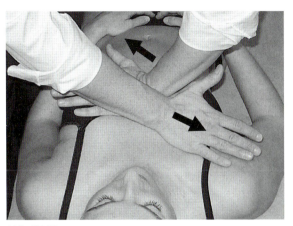

Abb. 17.19

Ausgangsstellung
Patient in Rückenlage.
Therapeut steht seitlich des Patienten.

Vorgehen
Man stellt sich den M. transversus thoracis als einen auf der Spitze stehenden Weihnachtsbaum vor. Die kaudale Hand liegt auf dem unteren Drittel des Sternums, die kraniale Hand wird zur anderen Hand überkreuzt und kontralateral auf den kostochondralen Übergang auf die Rippen gelegt (links Rippen 2–5, rechts Rippen 3–6).

Behandlung
Beide Hände werden mit etwas Druck auseinander geführt und mit einem Recoil gelöst. Dies wird 3–4-mal auf jeder Ansatzrippe des Muskels wiederholt.

Mobilisation der klavipektoralen Faszie n. Barral

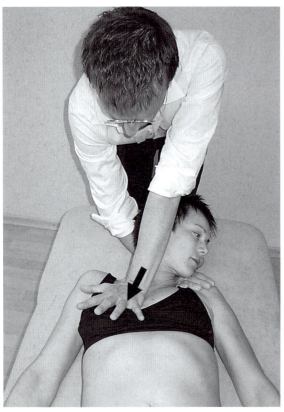

Abb. 17.20

Ausgangsstellung
Patient in Rückenlage.
Therapeut steht am Kopfende des Patienten.

Vorgehen
Der Patient hebt den Kopf an und dreht ihn nach links. Der Therapeut schiebt seinen rechten Arm unter den Kopf des Patienten und fasst die linke Schulter von anterior. Der Patient legt den Kopf auf dem Unterarm des Therapeuten ab.
Die linke Hand des Therapeuten wird mit dem Thenar unter die Klavikula gelegt, die Finger zeigen nach kaudal-lateral.

Behandlung
Man bittet den Patienten tief einzuatmen. In der folgenden Ausatmung drückt der Therapeut die linke Hand nach kaudal-lateral und etwas posterior. In der nächsten Einatmung wird der Druck gehalten, in der Ausatmung erneut gesteigert. Dies wird 3–4-mal wiederholt.
Dann wird zu Beginn einer neuen Inspiration der Druck abrupt gelöst.

Mobilisation der Fossa supraclavicularis major

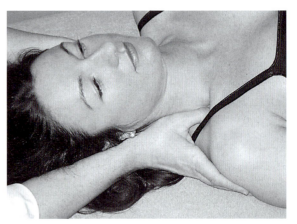

Abb. 17.21

Ausgangsstellung
Patient in Rückenlage.
Therapeut sitzt am Kopfende des Patienten.

Test
Die Daumen beider Hände werden in die Fossa supraclavicularis major (FSM) gelegt. Nun werden symmetrisch mit Druck nach kaudal die fasziale Spannung und Schmerzhaftigkeit getestet.

Behandlung
Mit Daumen oder Fingern wird in der FSM an den Stellen hoher faszialer Spannung und Schmerzhaftigkeit inhibiert oder friktioniert, bis sich der Gewebezustand normalisiert hat.

Pektorallift n. Barral

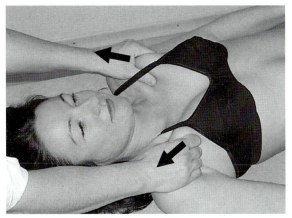

Abb. 17.22

Ausgangsstellung
Patient in Rückenlage.
Therapeut steht am Kopfende des Patienten.

Behandlung
Der Therapeut nimmt mit einem Zangengriff den M. pectoralis major und minor beidseits in die Hände. Mit einem festen Griff zieht er das Gewebe nach kranial und hält die erreichte Position bis zu 2 Minuten.
Es stellt sich rasch eine gut spürbare fasziale Entspannung ein. Ist der Zug zu Beginn deutlich schmerzhaft, so verliert sich dieser Schmerz schon nach kurzer Zeit.

Mobilisation des Mediastinums n. Barral

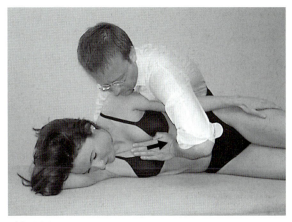

Abb. 17.23

Ausgangsstellung
Patient in Seitenlage.
Therapeut steht hinter dem Patienten.

Vorgehen
Der Therapeut legt die ventrale Hand mit den Fingerspitzen nach kranial zeigend auf das untere Drittel des Sternums des Patienten. Die posteriore Hand liegt ebenfalls mit den Fingerspitzen nach kranial zeigend auf Höhe des Manubrium sterni auf der Wirbelsäule.

Behandlung
Die anteriore Hand gibt einen Druck nach kaudal und posterior, die posteriore Hand einen Druck nach kranial und anterior. Beide Hände lassen den Druck gleichzeitig und plötzlich los (Rebound) und wiederholen den Vorgang 8–10-mal.
Dann werden die Hände so gelegt, dass die anteriore Hand auf dem Manubrium sterni und die posteriore Hand auf der Wirbelsäule auf Höhe des unteren Drittels des Sternums liegt. Der Druck wird jetzt nach kranial-posterior von der ventralen und kaudal-anterior von der dorsalen Hand ausgeübt.

Sternokostale fasziale Entspannung in Bauchlage

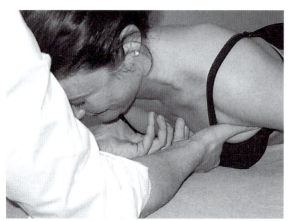

Abb. 17.24

Ausgangsstellung
Patient in Bauchlage.
Therapeut sitzt am Kopfende des Patienten.

Vorgehen
Der Patient hebt den Oberkörper etwas ab, der Therapeut legt die Finger 2–5 beider Hände in die Interkostalräume beidseits in den Bereich des sternokostalen Übergangs. Dann legt der Patient den Oberkörper wieder ab, der Therapeut hält seine Finger aufgestellt.

Variante
Man kann in dieser Position verharren (Inhibition), bis eine fasziale Entspannung zu fühlen ist. Es ist auch möglich, intermittierend den Druck mit verschiedenen Fingern zu verstärken, um den mobilisierenden Effekt zu verstärken.
Die Finger können ebenso an den chondrokostalen Übergang gelegt werden. Die Behandlung erfolgt in gleicher Weise.

Fasziale Mobilisation über den Koronararterien

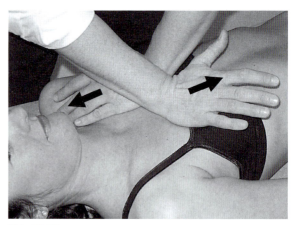

Abb. 17.25

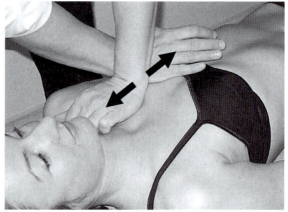

Abb. 17.26

Ausgangsstellung
Patient in Rückenlage.
Therapeut steht auf der linken Seite des Patienten.

Vorgehen
Die Hände des Therapeuten werden überkreuzt. Die linke Hand wird auf das 3. Sternochondralgelenk links gelegt. Die rechte Hand wird für die A. coronaria dextra zwischen das 3. und 4. Sternochondralgelenk rechts aufgelegt. Beide Hände werden in der Exspiration im 40°-Winkel zur Medianlinie auseinander gezogen, dabei wird leichter Druck nach posterior ausgeübt.

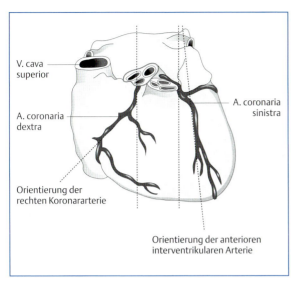

Abb. 17.27

Für den Ramus interventricularis der linken Koronararterie wird die rechte Hand zwischen das 3. und 4. Sternochondralgelenk links aufgelegt. Die Zugrichtung ist hier ein 20°-Winkel zur Medianlinie.

Behandlung der Lunge und der Pleura

Die Pleura parietalis (Brustfell) ist in ihrer Mobilität an den Thorax gebunden. Alle Techniken, die den Thorax mobilisieren, verbessern gleichzeitig die Beweglichkeit der Pleura („äußere" Behandlung der Lunge). Neben den beschriebenen Techniken kann man auch Dehnlagerungen oder Packgriffe für eine Behandlung verwenden.
Techniken aus der Atemtherapie, die die Lunge maximal ventilieren, können als „innere" Behandlung der Lunge aufgefasst werden. Mit der vertieften Ein- und Ausatmung ist auch eine Thoraxmobilisation verbunden.
„Äußere" Thoraxmobilisation und „innere" Ventilationsbehandlung sind eine sehr effektive Art der osteopathischen Lungenbehandlung.
Eine in diesem Sinne sehr gute Eigenmobilisationen kann ein Patient durchführen, wenn er die unten beschriebenen Fulford-Übungen regelmäßig ausführt.

Zirkulatorische und reflektorische Behandlung n. Kuchera

Lymphatische Stimulation

- Lymphodrainage an Thorax und Abdomen
- Diaphragmatechniken

Vegetativer Ausgleich

Sympathikus
- Rib Raising Th1–6
- Inhibition der Paravertebralmuskulatur
- Vibrationen
- Manipulationen
- Maitland

Parasympathikus
Stimulation des N. vagus durch:
- Kraniosakraltherapie
- Kehlkopftechniken
- Thoraxtechniken (Recoil)

Reflexpunktbehandlung n. Chapman

Lage – Herz

Anterior. Interkostalraum zwischen 2. und 3. Rippe, sternumnah (beidseits).

Posterior. Zwischen den beiden Processus transversi des 2. und 3. BWK auf halbem Weg zwischen Processus spinosus und der Spitze des Processus transversus (beidseits).

Lage – Bronchien

Anterior. Interkostalraum zwischen 2. und 3. Rippe, sternumnah (beidseits).

Posterior. Auf dem 2. BWK auf halbem Weg zwischen Processus spinosus und dem Ende des Processus transversus, zum kranialen Ende des Wirbelkörpers hin (beidseits).

Lage – Obere Lunge

Anterior. Interkostalraum zwischen 3. und 4. Rippe, sternumnah (beidseits).

Posterior. Zwischen den beiden Processus transversi des 3. und 4. BWK auf halbem Weg zwischen Processus spinosus und der Spitze des Processus transversus (beidseits).

Lage – Untere Lunge

Anterior. Interkostalraum zwischen 4. und 5. Rippe, sternumnah (beidseits).

Posterior. Zwischen den beiden Processus transversi des 4. und 5. BWK auf halbem Weg zwischen Processus spinosus und der Spitze des Processus transversus (beidseits).

Prinzip der Behandlung

Der Therapeut nimmt Kontakt mit dem Reflexpunkt auf. Er legt dazu einen Finger sehr sanft auf den Punkt und übt nur einen leichten Druck aus. Die Reflexpunkte sind oft sehr empfindlich, weshalb behutsames Vorgehen wichtig ist.
Der Finger bleibt auf dem Punkt und behandelt durch sanfte Rotationen.
Zuerst werden die anterioren Punkte behandelt, danach die posterioren. Es wird so lange behandelt, bis sich die Empfindlichkeit oder die Konsistenz des Punktes normalisiert hat.
Zum Abschluss werden die ventralen Punkte noch einmal kontrolliert. Sollten sie keine Veränderung zeigen, kann es sein, dass die Organpathologie zu ausgeprägt ist, um sie kurzfristig reflektorisch beeinflussen zu können, oder es liegen andere Dysfunktionen vor, die primär behandelt werden müssen.

Empfehlungen für den Patienten

Bewegungsfähigkeit des Thorax

Eine vertiefte Atmung fordert vom Thorax die gesamte Bewegungsmöglichkeit. Sportliche Aktivität ist ein effektiver Weg die maximale Thoraxmobilität zu trainieren. Ausdauersportarten sind ideal dafür geeignet. Herz-Kreislauf-System und Lungenfunktion werden dadurch ebenfalls in guter Verfassung gehalten.

Atheroskleroseprophylaxe

- sportliche Aktivität
- Nichtrauchen
- Übergewicht reduzieren

Ernährungsempfehlungen

- Cholesterinspiegel und Triglyzeride senken.
- Mehrfach ungesättigte Fette bevorzugen vor ungesättigten und gehärteten Fetten.
- Faseranteil der Nahrung erhöhen.
- Knoblauch, Ingwer, Chili, Zwiebeln.
- Antioxidanzien (Vitamin A, C, E u. a.) durch Obst oder Gemüse zuführen.

Die 5 Übungen nach Fulford

Die folgenden fünf Übungen nach Fulford zielen ebenfalls darauf ab, durch selbstständig durchgeführte Übungen die Thoraxmobilität zu verbessern und zu erhalten. Jede Übung sollte 2 Minuten mit einer im eigenen Atemrhythmus langsamen vertieften Atmung (wie unter „Atemübung" beschrieben) und täglich durchgeführt werden.

Übung 1
Atemübung

Ausgangsstellung

Aufrecht auf einem Stuhl sitzend, Füße schulterbreit und etwas vor den Knien auf dem Boden, Hände ruhen auf dem Oberschenkel.

Vorgehen

Die Zunge wird an den Gaumen gedrückt. Nun wird langsam durch die Nase eingeatmet und durch den Mund ausgeatmet, die Zunge bleibt zur Erhöhung des Atemwegswiderstandes am Gaumen.

Übung 2
Stretching des oberen Brustkorbs

Ausgangsstellung

Stehend, Füße schulterbreit auseinander.

Vorgehen

Die Arme werden waagerecht auf Schulterhöhe angehoben, eine Handfläche zeigt nach oben, die andere nach unten.

Übung 3
Rotation der Wirbelsäule

Ausgangsstellung
Rückenlage.
Arme waagerecht (90°-Abduktion) ausgebreitet, eine Hand liegt mit der Handfläche auf, die andere mit dem Handrücken, die Beine sind scherenartig überkreuzt.

Vorgehen
Die Schultern sollten beide auf dem Boden liegen, das überkreuzte Bein darf bis zu einem 90°-Winkel zum anderen Bein liegen. Nach 2 Minuten wird die Seite gewechselt.

Übung 4
Längsdehnung der Wirbelsäule

Ausgangsstellung
Auf einem Stuhl sitzend, Füße schulterbreit auseinander.

Vorgehen
Die Hände werden auf die Knie gelegt und am Schienbein entlang zu den Füßen geführt. Die Hände werden so gedreht, dass die Daumen nach außen zeigen. Der Kopf wird locker mit eingerollt.

Übung 5
Stretching von Brust und Bauch

Ausgangsstellung
Stehend an einer Wand.
Fersen, Po, Schultern und Hinterkopf berühren die Wand.

Vorgehen
Die Arme werden mit den Handrücken über den Kopf an die Wand geführt (maximale Flexion)

Literatur

Baenkler HW, Fritze D, Füeßl HS: Duale Reihe Innere Medizin. Stuttgart: Thieme; 2001.

Barral JP, Mercier P: Lehrbuch der Viszeralen Osteopathie. Bd.1. 2. Aufl. München: Urban & Fischer; 2005.

Barral JP: Lehrbuch der Viszeralen Osteopathie. Bd.2. 2. Aufl. München: Urban & Fischer; 2005.

Barral JP: The Thorax. Seattle: Eastland Press; 1991.

Barral JP: Urogenital Manipulation. Seattle: Eastland Press; 1993.

Bouchet A, Cuilleret J: Anatomie. Tome 4. L'abdomen, la région rétro-péritonéale, le petit bassin, le périnée. 2ème éd. Paris: Masson; 2001.

Dahmer J: Anamnese und Befund. 10. Aufl. Stuttgart: Thieme; 2006.

Finet G, Williame C: Treating Visceral Dysfunction: An Osteopathic Approach to understanding and treating the Abdominal Organs. 1st ed. Portland: Stillness; 2000.

Fleischhauer K (Hrsg.): Benninghoff Anatomie: Makroskopische und mikroskopische Anatomie des Menschen. Bd. 2. 13./14. Aufl. München: Urban & Schwarzenberg; 1985.

Klinke R, Silbernagl S (Hrsg.): Lehrbuch der Physiologie. 1. Aufl. Stuttgart: Thieme ; 1994.

Knoche H: Lehrbuch der Histologie. 1. Aufl. Berlin: Springer; 1979.

Kobau C: Die Zähne und ihre Wechselbeziehungen zum Organismus. 2. Aufl. Eigenverlag: Klagenfurt; 2002.

Kuchera ML, Kuchera WA: Osteopathic Considerations in Systemic Dysfunction. 2nd ed. Columbus: Greyden; 1994.

Lang F: Pathophysiologie – Pathobiochemie. 3. Aufl. Stuttgart: Enke; 1987.

Langman J: Medizinische Embryologie. 7. Aufl. Stuttgart: Thieme; 1985.

Moore KL: Grundlagen der Medizinischen Embryologie. 2. Aufl. Stuttgart: Enke; 1996.

Netter FH: Atlas der Anatomie des Menschen. 3. Aufl. Stuttgart: Thieme; 2006.

Netter FH: Innere Medizin. 1. Aufl. Stuttgart: Thieme; 2000.

Paoletti S: Faszien: Anatomie – Strukturen – Techniken – Spezielle Osteopathie. 1. Aufl. München: Urban & Fischer; 2001.

Putz R, Pabst R (Hrsg.): Sobotta: Atlas der Anatomie des Menschen. Bd. 2. 22. Aufl. München: Urban & Schwarzenberg; 2006.

Richter P, Hebgen E: Triggerpunkte und Muskelfunktionsketten. 2. Aufl. Stuttgart: Hippokrates; 2007.

Rohen JW, Lütjen-Drecoll E: Funktionelle Embryologie. 3. Aufl. Stuttgart: Schattauer; 2006.

Schmidt RF, Thews G (Hrsg.): Physiologie des Menschen. 30. Aufl. Berlin: Springer; 2007.

Schmidt-Matthiesen H, Hepp H (Hrsg.): Gynäkologie und Geburtshilfe. 9. Aufl. Stuttgart: Schattauer; 1998.

Schünke M, Schulte E, Schumacher U: Prometheus Lern-Atlas der Anatomie. Allgemeine Anatomie und Bewegungssystem. 2. Aufl. Stuttgart: Thieme; 2007.

Schünke M, Schulte E, Schumacher U: Prometheus Lern-Atlas der Anatomie. Hals und Innere Organe. 1. Aufl. Stuttgart: Thieme; 2005.

Schünke M, Schulte E, Schumacher U: Prometheus Lern-Atlas der Anatomie. Kopf und Neuronantomie. 1. Aufl. Stuttgart: Thieme; 2006.

Silbernagl S, Despopoulos A: Taschenatlas Physiologie. 7. Aufl. Stuttgart: Thieme; 2007.

Springer Lexikon Medizin. DVD Version 1.3. Berlin: Springer; 2005.

Staubesand J (Hrsg.): Benninghoff Anatomie: Makroskopische und mikroskopische Anatomie des Menschen. Bd. 1. 13. Aufl. München: Urban & Schwarzenberg; 1985.

Staubesand J (Hrsg.): Sobotta: Atlas der Anatomie des Menschen. Bd. 1. 19. Aufl. München: Urban & Schwarzenberg; 1988.

Stone C: Die inneren Organe aus der Sicht der Osteopathie. 1. Aufl. Kötzting: Verlag für Ganzheitliche Medizin; 1996.

Waligora J, Perlemuter L: Anatomie: Enseignement des Centres Hospitalo-Universitaires. 1. Abdomen. 1. Aufl. Paris: Masson; 1975.

Waligora J, Perlemuter L: Anatomie: Enseignement des Centres Hospitalo-Universitaires. 2. Abdomen et petit bassin. 1. Aufl. Paris: Masson; 1975.

Whitaker RH, Borley NR: Anatomiekompass: Taschenatlas der anatomischen Leitungsbahnen. 2. Aufl. Stuttgart: Thieme; 2003.

Zenker W (Hrsg.): Benninghoff Anatomie: Makroskopische und mikroskopische Anatomie des Menschen. Bd. 3. 13./14. Aufl. München: Urban & Schwarzenberg; 1985.

Zimmermann M: Mikronährstoffe in der Medizin. 3. Aufl. Heidelberg: Haug; 2003.

Abbildungsnachweis

Die Abbildungen auf den Seiten 30 und 31 wurden modifiziert nach Weber KG, Wiese M: Weiche manuelle Techniken der Ortho-Bionomy®. Praktisches Lehrbuch. 2. Aufl. Stuttgart: Sonntag; 2005.

Abkürzungen

BWK	=	Brustwirbelkörper
CCK	=	Cholecystokinin
FSH	=	follikelstimulierendes Hormon
FSM	=	Fossa supraclavicularis major
HWK	=	Halswirbelkörper
ICR	=	Intercostalraum
LBH	=	Lenden-Becken-Hüft-Region
LH	=	luteinisierendes Hormon
Lig.	=	Ligamentum
LWK	=	Lendenwirbelkörper
NSAR	=	nicht steroidale Antirheumatika
PHS	=	Periarthritis humeroscapularis
SIAS	=	Spina iliaca anterior superior
SIPS	=	Spina iliaca posterior superior
SSB	=	Synchondrosis sphenobasilaris
SWK	=	Sakralwirbelkörper
Th	=	thorakales Segment
WS	=	Wirbelsäule

Sachverzeichnis

A

A. colica dextra 162
– – sinistra 162
– coronaria dextra 187, 208
– coronaria sinistra 187
– cystica 53
– gastrica dextra 66
– – sinistra 63, 66, 109
– gastroduodenalis 66, 86, 101
– – dextra 66
– – sinistra 66
– hepatica com 101
– – communis 66, 109
– – propria 27, 35f., 53, 66
– iliaca communis 160, 162
– – externa 129, 160
– – interna 160, 173
– iliocolica 162
– mesenterica inferior 20, 109, 130, 162
– – superior 20, 85, 91, 100, 107, 126, 130, 146
– obturatoria 160, 174
– ovarica 162, 173f.
– pancreaticoduodenalis 86
– pericardiacophrenica 190
– phrenica inferior 63
– pudenda interna 160
– pulmonalis 185f., 190f.
– renalis 146, 162
– splenica 66, 92, 101
– subclavia 12, 190
– – /carotis communis/vertebralis 63
– testicularis 162
– thyreoidea inferior 63
– umbilicalis 159, 174
– uterina 161f., 173f.
– vesicalis inferior 160, 162
Aa. bronchiales 63
α-Amylase 102, 118
Abdomen 63
– akutes 177
Abszess 93, 120
Abwehrspannung 110
Aceton 38
Adenohypophyse 175
Adhäsion 94
Adhäsionen 15, 41f., 87, 111, 120, 123, 133, 148f., 163, 178
– /Fixationen 55, 71
Adipositas 40, 196
Adnexen 109

Adrenalin 195
Adson-Wright-Test, komplettierter 12
Aflatoxinvergiftung (Mutterkornalkaloid) 41
Albumin 38
Albuminmangel 40
Alcock-Kanal 22
Alkohol 40, 69f., 83, 99, 102
Alkoholabusus 40, 102
Alkoholhepatitis, akute 40
– Entzündung 42
– Gastritis 70
– Gastroenteritis 121
– Hepatitis, Definition 39
– Pankreatitis 102, 104
– Pyelonephritis 148
Alveolen 188, 191
Aminosäuren 38, 67f., 83, 119
Ammoniak 38
Amyloidose 93
Anämie 40, 94, 133, 148
– hämolytische 39, 93
Androgene 175
Angelhakenmagen 71
Angina pectoris 195, 197
– Zeichen 195
Angulus sterni 25
Anorexie 71
Anteflexio 173
Anteversio 173
Antibiotika 102
Antioxidantien 210
Antrum 64, 66
Antrumdrüsen 67
Aorta 23, 63, 85, 100, 108, 116, 146, 173f., 186, 190f.
– abdominalis 162
Aortenbogen 195
Aphtosis 149
Appendektomie 178
Appendices epiploicae 128
Appendix 111, 128, 174, 178
– vermiformis 128f., 132
Appendizitis 111, 120f., 132f.
Area nuda 35
Arteriosklerose 195
Astheniker 71
Asthma bronchiale 196
Aszites 40f.
Atembewegung, diaphragmatische 86, 110, 191
Atemmuskellähmungen 196

Atemtherapie 209
Atheroskleroseprophylaxe 184, 210
Atmungsregulation 195
Atrioventrikularknoten 185
Atrium 185
Auerbach-Plexus 118
Augenschmerzen 56
Ausgleich, vegetativer 20f., 50, 61, 82, 91, 98, 107, 126, 144, 155, 171, 183, 209
Auswurf, blutiger 195
Autoimmunhepatitis 40
Automatismus 3
Autoregulation 14
AV-Klappen 193
AV-Knoten 185
Axilla 78, 80, 97, 140
Axillarlinie 141, 189
Azygossystem 42

B

Bänder, zervikopleurale 41
Bariumbrei 110
Bauchlage 42, 71
Bauchspeicheldrüse 100, 102, 105
Beckenboden 14, 144, 155, 157, 162, 171, 173, 183
Belegzellen 67
Beschwerden, epigastrische 103
Betablocker 102
Bifurcatio tracheae 63, 187
Bikarbonat 67, 102
Bilirubin 38, 54
Biliverdin 54
Blase 117, 129, 177
Blasenentzündung 172
Blasensteine 163
Blumberg-Zeichen 132
Blutbildung 38
Blutdruckregulation 147
Blutgruppe A 70
Blutmauserung 93
Blutstuhl 120f., 133
Blutungen, postmenopausale 177
Blutungsneigung 40, 120
Blutzirkulation 14
Blutzuckerspiegel 101f.
B-Lymphozyten 93
Boas-Zeichen 56
Bronchialtumoren 196
Bronchien 186, 188
Bronchitis 196

Brustfell 188, 209
Bursa omentalis 65, 100, 109
Bürstensaum 117f.
BWK 41f., 63f., 71, 83f., 87, 98, 103, 120, 127, 145, 149, 163, 178, 186, 189f., 209
BWS 78
Bypass 197

C

Ca^{2+}-Ionen 67
Canalis pudendalis 22
Cannon-Böhm-Punkt 20
Caput medusae 41
Cavum uteri 173
Cervix uteri 157, 161, 173
Chapman-Reflexpunkte 29
Cholangitis 39
Choledochus 54, 58f.
Cholelithiasis 57
Cholestase 54
Cholesterin 54, 175
Cholesterinspiegel 210
Cholesterinsteine 55
Cholesterinwert 195
Cholesterol 38
Cholezystitis 56f., 87
Cholezystokinin (CCK) 54, 68
Chrom 101
Chymotrypsin 119
Chymotrypsinogen 102
Chymus 67ff., 117
Colitis ulcerosa 132f.
Colon ascendens 85, 89, 109, 116, 128ff., 136, 139, 142, 144, 146, 148, 151
– descendens 109, 116, 123, 128, 130, 138f., 142ff., 151
– irritabile (Reizkolon) 133
– sigmoideum 117, 128, 130, 133, 143f., 173
– transversum 57, 65, 85, 88, 92, 95, 101, 109, 116, 128, 130, 132, 141, 143f.
Corpus luteum 176
– uteri 173
Coxsackieviren 102
Crista iliaca 139, 144, 154, 183

D

Darmkonvoluts 127
Darmperistaltik 102
Darmschlingen 112
Dauerschmerz, somatischer 110
Defibrillator 197
Dehydratation 110
Deltavirus 39
Depression 103

Diabetes mellitus 38, 40, 55, 103, 147f., 163, 195
Diaphragma 3f., 16, 20, 35, 37, 41, 45, 63f., 66, 86, 92, 100f., 110, 117, 129, 132, 145, 147, 186, 190f.
Diaphragmatechniken 50, 61, 82, 91, 98, 107, 126, 143f., 155, 171, 182, 209
Diarrhö 103, 120, 133
– chologene 54
Diastole 193
Diathese, hämorrhagische 41
Diuretika 102
Divertikel 133
Divertikulitis 121, 133
Douglas-Schmerz 132
Druck, intrakavitärer 4
Ductus choledochus 27, 39, 52, 85, 100, 104
– cysticus 52
– deferens 159, 161
– hepaticus 52
– – /cysticus/choledochus 35
– lymphaticus dexter/thoracicus 63
– pancreaticus (Wirsung) 55, 100, 102
– – accessorius (Santorini) 100
– thoracicus 23, 66, 146, 191
Dünndarm 67
Dünndarmschlingen 85, 89, 121, 125, 129f., 139, 151, 157, 173, 175
Duodenalmukosa 67
Duodenalulkus 87
Duodenum 36, 52ff., 58, 65, 67, 84, 100, 102, 109, 116, 129, 146, 162
– Anatomie 84
– Klinik, osteopathische 87
– Pathologien 87
– Physiologie 86
– Tests und Behandlung, osteopathische 88
Durchfälle, blutig-schleimige 132
Dynamik, fasziale 16
Dysfunktion 14, 41, 51, 62, 83, 87, 98, 107, 110, 127, 144, 156, 172, 184
– kraniosakrale 16
– parietale 16
Dysmenorrhö 133, 149
Dyspnoe 149, 195
Dysproteinämie 148
Dysurie 163

E

Echinokokkuszyste 93
Eierstockentzündung 178
Eileiter 109f., 130, 173, 175ff., 183
Eileiterentzündung 178
Eileiterschwangerschaft 178

Eisenmangelanämie 69
Eiweiße 38, 118
Eiweißmangelödem 120
Elektrolyte 132
Emphysem 196
Endarterien 194
– funktionelle 187
Endokard 185
Endometriose 177
Energetik des Herzens 194
Enzephalopathie 40
– hepatische 40
Epigastrium 69, 132
Epikard 185
Epithelschicht 117
Erkrankungen des rheumatischen Formenkreises 93
Erythropoietin 147
Erythrozyten 38, 54, 93
Euler-Liljestrand-Mechanismus 195
Excavatio rectouterina (Douglas-Raum) 108
– vesicouterina 108
Exspiration 193

F

Fascia iliaca 129
– renalis 145
– retropancreatica (Treitz) 101
– transversalis 108
Faszie 11, 16, 69, 145, 204
– von Toldt 129f., 132, 145, 149
Faszienbewegung 14, 113
Fasziendynamik 16
Fazienspannung 13
Fett 184
Fette 38, 67, 99, 118, 210
Fettleber 39f.
Fettleberhepatitis 40
Fettsäuren 54, 119, 194
– freie 68, 119
Fettspaltung 102
Fettsynthese 102
Fibrinogen 38
Fibrinolyse 176
Fibrose 40, 60
Fieber 104
Fissurenlage 189
Fisteln 120
Fixation 94
Fixationen 15, 41, 87, 111, 120, 123, 133, 148f., 178
Flexio 173
Flexura colica dextra 128ff.
– – – sinistra 95, 128, 130
– Flexura duodenojejunalis 14, 65, 84f., 88, 100, 109, 116, 146

Follikel 175
- stimulierendes Hormon (FSH) 175
Foramen obturatorium 170, 181
Foramen-obturatorium-Technik 171, 182
Fossa iliaca 123, 128f.
- Fossa inguinalis lateralis 108
- - - medialis 108
- ischiorectale/ischioanalis 22
- ischiorectale-Technik 144, 155, 171, 183
- jugularis 204
- ovarica 174
- supraclavicularis major 12, 206
- supravesicalis 108
Frank-Starling-Mechanismus 194
Fulford 210
Fundus uteri 173
Fundusdrüsen 67

G

Galle 54, 69
Gallenausführungsgänge 59
Gallenblase 35, 52f., 56, 69, 84, 89, 104, 130
- Anatomie 52
- Klinik, osteopathische 55
- Organ-Zahn-Wechselbeziehung 54
- Pathologien 55
- Physiologie 54
- Tests und Behandlung, osteopathische 56
Gallenblasenkarzinom 55
Gallenblasenkontraktion 68
Gallenfarbstoffe 54
Gallenflüssigkeit 110
Gallengänge 56
Gallengangssystem 69
Gallenkolik 56
Gallensaft 52, 104
Gallensekretion 54, 68
Gallenstein 55f., 62, 104
Gallenwege 39, 55
Gallenwegserkrankungen 102
Ganglia mesenterica superior und inferior 144
Ganglion aorticorenale 146, 155, 162
- cervicale superius/stellatum 63
- coeliacum und mesentericum superius 66
- coeliacum 174
- impar 174
- mesentericum inferiius 131, 171
Ganglion mesentericum superius 117, 126, 131, 155, 183
- - superius et inferius 174
- renale posterius 146, 162
Gastrin 54, 67

Gastritis 76
- chronische 70
Gastroenteritis 71
- akute 121
Gelbkörper-Phase 176
Gelenk, sakrokokzygeales 163, 173
- viszerales 4
Gerinnungsstörungen 103
Gestagene 174
Gicht 147
Gingivitis 149
Gleithernie 69
Globulin 38
Glomerulonephritis 148
- Poststreptokokken 148
Glukagon 54, 102
Glukokortikoide 102
Glukoneogenese 38, 43, 98, 102
Glukose 38, 68, 101, 194
Glukuronsäure 54
Glutamin 83
Gluten 120
Glycin 54
Glykogen 38
Glykogenogenese 38
Glykogenolyse 38, 102
Glykogensynthese 102
Glyzerin 54
Grand manœuvre 26
Granulozyten 70
Granulozytopenie 94
Grenzstrang 21, 23, 61, 82, 98, 107, 126, 144, 155, 191
Grynfeltt-Dreieck 146, 154
Gummibauch 102f.
Gynäkomastie 40

H

Haarausfall 42
Hämaturie 147f., 163f.
Hämoglobin 38, 54
Hämorrhoiden 41, 178
Harnblase 157, 173, 175
- Anatomie der Harnblase 157
- Anatomie des Ureters 160
- Klinik, osteopathische 163
- Pathologien 163
- Physiologie 162
- Tests und Behandlung, osteopatische 166
Harnleiter 161, 169
Harnsäure 147
Harnsteine 147, 172
Harnstoff 38, 147
Hauptbronchus 63, 188
Hauptzellen 67
Haustren 128
HCL 67

- Sekretion 68
Helicobacter pylori 70
- Infektionen 87f.
Hepatitis 39ff., 93
- A 39
- B 39f.
- C 39f.
- D 39f.
- E 39
Hepatomegalie 40, 42
Hepatosplenomegalie 40
Hernie, paraäösophageale 69
Herz 36, 64, 190
Herzaktion 3
Herzbeutel 36, 64, 185
Herzdynamik 194
Herzerkrankung, koronare 195
Herzinfarkt 195, 197
Herzinsuffizienz, dekompensierte 42
Herzkranzgefäße 195
Herzrhythmusstörungen 197
Herzschrittmacher 197
Herzspitze 186
Herztöne 194
HEV 39
Hiatus aorticus 109
- oesophageus 63
Hiatushernie 69, 71, 78, 83
HIS-Bündel 185
His-Winkel 69
Hodenatrophie 40
Human-Choriongonadotropin (HCG) 175
HWK 41, 55, 71, 190
HWS 178
Hyperästhesie 42
Hyperextensionstest n. Barral 14
Hyperkalzämie 102
Hyperlipoproteinämie 102, 148
Hyperparathyreoidismus 102, 147
Hypersplenismus 41, 94
Hypertension, portale 41, 70, 93
Hypertonie 148, 195
Hypophyse 175
Hypoproteinämie 148
Hypothalamus 175
Hypothenar 200

I

Ikterus 40ff., 54ff., 102, 104
- intrahepatischer 39
- posthepatischer (Verschlussikterus) 39
- prähepatischer 38
Ileozäkalklappe 14, 116, 123, 125, 128, 151
Ileum, terminales 54f., 120
Ileus, paralytischer 110

Iliakalarterie 109
Iliosakralgelenk 71, 103, 133, 144, 155, 163, 171
Iliosakralgelenktechniken 183
Ilium 134, 144, 174
Immunabwehr 108, 118
– reduzierte 42
Immunsystem 83, 94, 99
Impressio cardiaca 189
Impuls, neurovegetativer 14
Incisura angularis 66, 79
– ischiadica 183
indirekte Behandlung 15
Induktion 15, 49, 60, 81, 154, 170f., 182
Infektionen 104
Inhibition 12f., 15, 50, 61, 82, 88, 98, 107, 126, 144, 155, 171, 183, 208f.
Inspiration 192
Insulin 54, 101f.
Interkostalraum 83, 98, 107, 127, 144, 183, 189, 209
Intermediärstoffwechsel 38
Intrinsic Factor 67
Ischialgie 42
Isthmus uteri 158, 173

J
Jejunum 65, 130, 146
Jejunum und Ileum 116
– Anatomie 116
– Anmerkungen, praxisrelevante 121
– Klinik, osteopathische 120
– Organ-Zahn-Wechselbeziehungen 117
– Pathologien 120
– Physiologie 117
– Test und Behandlung, osteopathische 122

K
Kachexie 38, 41
Kalksteine 55
Kalzitriol 147
Kalzium 147, 184
Kammer 185
Kammerscheidewand 187
Kammerschenkel 185
Kardia 14, 64, 69, 78f.
Karzinom, kolorektales 133
Karotissinus 195
Kehlkopfmobilisation 23
Kehlkopftechniken 50, 61, 82, 98, 107, 126, 144, 155, 171, 183, 209
Kerckring-Falten 118
Ketonkörper 38
Klappeninsuffizienz 194
Klappenstenose 194

Klavikula 63, 69, 190, 200, 205
Klimakterium 177
Kloßgefühl 71
Knöchelödeme 40
Kohlehydratspaltung 102
Kohlenhydrate 38, 83, 99, 118, 127
Kolik 147
Kolikschmerz 55
Kolon 54, 120, 128
– Anatomie 128
– irritables 133
– Anmerkungen, praxisrelevante 150
– Klinik, osteopathische 133
– Organ-Zahn-Wechselbeziehung 132
– Pathologien 132
– Physiologie 132
– Tests und Behandlung, osteopathische 134
Kolonflexur 65, 101, 132, 139, 141, 143, 146, 149
– rechte 36
Kontraktion, isovolumetrische 193
Kontrazeption, orale 55
Kopfschmerzen 42, 56, 71, 197
Koronararterie 187, 194
Korpusdrüsen 67
Kostochondralgelenk 64
Kostotransversalgelenk 83
Krampfadern 178
Kraniosakraltherapie 50, 61, 82, 98, 107, 126, 144, 155, 171, 183, 209
Kreatinin 147
Kreislauf, enterohepatischer 119
Kruralgie 42
Krypten 117, 128
Kurvatur, große 64, 66, 70, 79, 81
– kleine 64

L
Laktat 38, 194
Laktoseintoleranz 120
Lamina muscularis mucosae 117
– propria mucosae 70, 117
Langerhans-Inseln 101
Lanz-Punkt 132
Lebensmittel, schwefelhaltige 51, 62
Leber 35, 51, 53, 56, 63, 65, 84, 89, 104, 129, 144, 146, 148
– Anatomie 35
– Anmerkungen, praxisrelevante 42
– Klinik, osteopathische 41
– Organ-Zahn-Wechselbeziehungen 36
– Pathologien 38f.
– Physiologie 38
– Tests und Behandlung, osteopathische 44

Lebergalle 38
Leberinsuffizienz 40
Leberkur 51
Lebermetastasen 41
Leberpumpe 50, 61, 82, 91, 98, 107, 126, 143, 155, 171, 182
Leberschäden durch Alkohol 40
Leberverfettung 40
Leberversagen 40
Leberwickel 51
Leberzellkarzinom, primäres 39
Leberzirrhose 39ff., 55
Leukämien 93
Levator-scapulae-Ansatzreiz 103
Ligamentum appendicoovaricum 109, 116
– conoideum 199
– coracoacromiale 199
– coronarium 36f., 45, 109
– costopleurale 190
– cystoduodenale 130
– duodenopancreaticum 109
– falciforme 36
– gastrocolicum 66, 109, 130
– gastrolienale 66
– gastrophrenicum 66, 109
– gastrosplenicum 92, 109
– hepatocolicum 130
– hepatoduodenale 36, 50, 52f., 61, 77, 82, 84f., 89, 91, 98, 107, 126, 130, 143, 146
– hepatogastricum 36
– hepatorenale 36
– inguinale 128f.
– latum 174
– – uteri 109, 158, 161, 181, 183
– macrotuberale 163
– ovarii proprium 173f.
– pancreaticosplenicum 92, 101, 109
– phrenicocolicum 92, 95, 129f.
– – links 66
– phrenicolienale 92
– phrenicooesophageum 63
– phrenocolicum 140
– puboprostaticum 159
– pubovesicale 159, 169
– pulmonale 190
– sacrospinale 163
– splenorenale 92
– suspensorium ovarii 173
– teres hepatis 36, 109
– teres uteri 173
– transversopleurale 190
– trapezoideum 199
– triangulare dextrum 80
– – sinistrum 37, 49, 63, 80
– – sin. und dex. 36, 109

– umbilicale mediale 159
– – medianum 159, 166f.
Ligamentum vertebropleurale 190
– vesicouterinum 173
Ligamenta cervicopericardiaca 187
– lata 173
– phrenicopericardiaca 187
– phrenicocolica 109, 130
– rectouterina 173
– sacrouterina 173
– sternopericardiaca 187
– umbilicalia medialia 166
– vertebropericardiaca 187
– visceropericardiaca 187
Lipase 102, 119
– des Dünndarms und des Pankreas 54
Lipogenese 38
Lipolyse 38, 54, 102
Listening-Test n. Barral 10ff.
Loslassschmerz 110, 132
Lumbalgie 120, 178
Lunge 3, 36, 185f., 197
Lungendurchblutung 195
Lungenfibrosen 196
Lungenflügel 191
Lungengrenzen 189
Lungenresektion 196
Lupus erythematodes 148
Luteinisierendes Hormon (LH) 175
LWK 71, 84f., 87, 100, 109, 116, 120, 144f., 149, 163, 172, 183
LWS 115
Lymphdrainage 82, 98, 107, 126, 143, 155, 171, 182, 209
– an Thorax und Abdomen 50, 61
Lymphfluss 14
Lymphknoten, zervikale oder klavikuläre 42
Lymphome 93
Lymphozyten 70

M

M. biceps femoris 163
– erector spinae 193
– iliacus 129f., 134, 138
– levator ani 157, 173
– obliquus internus abdominis 154
– obturator externus 170, 181
– – internus 157
– obturatorius internus 163, 174
– pectineus 170, 181
– pectoralis major 193
– – – und minor 207
– – minor 193
– piriformis 174
– psoas major 85, 129, 145, 153, 161
– quadratus lumborum 129, 145
– rectus abdominis 179
– serratus anterior 193
– – posterior superior 193
– sternocleidomastoideus 193
– subclavius 205
– suspens duodeni 109
– suspensorium duodeni 85
– transversus abdominis 146, 154
– – thoracis 205
Magen 36, 54, 63, 92, 96, 100, 109, 146
– Anatomie 63
– Anmerkungen, praxisrelevante 72
– Klinik, osteopathische 72
– Organ-Zahn-Wechselbeziehung 66
– Pathologien 69
– Physiologie 67
– Tests und Behandlungen, osteopathische 73
Magenfundus 66
Magenkarzinom 70
Magenptose 71
Magensaft 67, 119
Magensaftresektion, intestinale Phase 67
– kephalische Phase 67
Magenschleimhaut 69
– Entzündung 70
Magenulkus 70, 87
Maitland 50, 61, 82, 98, 107, 126, 144, 155, 171, 183, 209
Malabsorption 120
Malaria 93
Maldigestion 103
Mamillarlinie 83
Manipulation 50
Manipulationen 61, 82, 98, 107, 126, 144, 155, 171, 183, 209
Manubrium 83, 203
– sterni 23, 78, 207
McBurney-Punkt 128, 132
Mediastinum 63, 69, 185, 187, 190f., 204
Mediastinummobilisation n. Barral 23
Mediastinums 204
Medioklavikularlinie 57, 80, 88, 186, 189
Medioklavikularpunkt 52
Medulla oblongata 195
Meissner-Plexus 118
Meningen 4
Menopause 177
Menstruation 176f.
Mesenterium 4, 109, 116, 130
Mesoappendix 109, 116
Mesocolon sigmoideum 109, 130, 138, 162
– transversum 65, 85, 101, 109, 116, 130, 146
Mesos 109
Mesovarium 174
Meteorismus 103
Mikrovilli 117
Miktion 162
Miktionsstörung 163
Milz 92, 101, 130, 146
– Anatomie 92
– Anmerkungen, praxisrelevante 94
– Klinik, osteopathische 94
– Organ-Zahn-Wechselbeziehung 93
– Pathologien 93
– Physiologie 93
– Tests und Behandlungen, osteopathische 95
Milzloge 92
Milzüberfunktion 94
Mitralklappe 185
Mizellen 54, 119
Mm. intercartilaginei 193
– intercostales externi 193
– scalenii 193
Mobilisation der unteren Rippen in Translation 28
Mobilität 14, 16, 197
Mobilitätsstörungen 5
Monoglyzeride 119
Morbus Crohn 120
Motilität 3, 14, 16, 49
Motilitätsstörung 5
Motrizität 3
Mukosa 132
Mukoviszidose 40, 196
Multipara 174
Mumps 102
Mundgeruch 42
Murphy-Punkt 59, 61
Murphy-Zeichen 55
Myom 177, 183

N

N. cutaneus femoris lateralis 129f., 149
– dorsalis penis/clitoridis 22
– femoralis 129, 149
– genitofemoralis 129, 149, 161
– iliohypogastricus 129, 146, 149
– ilioingiunalis 129, 146, 149
– laryngeus recurrens 190
– obturatorius 174, 178
– phrenicus 36, 186, 188, 190f.
– – sensibel 53
– recurrens 63
– splanchnicus 93
– – lumbalis 146, 162

– – major 63, 101
– – – et minor 36, 53, 66
N splanchnicus minor 86, 117
– – – und imus 146, 162
– subcostalis 129, 146, 149
– vagus 23, 36, 53f., 61, 63, 66f., 82, 86, 93, 98, 101, 107, 117, 126, 131, 144, 147, 155, 162, 171, 183, 187, 190f., 209
Nachtblindheit 103
Nachtschmerz 87
Nackenkyphose 196
Nahrungsmittelallergie 70
Nebenniere 36, 65, 92, 108, 145f.
Nebenzellen 67
Nephrolithiasis 147
Nervensystem, vegetatives 29
Nervenumhüllungen, periphere 4
Niere 36, 65, 85, 92, 108, 116, 129, 145
– Anatomie 145
– Anmerkungen, praxisrelevante 150
– Klinik, osteopathische 148
– Organ-Zahn-Wechselbeziehung 147
– Pathologien 147
– Physiologie 147
– Tests und Behandlung, osteopathische 151
Nierengefäße 85
Nierenhilus 85
Nierenptose 148
Nierensteine 160
Nierenvene 100
Nierenzellkarzinom 148
Nikotin 69
Nitrosamine 70
Nn. hypogastrici 131, 160
– splanchnici 174
Nodi lymphatici coeliaci 86
NSAR 102
Nüchternschmerz 87
Nullipara 173

O
Oberbauch, rechter 42
Obstipation 69, 133
Ödeme 103, 148
Omenta 4
Omentum majus 53, 66, 109f., 116, 130
– minus 36, 53, 63, 66, 77, 101, 109
Os coccygis 22, 148f.
– illium 149
– ischium 183
– naviculare 178
– pubis 168, 172, 181

Ösophagus 36, 54, 63, 66, 69, 186, 190f.
Ösophagusvarizen 41
Osteomalazie 103, 120
Osteoporose 177, 197
Osteoporoseprophylaxe 184
Östradiol 175
Östrogen 38, 174f., 177
Östrogendominanz 40
Östrogenmangel 177
Oszillationen 24f., 27, 96
Ovar 129f., 173
– Pathologien 177
– Physiologie 175
Ovarialzysten 178
Ovulation 175f.

P
Palmarerythem 40
Pankreas 53, 56, 65, 68, 84, 92, 100, 109, 118, 130, 144, 146
– Pathologien 102
– Physiologie 101
Pankreasausführungsgang, akzessorischer 84
Pankreashormone 68
Pankreaskarzinom 103
Pankreaskopf 53, 84f.
Pankreaskopfkarzinom 39
Pankreassaft 68
Pankreassekret 110
Pankreatitis 39, 104
– chronische 102
Panzytopenie 41
Papilla duodeni major 14, 52, 84, 100
– – minor 84
Papilla Vateri 84, 104
Papillarmuskeln 193
Papillenspasmus 87
Papillenstenose 39, 87, 102
Parasympathikus 50, 82, 98, 107, 126, 131, 144, 155, 171, 183, 191, 209
Parotis 63
Pars descendens 36
– superior 36
Patella 144
Pepsin 67, 119
Pepsinogen 67f.
Peptide 68
Peptidhormone 147
Periarthritis humeroscapularis 42, 56, 71
Perikard 4, 63, 185
Perinanalfisteln 120
Peristaltik 3, 117
Peritoneum 4, 53, 63, 69, 84f., 101, 108, 116, 118, 129f., 145, 157, 159, 161, 169, 173f.

– Anatomie 108
– Anmerkungen, praxisrelevante 111
– Klinik, osteopathische 111
– Pathologien 110
– Physiologie 110
– Tests und Behandlung, osteopathische 112
– parietale 108
– viscerale 108
Peritonitis 69, 110
Peritonitiszeichen 111, 120f.
Peyer-Plaques 118
Pfortadersystem 41
Pfortaderthrombose 41
Phenylalanin 67
Phosphor 184
Photophobie 42
PHS 134, 197
pH-Wert 54, 67, 83, 195
Pigmentsteine 55
Plasmazellen 70
Pleura 4, 36, 64, 146
– mediastinalis 63
– parietalis 41, 187f., 190, 209
– visceralis 188
Pleuraerguss 196
Pleuragrenzen 189
Pleurakuppel 41
Pleuralspalt 190
Pleuraschwarte 196
Plexi hypogastrici 174
– uterovaginalis 174
Plexus cardiacus 187
– coeliacus 36, 53, 61, 65, 82, 86, 93, 98, 101, 146, 162
– – inferior 131
– – superior 131
– hypogastricus 162
– – inferior 160, 174
– – superior 147
– intermesentericus 160
– mesentericus inferior 131
– – superior 86
– myentericus 118
– pharyngeus 63
– renalis 146f., 162, 174
– submucosus 118
– uterovaginalis 174
Plexus venosus prostaticus 160
– – vaginalis 160
– – vesicalis 160
– vesicalis 160, 162
Plica gastropancreaticum 109
– lata 173
Plicae circulares 118
– semilunares 128
PMS 184
Pneumothorax 196

Pollakisurie 163
Polyurie 149
Portio uteri 173
Positio 173
Processus spinosus 61, 83, 98, 107, 127, 156, 183, 209
– transversus 61, 83, 98, 107, 127, 144, 156, 172, 183, 209
– xyphoideus 77f., 83, 187, 203
Progesteron 176, 195
Progesteronwirkung 42, 56
Promontorium 86
Prostaglandine 147
Prostata 159, 167, 183
Prostatahypertrophie 163
Proteinabbau 102
Proteinurie 148
Proteinverdauung 102
Prothrombin 38
Pseudokrupp 196
Psoas 71, 128, 145, 147, 149, 153
Psoasfaszie 161, 174
Psoastest 132
Ptose 16, 71, 94, 120, 148f., 156, 163, 178
Pubis 157
Pulmonalklappe 185
Punkt von Murphy 52, 89
Purkinje-Fasern 185
Pyelonephritis 143
Pylorus 14, 59, 64, 67, 77, 81, 84f., 100
Pylorusdrüsen 67

R
Radialispuls 12
Radix mesenterii 85, 116, 121, 123f., 162
Rami ossis pubis 172
Rauchen 195
Rebound 15, 59, 74
Recessus costodiaphragmaticus 146
Rechtsherzinsuffizienz 41
Recoil 50, 61, 78, 82, 98
Reflex, entero-enteraler 54
– enterogastrischer 67
– viszeroviszeraler 14
Reflexpunkt 14, 51, 62, 83, 98, 107, 127, 144, 156, 172, 183
Reflux, uterovesikaler 163
– vesikoureteraler 148, 163
Refluxösophagitis 69, 78
Regelschmerzen 178
Regio hypochondriaca 92
– lateralis 128
Reizkolon 133f.
Rektum 117, 128ff., 132, 144, 159, 173, 175

Relaxation, postisometrische 153
Renin 147
Renin-Angiotensin-Aldosteron-Mechanismus 147
Retroperitonealraum 85, 101, 108
Retroversion des Uterus 71, 121
Retzius-Raum 159
Rib Raising 50, 61, 82, 98, 107, 126, 144, 155, 171, 183, 209
Rib-Raising-Technik 21
Rigidität 110
Rippen 35, 41, 55, 65, 71, 74, 83, 92, 94, 96, 98, 127ff., 144f., 149, 154, 183, 186, 189, 192, 197, 204f., 209
Rippenbogen 73, 76, 78, 80, 82, 88, 96, 139, 141
Rippenknorpel 65
Rollhernie 69
Rovsing-Zeichen 132

S
Sakrum 144, 162f., 171
Salpingitis/Oophoritis 178
Salzsäure (HCL) 67, 70
Samenbläschen 159
Samenleiter 183
Santorini 84
Sarkom 93
Sattheitshormon 68
Säure-Basen-Gleichgewicht 147
Schlaf 42
Schlafstörungen 42, 56
Schleimhaut (Mukosa) 117
Schmerz, epigastrischer 70f., 87
– kolikartiger 55
– orbitaler 42
– retrosternaler 78
Schmerzmittelabusus 103
Schmierblutungen, prä- oder postmenstruelle 177
Schock 110
Schocksymptomatik 102
Schrittmacherzentrum 67
Schwangerschaft 40, 55, 69, 121, 163f., 176, 178f.
Segelklappe 185
Seitenlage 42
Sekretin 54, 68
Selbstheilungskräfte 14
Selen 99
SIAS 151, 174
– Symphyse 182
Sigmoid 128, 132, 136, 138, 142, 151, 154
Sinus aortae 187
– coronarius 187
Sinusitis, chronische 42
Sinusknoten 185

Skapula 189
Skapulawinkel 56, 71, 103
Skleren 38
Sklerenikterus 55
Skoliose 195f.
S-Methylmethionin 83
Sodbrennen 69
Somatostatin 102
Sotto-Hall-Test n. Barral 12
Spasmus 15, 55, 71, 87, 120, 133, 163, 178
– retropubicum 159, 168
Spätschmerz 87
Speicherkrankheiten 93
Spermatogenese 175
Sphinkter 15, 162
– von Oddi 88
Sphinkterfunktion 69
Spider naevi 40
Spina iliaca anterior superior (SIAS) 125, 180
– – posterior superior 183
– ischiadica 161
Splenomegalie 41f., 94
Spurenelemente 120
Staphylokokken 70
Stau, biliärer 42
Stenosen 120
Stercobilin 54
Sternum 78, 83, 115, 186, 189ff., 202, 204
Sternumpumpe und Recoil auf dem Sternum 25
Steroide 54, 174
Stimulation, arterielle 20, 50, 61, 82, 91, 98, 107, 126, 143, 155, 171, 182
– des Grenzstrangs 50
– des N. vagus 50
– des Plexus coeliacus 107
– des Truncus coeliacus 50
– venöse 20, 27, 50, 61, 82, 91, 98, 107, 126, 143, 155, 171, 182
Stomatitis 149
Stridor 196
Submukosa 132
Sustentaculum lienalis 92
SWK 109, 128
Sympathikus 36, 50, 53, 61, 63, 66, 82, 86, 93, 98, 101, 107, 117, 126, 131, 144, 146, 155, 160, 162, 171, 174, 183, 187, 191
Symphyse 157, 163, 168, 170, 172, 180, 182f.
Syndrom, nephrotisches 148
– prämenstruelles 184
Synzytium 185
Systole 193

T

Tabak 83
Taenien 128
Taschenklappen 185, 193
Taurin 54, 62
Teerstuhl 69
Tela submucosa 118
Tela subserosa 118
Testosteron 175
Tetanie 120
Thalasämie 39
Thenar 76, 200
Therapie, immunsuppressive 148, 163
Thoracic-Outlet-Syndrom 197
Thorax 3, 35, 63, 185, 193
– Anatomie der Lunge 188
– – des Herzens 185
– – des Mediastinums 191
– Bewegungsphysiologie 192
– Herzphysiologie 193
– Klinik, osteopathische 196
– Organ-Zahn-Wechselbeziehung 191
– Lungenphysiologie 195
– Pathologien 195
– Tests und Behandlung, osteopathische 199
Thoraxaperatur, obere 12, 191
Thoraxtechniken (Recoil) 50, 61, 82, 98, 107, 126, 144, 155, 171, 183, 209
Thrombophlebitis 103
Thrombozyten 93
Thymus 186, 191
Tibiofibulargelenk 163, 178
T-Lymphozyten 93
Toldt-Faszie 109
Toxine 40
– exogene 38
Trachea 63, 188, 190f.
Treitz-Muskel 85, 109
Triglyzeride 119, 195, 210
Trigonum lumbale 146
Trikuspidalklappe 185
Trochanter major 144, 183
– minor 144
Truncus 65
– coeliacus 20, 36, 61, 63, 66, 82, 86, 91, 98, 107
Trypsin 68, 119
Trypsinogen 102
Tryptophan 67
Tuben 173
Tuber ischiadicum 22
Tuberkulose 178
Tuberositas minor (kleine) 85
Tumoren 42, 56, 70, 104, 134
Tunica adventitia 118
– muscularis 118
– serosa 118
Turgor 4, 36, 53, 63, 66, 85, 92, 101, 117, 130, 146
Typhus 93, 178

U

Übergang, gastroösophagealer
– lumbosakraler 133, 178
– thorakolumbaler 87, 103
– zervikothorakaler 196
Ulcera duodeni 90
Ulcus duodeni 87
– ventriculi 70
Ulkus 70, 83
Umgehungskreisläufe, porto-kavale 41
Urachus 159, 172
Urämie 70
Ureter 85, 108, 116, 130, 146, 149, 160, 162, 173f.
Ureterovesikaler Reflux 163
Urethra 157, 162
Urin 110
Urobilin 54
Uterus 109, 117, 121, 129f., 157, 162, 167, 173
– Anatomie 173
– Anmerkungen, praxisrelevante 179
– Klinik, osteopathische 178
– Pathologien 177
– Physiologie 175
– Tests und Behandlung, osteopathische 179
Uterusschleimhaut 176

V

V. azygos 63, 190f.
– cava inferior 20, 35ff., 53, 84f., 100, 108, 116, 146, 149, 161, 174, 185
– cava superior 63, 185f., 191
– cystica 53
– gastrica sinistra 63
– hemiazygos 190f.
– iliaca externa 129, 174
– – interna 160, 162, 173
– jugularis int. 63
– lumbalis ascendens 42
– mesenterica superior 85, 100
– ovarica 149
– pericardiacophrenica 190
– portae 20, 27, 35, 53, 63, 66, 86, 101, 117, 131
– pulmonalis 186
– renalis 146, 149
– – sinistra 174
– splenica 92, 101
– subclavia 190
– testicularis 149, 162
– thyroidea inferior 63
– umbilicalis 109
– uterina 173f.
Vagina 157, 173, 176
Vasa iliaca communis 116
– – externa 130
– – interna 174
– mesenterica superior 109, 116
– ovarica 162, 174
– pudenda interna 22
– testicularia 162
Vater-Papille 52, 59, 104
Ventilationsstörung, obstruktive 196
– restriktive 196
Ventilationstest n. Barral 14
Ventrikel 185
Verdauung der Eiweiße 119
– der Fette 119
– der Kohlenhydrate 118
Verdauungssäfte 102
Verklebungen 16
Verschlussikterus 55, 103
Versio 173
Vibrationen 50, 61, 74, 82, 98, 107, 126, 144, 155, 171, 183, 209
– abdominelle 26
Virchow-Drüse 69ff.
Viszerospasmus 16
Vitamin A 38, 99, 210
– B_6 99
– B_{12} 38
– – Resorption 67
– C 99, 210
– – Therapie 147
– D 184
– – Therapie 147
– E 99, 210
– K 184
– – abhängige Gerinnungsfaktoren 38
Vitamine 118, 120
– fettlösliche 103
Vorhof 185
Vv. pancreaticoduodenales 101
– pulmonales 190f.

W

Wasser- und Elektrolythaushalts 147
Wirbelsäule 63, 84, 114, 145, 186, 191f., 197, 207

Z

Zäkum 116, 123, 129f., 134, 142, 144, 154, 174
Zangengriff 74, 114, 123, 204, 207

Zentralsehne 111, 187, 192, 197
Zervikalgie 42
Zervikalgien 56
Zervikobrachialgie 71
Zink 99

Zirrhose 39, 93
Zöliakie/Sprue 120
Zone, diagnostische 6, 10f., 17, 113
Zotten 117f., 128
Zwerchfell 109

Zwischenblutungen 177
Zyklus, ovarieller 176
Zystenniere 149
Zystitis 163, 178

Anleitung für 100 Indikationen

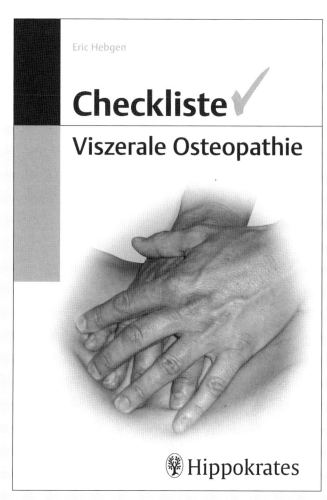

E. Hebgen
**Checkliste
Viszerale Osteopathie**
2009, 359 S., 150 Abb., PVC-Einband
ISBN 978-3-8304-5407-7
59,95 € [D]

Diese Checkliste beschreibt Ihnen konkret das therapeutische Vorgehen in der viszeralen Osteopathie für Krankheitsbilder von A–Z.

Sie finden für 100 Indikationen praxisrelevante Techniken. Alle Techniken beschreiben jeweils Ausgangsstellung, Vorgehen und Behandlung. Die zahlreichen Fotos zeigen Ihnen, wie es geht.

Jedem Organ sind Osteopathische Ketten zugeordnet und diese erläutern Ihnen die wichtigen anatomischen Verknüpfungen. Die Zusammenhänge von Funktion und Dysfunktion sind ausführlich beschrieben.

In der Checkliste Viszerale Osteopathie schlagen Sie in 5 Teilen gezielt nach: Anatomie, Techniken, Indikationen, Kontraindikationen, Osteopathische Ketten – direkt umsetzbar in die tägliche Praxis.

Tel. (0711) 8931-900   kundenservice@thieme.de
Fax (0711) 8931-901   www.medizinverlage.de
MVS Medizinverlage Stuttgart GmbH & Co. KG
Oswald-Hesse-Straße 50, 70469 Stuttgart

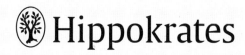

GOT – der effektive Behandlungsansatz in allen osteopathischen Systemen

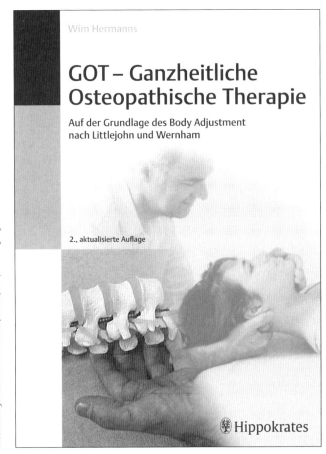

W. Hermanns
GOT – Ganzheitliche Osteopathische Therapie
Auf der Grundlage des Body Adjustment
nach Littlejohn und Wernham
2., aktualisierte Auflage 2009
144 S., 153 Abb., 6 Tab., kt.
ISBN 978-3-8304-5424-3
49,95 € [D]

Dieses Buch erläutert Ihnen Grundlagen und Prinzipien der GOT. Im Mittelpunkt steht die Darstellung der Techniken und Anwendungsmöglichkeiten.

Leicht umsetzbar: Sie finden Techniken zur Behandlung in Rücken-, Bauch-, Seitenlage und im Sitzen. Die Anleitungen beschreiben Untersuchung, Behandlung und alternativen Handgriff. Viele Abbildungen zeigen Ihnen, wie es geht. Infoblöcke erklären Hintergründe zu Anatomie, Physiologie und Anwendungsbereichen.

Vielseitig: Erweitern Sie Ihr Spektrum und erreichen Sie größere Therapieerfolge durch die Kombination der GOT mit anderen Methoden, z.B. MET und Triggerpunktbehandlung.

Tel. (0711) 8931-900   kundenservice@thieme.de
Fax (0711) 8931-901   www.medizinverlage.de
MVS Medizinverlage Stuttgart GmbH & Co. KG
Oswald-Hesse-Straße 50, 70469 Stuttgart

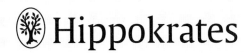